Anders Lustgarten

FRIEDEN

Roman

Aus dem Englischen
von Hannes Meyer

Hoffmann und Campe

Die Originalausgabe erschien 2024 unter dem Titel *Three Burials*
bei Hamish Hamilton, London.

Die deutschen Passagen aus dem *Koran* sind zitiert aus: *Der Koran*.
Aus dem Arabischen neu übertragen von Hartmut Bobzin, C. H. Beck,
München 2019.

1. Auflage 2024

www.hoffmann-und-campe.de
Umschlaggestlatung: © geviert.com, Michaela Kneißl
Umschlagabbildung: © Jose Paulo Digital Artist/Shutterstock
Satz: Pinkuin Satz & Datentechnik, Berlin
Gesetzt aus der Minion Pro
Druck und Bindung: GGP Media GmbH, Pößneck
Printed in Germany
ISBN 978-3-455-01676-5

HOFFMANN
UND CAMPE

Ein Unternehmen der
GANSKE VERLAGSGRUPPE

Erster Teil

1

OMAR

Sie sind zu siebt im Boot.

Ein Afghane, der schwört, dass er weiß, wie man es übers Meer steuert. Seltsam für jemanden aus einem staubtrockenen Binnenland, aber sonst kann es eben keiner, also lässt man ihn machen. Drei Iraner und ein Senegalese. Aber die sind bloß dabei, damit das Geld für den Kahn zusammenkam. Auf die Beine gestellt haben Omar und Abdi Bile die Sache. Sie haben das Lager nach den besten Kandidaten abgesucht. Sie sind zu den französischen Fischern gegangen und mit dem wiedergekommen, was sie sich eben leisten konnten: mit einem Ruderboot samt rostigem Außenborder, das es nie über den Hafendamm rausgeschafft hat. Omar und Abdi Bile haben den Mut und die Hingabe, Omar und Abdi Bile lassen die anderen an die Sache glauben.

Es herrscht gute Laune, als Omar und Abdi Bile sie vom Ufer abstoßen, über die Kälte an den Beinen kichern und die anderen mit Schaum bespritzen wie zwei Kinder. All die Wochen der Trägheit, der Enttäuschung und Ungewissheit verfliegen in der Seeluft. Sie ziehen es durch. Sie schaffen es.

Die Begeisterung hält, bis sie im tiefen Wasser sind und die Strömung sie packt.

Die Nussschale schaukelt und ruckt und springt aus dem Wasser wie ein Lachs. Alle halten sich an irgendetwas Stabilem fest, doch es gibt nichts als ein Werfen und Zerren und Schleudern. Der Sog reißt ihnen immer wieder die Pinne aus den klammen Händen und lässt den Motor hier- und dorthin schieben. Sie ducken sich tief an den Holzboden, und Panik brandet über sie. Absolute Machtlosigkeit. Die Erkenntnis, dass sie ihr Schicksal nicht mehr selbst in der Hand halten. Die Männer starren voran wie Sprinter in den Startblöcken, die Finger ins Holz gekrallt, als könnten sie sich mit der Kraft ihrer Blicke übers Meer ziehen.

Omar macht den Ausguck. Er kniet im Bug und hält sich gegen die Gischt die Hand über die Augen. Neben ihm ist Abdi, der Navigator. Er hat Google Maps auf dem Handy offen mit dem blauen Punkt inmitten von endlosem, hellerem Blau. Der Wind nimmt zu, drückt sie zurück wie eine Riesenhand. Will sie zum Wenden zwingen.

Auf einmal ist Omar wieder zu Hause und trainiert mit seinem Vater. Der Wind treibt sich ihm wie ein Ellenbogen in die ächzende Brust, der Sand wirbelt über die staubige Bahn. Sein Vater steht an der Ziellinie, starrt finster die Stoppuhr an, als gäbe sie Widerworte, und bellt Zwischenzeiten. Die Verheißung von Stipendien in Amerika, von internationalen Wettkämpfen und Agenten, von einer Möglichkeit, seine Familie zu unterstützen, doch all das löste sich in Luft auf, als sein Vater krank wurde und zwei Tage vor Omars fünfzehntem Geburtstag starb.

Omar hat Abdi Bile auch den Spitznamen gegeben. Denn er sah dem berühmtesten Sportler Somalias, dem Weltmeister auf 1500 Meter in den Achtzigern, dem großen Helden von Omars Vater, wirklich ein bisschen ähnlich (im Gesicht, nicht am pummeligen Körper). Sein Vater trainierte Omar in Biles Stil: der Mördersprint um die letzte Kurve, die Negative Splits, also die zweite Hälfte schneller laufen als die erste, die letzte Runde am schnellsten – das ist der brutalste Weg zum Mittelstreckensieg. Das schaffen nur die Härtesten. Die Lunge explodiert, das Laktat lässt die Muskeln brennen, du willst nur noch, dass es aufhört, aber gegen jeden Instinkt gibst du noch mehr Druck. Das ist auch eine mentale Sache. Man muss die Nerven behalten. Und das hat Omar gelernt.

Auf einmal wallen Heimweh und Trauer in ihm auf. Er beißt die Zähne zusammen. Die Zukunft wartet. Asha wartet.

Das Boot kämpft sich weiter voran.

JAKUBIAK

Er bibbert und kauert in seiner dünnen Jeansjacke. DI Barratt hatte einen warmen, trockenen Abend versprochen. Deshalb sind sie ja hier draußen. Warmes, ruhiges Wetter mögen die Illegalen für die Überfahrt, also müssen die Verteidiger des Königreichs ran und das tun, was eigentlich Pflicht der Regierung wäre: die Migrantenboote abfangen und zurückschicken. Aber jetzt faucht und spuckt der Regen wie eine fiese Katze, die Jacke ist durchgeweicht, und der Wind pfeift einem um die Ohren. Andy sieht die fetten Regentropfen im nassen Stoff verschwinden und fragt sich wieder und wieder, warum er es nicht genauso machen kann.

Andy Jakubiak ist ziellos und hasst sich dafür. Aus irgendeinem Grund hat man ihm nicht seinen Platz in der Welt zugewiesen, ihn in der Schule nicht in eine der zufällig gewählten Schubladen gesteckt, aus denen unsere Identitäten werden: witzig, sportlich, schlau, sexy, Bad Boy, nicht mal Nerd oder Freak, was ja immerhin überhaupt schon mal etwas wäre. Heutzutage hat er seinen gestählten Körper, den Muskelpanzer gegen die Welt, aber einen *Platz* hat er immer noch nicht. Er ist ein unerwarteter Gegenstand im Einpackbereich des Lebens.

Der Vater in Polen bei seiner echten Familie. Die Mutter ein Fußabtreter. In der Schule übersehen: weder gelobt noch geschimpft, bloß ignoriert. Die Lehrer suchten richtig nach den schwarzen Jungs, nach den asiatischen Mädchen, schoben sie für Auszeichnungen vor, nahmen sie dran, wenn auch er sich gemeldet hatte. Der Berufsberater ermahnte ihn, sich keine »unrealistisch hohen« Ziele zu setzen. Eine Freundin war schwer zu kriegen, bei Frauen kam er schnell ins Stolpern. Die Wut köchelte allmählich immer höher. An den Gewichten konnte er sie rauslassen, der harten Musik von scheppernden Eisen zuhören. Der muskelbepackte Mann verbirgt das verletzte Kind im Innern.

Direkt von der Schule ist er zur Polizei gegangen. Hat

sich eine Identität von der Stange ausgesucht, irgendetwas, wo er dazugehören konnte. Das respektvolle (oder ängstliche, egal, nehmt mich bloß irgendwie zu Kenntnis, *seht* mich) Nicken auf der Straße. Die Kameradschaft, das Geplänkel. Aber auch da war es wieder das Gleiche. Es gab die Coolen und die Schlauen und die Beliebten, und Andy war nichts davon. Ab und zu mal wem auf die Fresse geben bringt natürlich Spaß, aber eigentlich ist der Job zu achtzig Prozent Schriftkram, und insgeheim weiß Andy, dass ihm das nicht reicht, er lebt nicht fürs Austeilen. In Wahrheit sucht er, sehnt er sich nur nach einem, nämlich Liebe, auch wenn er es nicht weiß. Nach Wärme, nach Zugehörigkeit.

Er hat im bitteren Saft der Kantine geschmort, die Vorurteile und den Hass in sich aufgesaugt. Wurde bei Beförderungen übergangen, denn Unterstützung gab es nur für Minderheiten und Frauen. Jahre als Streifenbulle, während halb so Gute wie er die Karriereleiter hochstiegen. Und immer weiter hat er die Wut runtergeschluckt, es wird dann ja nur umso schöner, wenn es bei dir endlich so weit ist, Andy, und der Ärger wurde schlimmer und schlimmer, bis er ihm schließlich nachts in seinem kleinen Bett den Hals hochkam und ihn fast erstickte und er nirgendwo hinkonnte damit, einfach keine Linderung fand.

Bis jetzt. Bis DI Barratt ihn ansprach.

Andys Stolz, als Barratt ihn auf die Mission einlud. Ausgewählt zu sein. Vertrauen zu erfahren. Teil von etwas Bedeutsamem sein zu dürfen. Während tausend Illegale am Tag rüberkamen. Anderthalbtausend. Zweitausend. Aber die Regierung, gewählt für das Versprechen von Schlagstock und Stacheldraht, unternahm einen Scheiß. Das ist unser Land. Ein weißes Land. Wenn die offiziellen Stellen also nichts machen, müssen eben wir ran. Eine Freiwilligeneinheit, um die Illegalen zurückzudrängen. Um unsere Grenzen zu schützen. Unsere Seelen.

Ein Grollen im Bauch. Er schaut auf. Barratt hat den Motor angelassen. Er blinzelt Andy zu. Andy salutiert. Aye, aye, Skipper.

»Hol die Kamera raus!«, brüllt Detective Inspector Freddie Barratt. Das ist Andys Aufgabe heute Abend. Die Migranteninvasion belegen. Der Welt die Ausmaße des Problems zeigen. Die Leute wachrütteln. Er zückt sein Handy. Das Neueste vom Neuesten, brillante Bildqualität. Hat ihn fast ein Monatsgehalt gekostet, aber man muss ja was hermachen.

Er drückt auf das rote Quadrat. Barratt lacht und spannt den Bizeps an. Sie trainieren zusammen. Mehr Unter- als Oberkörper. Split Squats, RDLs. Gewichtheben: Standumsetzen, Reißen. Die Kraft aller Körperbereiche baut auf dem Unterkörper auf.

Das Festrumpfschlauchboot sticht in See. Irgendwo in Andys Herz schwingt eine Saite. Vielleicht hat er endlich seinen Platz gefunden.

OMAR

Er gönnt sich noch einen kurzen Blick auf Ashas Bild, aufgenommen, als sie gerade in London angekommen war, das Grinsen von Ohr zu Ohr. Das Dorf hätte er sowieso zurückgelassen, den Hunger und die Hitze und die Milizen, aber vor allem das Schluchzen seiner Mutter im Dunkeln und das Versprechen an den Vater, sie nicht verhungern zu lassen. Aber das Ziel hat Asha festgelegt.

Er drückt die Lippen auf das zerfranste Plastik um ihr Foto. Seinen Talisman. Abdi Bile hat ihn ewig aufgezogen deswegen, als er es gesehen hat.

»Laminiert? Alter, in welchem Jahrhundert lebst du eigentlich?«

»Mit einem Handy kann alles Mögliche passieren. Verloren. Geklaut. Ins Wasser gefallen. Wir fahren übers Meer, okay? Und zack, sind all die Fotos und Erinnerungen weg. Bei einem laminierten Foto kann das nicht passieren. Plastik bleibt, Bruder.«

Das Boot fährt nicht mehr. Omar glaubt, dass der Motor wieder verreckt ist, aber alle anderen schauen in seine Richtung. Er späht über die Schulter, und auf einmal bleibt sein Herz stehen. Der Tanker kommt von rechts auf sie zu. Wie eine Stadt in voller Fahrt. Als er versucht, das Heck auszumachen, wird ihm schwindlig, als würde er in ein schwarzes Loch ohne Boden blicken. Vor ein paar Minuten hatte er das Schiff weit weg am Horizont gesehen. Drei, vier Kilometer entfernt. Und jetzt ist es da und ragt vor ihnen auf.

Es gibt ein Erdbeben. Omar hat schon das eine oder andere erlebt. Die Vibrationen trommeln einem auf die Ohren ein, das Grollen macht einem die Eingeweide zu Brei, alles hängt in der Schwebe, und man kann sich nicht bewegen. Bloß verändert sich das Meer nicht, die Wellen schlagen nicht höher. Auf einmal kommt eine ohrenbetäubende Stille, und seine Ohren tun weh, eine erdrückende Last hebt sich von seiner Brust, und er versteht, dass das Erdbeben nur das Schiffshorn war.

Sie alle schnappen gleichzeitig nach Luft und sind von dem Bann befreit. Der Motor hustet wie ein sterbendes Maultier, dann schnurrt er wieder. Sie gleiten weiter übers Wasser und dem Tanker aus dem Weg, und alle lachen und verarschen Omar. »Was für ein Ausguck sieht denn so ein Mörderschiff nicht? Bist du blind, du Pfosten?!« Doch, ich sehe was, sagt er ihnen, da am Horizont: einen blaugrünen Streifen. Land. England.

Und darüber eine gewaltige dunkle Wolke.

JAKUBIAK

Der Wind beschimpft Andy für seine Dummheit. Die tobende Strafpredigt lässt Salzsplitter auf ihn einpeitschen, bevor ihn ein eiskalter Schwall in die Knie zwingt. Er klammert sich mit beiden Händen an der Halteleine fest und verbirgt seine Angst, so gut es geht. Noch eine Welle bricht über den Bug herein, lässt sie seitwärtsrollen, das Boot um fünfundvierzig Grad kippen, bevor es wieder runterkracht. Er wischt sich die Augen und hockt sich tiefer hin, während sie die Wellenberge erklimmen und dann wieder grob in die steinharten Täler stürzen, dass seine Zähne aufeinanderkrachen und ihm ein Scheibchen aus der Zunge schälen. Er spuckt Blut. Der Regen prasselt jetzt in fast waagerechten Nadelspitzen.

Er schaut zu dem einzigen anderen Freiwilligen rüber,

einem Graphikdesigner namens Roger mit fliehendem Kinn, der gerade ausgiebig über die Seite kotzt und die blasse Arschritze gen Himmel reckt. Zum ersten Mal fragt Andy sich, ob er ausgewählt wurde, weil er etwas Besonderes ist, oder ob es nicht doch einen anderen Grund hatte. Er wirft einen suchenden Blick in Richtung von DI Barratt, der über die Armaturen gebeugt ist und am Scanner herumfummelt. Der kahlrasierte Schädel, das gemeißelte Profil. Andere Bullen haben Andy beiseitegenommen und von den Sachen geraunt, die Barratt veranstaltet. Von seinen außerdienstlichen Aktivitäten und seinem, hüstel, zur Schau gestellten Patriotismus. Wir *denken* so was ja vielleicht auch, Kumpel, aber der Kerl macht es wirklich. Ein guter Rat: Abstand halten. Die Anabolika machen es auch nicht unbedingt besser, oder was auch immer Barratt nach dem Training mit seinem Shake runterspült, das Andy nicht sehen soll. Aber Barratt ist gut zu ihm gewesen. Hat ihm als Mentor zur Seite gestanden und ihn für seine Fälle angefordert. Wirklich.

Und als könnte er Andys Gedanken lesen, sieht Freddie Barratt sich nach ihm um, erwidert im Tosen seinen Blick. Ein langes Starren in dunkle Tunnel. Ein furchtsames Frösteln in Andys Innerem. Und dann wieder das große Zwinkern, das väterliche Lächeln, und Andy wird wieder warm ums Herz.

»Alles gut, Junge?«, brüllt er.

»Alles super, klar.«

»Raue See für deine erste Ausfahrt.«

»Kein Ding.«

Barratt deutet mit dem Daumen in Richtung des unglücklichen Roger. »Schlägst dich auf jeden Fall besser als der Wichser da, das sag ich dir. Der kommt mir nicht noch mal an Bord.«

Sie lachen, und Andy fühlt sich wieder wie jemand Besonderes, und dann gibt es einen Treffer. Ein Ping auf dem Scanner. Andy beugt sich begeistert vor. Barratt schaut auf die Anzeige.

»Hol die Kamera raus.« Diesmal kein Geplänkel. Kein Geprotze. An die Arbeit.

Andy zückt das Handy und filmt, das Herz schlägt ihm bis zum Hals. Barratt passt den Kurs an und lässt den Motor röhren. Sie nehmen Fahrt auf.

OMAR

Die Welt ist auseinandergebrochen. Alles ist Wasser. Das Meer brodelt und wallt wie ein überkochender Topf, beißt um sich wie ein angekettetes Tier, geifert, zerrt und kratzt wie eine wütende Hexe. Jetzt schäumen Schneeberge auf, eiskalt und erbarmungslos. Jetzt gewaltige Zähne in einem klaffenden Maul. Jetzt Erdrutsche, enorme Schollen, die ineinanderkrachen. Die Männer werden gewirbelt und geschleudert und geworfen. Unter der Nussschale verschwinden riesige Wassermassen, und sie alle stürzen in einen tiefen Brunnen, zu allen Seiten umgeben von hohen grünschwarzen Wänden, dann werden sie hoch in die Luft gespuckt und knallen wieder auf die harte Oberfläche. Am fürchterlichsten ist es, wenn sich die Wellen auftürmen und dabei die unfassbaren Tiefen darunter offenbaren.

Ein unmöglicher, flüssiger Abgrund, durch dessen nassen Raum man ewig stürzen würde.

Eigentlich fürchtet Omar sich nicht, bis Abdi Bile ihm sagt, wen er zu Hause anrufen soll, falls er es nicht schafft. Auf ihrer ganzen Reise haben sie noch nicht darüber geredet. Aber jetzt beharrt Abdi darauf und lässt ihn den Namen wiederholen. Jetzt bekommt auch Omar Angst. Er lässt Abdi Ashas Nummer auswendig lernen. Lässt sie ihn viermal wiederholen, bis Abdi genug hat und ihn angiftet, er soll sich verpissen, er bringt ihnen Unglück.

Bald ist Omar zu erschöpft, um sich zu fürchten. Das Meer gibt keine Ruhe. Die Wellen kommen und kommen. Sie brechen über das Boot herein, drücken es unter die Oberfläche, und er glaubt, das war's, aber dann tauchen sie auf, und es geht wieder von vorne los. Er denkt an Asha und greift nach dem Foto. Es ist noch da, sein Talisman.

Sie sind bis auf die Haut nass und durchgefroren bis auf die Knochen. Der Motor ist abgesoffen, und das kleine Boot treibt ohne jede Chance auf Kontrolle. Abdi murmelt immer wieder das Schutz-Du'a. *Bi-smi-llahi-lladhi laa yadurr maa-smihi schai'un fi-l-ard wa laa fi-s-sama' wa huwa-s-samii'u-l-alim …* Er hält das nasse Handy in die Luft, stellt sich auf die Zehenspitzen und hofft vergeblich, dass die Karte wieder lädt.

Omar denkt: Wessen tote Finger sind das denn?, und es sind seine eigenen, die sich in das Holz krallen. Er spürt es nicht, und die Hand ist gelb wie altes Wachs. Er will sie bewegen, aber sie reagieren erst nicht, dann doch, aber er spürt sie immer noch nicht, und sie sehen trotzdem aus, als würden sie einer Leiche gehören.

Und dann sieht er zur Linken etwas zwischen den Wellen. Einen scharf umrissenen Lichtkegel, der immer greller wird.

Hilfe. *Alhamdulillah.* Hilfe naht.

JAKUBIAK

Der grelle Kegel des Suchscheinwerfers strahlt über das wilde Wasser, über Wellen, die auf sie zurauschen wie wütende Geister. Andy kann nicht weiter sehen als bis zum nächsten Berg aus Wasser, doch der Scanner besteht darauf, dass die Illegalen ganz nah sind. Das Boot pflügt voran. Barratt lässt den Scheinwerfer hin und her streifen. Hört Andy da etwas? Stimmen? Andy horcht, die Anspannung stärkt seine Sinne, aber wenn da etwas war, hat es der Wind wieder fortgerissen. Und dann haben sie das Migrantenboot auf einmal vor sich.

Erschöpft zusammengekauerte Gestalten. Zwei hocken vorne, drei sitzen in der Mitte, zwei hinten. Nass und bibbernd blinzeln sie gegen den Scheinwerfer an und wedeln mit den Armen, als aus Verzweiflung Freude über die Rettung wird. Plötzlich sind es echte Menschen und nicht mehr bloß Vorstellungen, und Andy ergreift der mächtige Instinkt, ihnen zu helfen. Wie von selbst geht er einen Schritt vorwärts, und Barratt packt ihn am Arm.

»Bleib hinter mir«, ruft er. »Dann sieht's aus, als ob es mehr wären. Außerdem kriegst du so meine Schokoladenseite drauf«, und ein drittes Zwinkern, und auch wenn es nicht mehr ganz so sehr wirkt wie vorher, fällt Andy wieder ein, warum er hier ist. Um die Wahrheit festzuhalten. Das große Ganze. Er tritt wieder einen Schritt zurück und filmt weiter.

Barratt hält die Flüstertüte vor den Mund. »Wir sind die Verteidiger des Königreichs. Wir sind autorisiert, illegale Migration ins Vereinigte Königreich aufzuhalten. Kehren Sie um. Ich wiederhole: Kehren Sie UM.« Rufe und Schreie von den Illegalen, aber der Wind peitscht die Worte fort. Das Schlauchboot ruckt und wirft Barratt fast über die Seite.

Er fängt sich, schaut, dass die Kamera noch auf ihm ist, richtet sich wieder zu voller Größe auf und fährt mit tieferer Stimme fort. »Wir sind die Verteidiger des Königreichs. Sie werden aus Geldgier anderer ausgenutzt. Drehen Sie um.« Das andere Boot regt sich nicht. Barratt schwenkt den Scheinwerfer direkt auf die Männer.

OMAR

Eine Lichtexplosion wie ein Schlag ins Gesicht. Omar stolpert zurück, das Meer greift nach ihm, die Wellen wie entfesselte Sirenen, die ihn in die Tiefe ziehen wollen. Die schwarzen Umrisse der anderen, die sich mit den Händen vor dem grellen Licht schützen. Ein Wortschwall, den keiner von ihnen versteht. Die Augen zusammengekniffen und den Kopf eingezogen drängen sie auf die Rettung zu und lassen ihr gesamtes Englisch los, Abdi Bile schreit: »König! König! Wir lieben euren König!« Das Boot kippt furchteinflößend zur Seite. Eine Welle packt es und schlägt es heftig gegen den harten Rumpf des Schlauchboots, und das alte Holz splittert.

Abdi Bile steigt mit einem Fuß auf die Kante des eigenen Kahns und hebt den anderen dem Schlauchboot entgegen. Er eiert einen Augenblick in der Schwebe, traut sich nicht und kippt wieder zurück. Die drei schwarzen Silhouetten im anderen Boot regen sich nicht. Niemand streckt ihnen eine Hand entgegen. Sie starren bloß. Es ist unheimlich. Ein Aal aus Angst windet sich in Omars Eingeweiden.

Abdi versucht es noch mal, ein Hochseilartist auf Zehenspitzen über der Leere. Diesmal schafft er es und klammert sich am glitschigen Schlauchbootrand fest, während seine Beine im eiskalten Meer baumeln. Er zieht sich hoch, streckt hilfesuchend eine Hand aus – und der größte der Schatten tritt ihm, ohne zu zögern, in die Brust. Abdi fliegt durch die Luft und landet hart im Holzboot. Ein Schmerzensschrei, ein Knacken von Holz oder Rippen.

Sie wollen, dass sie umkehren. Die anderen sind vor Angst und Verblüffung erstarrt, aber Omar erkennt die Wahrheit. Die wütenden Umrisse gestikulieren feindselig. Die Männer wollen sie nicht retten. Sie wollen, dass sie umkehren. *Sie wollen, dass sie ertrinken.*

Omar muss an die griechischen Faschisten denken, die sein Zelt niedergebrannt haben, an den italienischen Polizeischlagstock, der ihm den Schneidezahn abgebrochen hat. Er denkt daran, wie die knochigen Hände seines Vaters nach ihm griffen und ihm das Versprechen entrangen, die Mutter und die Schwestern nicht verhungern zu lassen. An das blutbesudelte Laken, in dem sie ihn noch am selben Abend forttrugen. Er denkt an Asha, die auf ihn wartet. Er powert auf die Ziellinie zu, wie es ihm sein Vater beigebracht hat.

Er springt ins andere Boot.

JAKUBIAK

Noch einer springt! Ein Schlaks mit abgebrochenem Zahn. Er landet auf Barratt. Die beiden umklammern sich wie in einem verrückten Tanz, bis Barratt ihn abwirft. Der Junge schlingert, fängt sich aber wieder. Andys Handylinse folgt ihm. Barratt legt wieder mit seiner Ansprache los. »Wir sind die Verteidiger des Königreichs. Verlassen Sie umgehend britische Gewässer.«

Der Junge fletscht die Zähne, macht sich klein und packt eine Halteleine. Barratt wedelt Andy zu, er soll aufhören zu filmen, doch der sieht es nicht, denn er ist zu gebannt von dem Drama, das sich vor ihm abspielt. Barratt packt den Jungen. »Raus. RUNTER. AB.« Er reißt ihm an der Jacke, aber der Junge kauert sich noch tiefer hin. »Fuck you. Ich bleib, ich bleib.«

Was hat er da gerade gesagt? Bei Barratt brennt eine Sicherung durch. Er riskiert hier draußen sein Leben, und die kleinen Scheißer sagen *was* zu ihm? Er hebt den Jungen auf die Füße, das Beintraining macht sich bezahlt, der Junge strampelt und fuchtelt, aber Barratt treibt ihn zurück. Er hat ihn schon fast über Bord, aber der Junge hakt sich mit den Beinen unter dem Rand ein, während sein Oberkörper über dem Wasser hängt.

Barratt zögert für den Bruchteil einer Sekunde. Der Junge sieht ihm mitten ins Gesicht, während die Wellen auf sie einbrechen. Andys Handylinse beobachtet sie beide gebannt.

OMAR

Ein Sturz durch unendliche Kälte. Es ist kein grünes Wasser mehr, sondern flüssige Schwärze, uferlos und eisig. Der Schock und der Salto reißen ihm den Mund auf, und das Salz sticht und kratzt in der Kehle. Er würgt und hustet, aber es kommt nur noch mehr Wasser. Er weiß nicht, wo oben und unten ist, weiß nicht, wo *er* ist, und ist dem tosenden Wasser gänzlich ausgeliefert. *Wo geht's an die Luft?* Er schaut nach einem Schimmer, irgendetwas, das ihm zeigt, wohin er muss, aber es gibt nichts, bloß unergründliches Dunkel. Die Panik packt ihn. Omar schlägt und tritt auf sein flüssiges Gefängnis ein. Er will nach Hilfe schreien, und es kommt noch mehr Wasser rein. Ich sterbe. Ich ertrinke hier, und Asha wird mich niemals finden, nicht mal wissen, dass ich tot bin, dass ich zu ihr wollte, dass ich mein Versprechen gehalten habe.

Ruhe. Ruhe bewahren. Es ist ein Rennen. Genau dasselbe. Die Lunge brennt, die Luft ist weg, die Glieder krampfen. Im Rennen hält man die Form. Man muss nur Ruhe bewahren, die Kontrolle behalten. Keine Panik kriegen. Das kann Omar.

Da. Ein Lichtfleck. Omar ignoriert die Höllenqualen in der Brust und schwimmt darauf zu.

2

CHERRY

Der Atem des Meeres weckt sie. Das Zischen und Rauschen der Kiesel, die angespült und wieder fortgezogen werden. Ein steiniger Trostrhythmus, als gäbe es keinen Schmerz, keine Sorgen auf der Welt. Sie liegt da, lässt sich von der Sonne das Gesicht wärmen, ein grüngoldenes Leuchten strahlt ihr durch die Lider, erfüllt ihr Sichtfeld mit Lila und Rot, während sie versucht, sich zu erinnern, wo sie ist.

Und dann dreht sich Cherry Bristow, Oberschwester und Heldin der Gesundheitsversorgung, auf die Seite und kotzt sich die Seele aus dem Leib. Brüllende Krämpfe, als wollten ihre Eingeweide Reißaus nehmen, als müsste sie etwas Giftigeres aus ihrem System speien als die Zweidrittelflasche Wodka. Was natürlich stimmt.

Liam.

Endlich ist ihr Magen fertig mit seinem dreifachen Salchow plus Rückwärtssalto, 9,95 vom slowakischen Preisrichter, und köstlich salzige Luft strömt ihr in die Lunge. Cherry lebt. Das heißt leider auch, dass sie ihren Kater spürt, als würde ihr jemand mit einem Kantholz rhythmisch auf den Hinterkopf einprügeln. Im Einklang mit dem Meer pulsiert die Übelkeit durch ihren Körper. Sie hört ein Klimpern von Glas auf Stein, nimmt die kühle Flasche und drückt sie sich an die Stirn.

Einatmen. Ausatmen. Ruhig und langsam. Liam und alles, was mitschwingt, wieder in die Bleikiste in ihrem Herzen stecken, für die nur Einsamkeit und Alkohol den Schlüssel haben.

Schließlich öffnet Cherry die Augen und setzt sich auf. Es ist ein wunderschöner Morgen. Die Sonne leuchtet wie ein frisch aufgeschlagenes Ei. Das Meer glitzert wie eine Million polierter Glasscherben. Sie tastet nach ihrem Handy. In den Taschen ist es jedenfalls nicht. Ihre Handtasche ist auch nicht da, keine Ahnung, wo die gelandet ist. Aber worauf sitzt sie da? Sie greift vorsichtig danach. Sie hat das Handy in der Hose stecken. Beeindruckende Planung von einer Frau, die keinen Schimmer hat, wie sie hier gelandet ist.

Siebzehn verpasste Anrufe und sieben Textnachrichten. Hauptsächlich Robert. Zwei von Michael. Einer von Danielle, was ungewöhnlich ist. Da wird auch Robert dahinterstecken. Aber um all das kann sie sich später noch kümmern.

Sie stemmt sich hoch und sucht nach ihren Schuhen. Der eine liegt in der Nähe, vom anderen fehlt jede Spur. Gekrümmt in den klammen Klamotten hinkt sie den steinigen Strand entlang. Sturm und Regen der Nacht haben vielleicht nicht unbedingt ihre Seele reingewaschen und auch ihrer Uniform nicht gutgetan, aber sie haben die trockene Kruste des Alltags von der Welt gespült. Das flache Wasser strahlt türkis und geht in ein prächtiges Smaragdgrün über, wo es tief wird. Seetangklumpen pulsieren hellgrün. Überall liegen tolle Muscheln. Die chirurgische Klarheit des Lichts. Alles ist wach und lebendig und verheißt Erlösung.

Und da ist auch der andere Schuh! Wunderbar. Der Absatz ist angeknackst, aber den kann sie kleben, wenn sie zur Arbeit kommt. Frische Klamotten aus dem Spind holen, heiß duschen, ein bisschen Schminke ins Gesicht, und es kann weitergehen. Vielleicht noch mal eben mit einer Packung Kaffeebohnen runter in die Dialyse und ein paar Liter von ihrem verseuchten Blut mit einer schönen Infusion dunkler Röstung austauschen. An diesem Morgen ist alles möglich.

Die Möwen oben machen selbst für ihre Verhältnisse einen Mordsradau. Cherry schaut hoch. Vorne am Strand ist noch etwas anderes. Die Möwen picken daran.

Ein Bündel Klamotten.

JAKUBIAK

Einatmen. Ausatmen. Ruhig und langsam.

Andy Jakubiak hebt und senkt die Stange und nimmt die Anstrengung kaum wahr, so sehr ist er damit beschäftigt, seine Panik und Angst im Griff zu behalten. Das Fitnesscenter war immer schon sein Schutzraum, der einzige Ort, den er kontrollieren kann. Er war gleich um sechs Uhr früh da, als sie aufmachten, und als Erster drinnen.

Hoch. Runter. Hoch. Runter. Ruhig und langsam. Er hat drei Zwanzig-Kilo-Scheiben auf jeder Seite und zieht für seinen flüssigen Bewegungsablauf bewundernde Blicke auf sich. Das fällt Andy normalerweise auf, eigentlich *lebt* er dafür: das Zunicken, die männliche Wertschätzung, die Anfragen, ob sie zwischen seinen Sets ans Gerät können, der Respekt, das Gefühl, dazuzugehören. Aber gerade spürt er nichts als puren Schrecken, und er will einfach nur, dass es aufhört.

In der Wärme des Pubs hatte alles Sinn ergeben. DI Barratt mit der Hand auf Andys Schulter. Bier auf dem Tisch. Leise, eindringliche Stimmen. Barratt, der ihm *zuhört*. Ihn ernst nimmt. Der erste Mann, der Andys Entfremdung und Frustration versteht.

Ein paar der Sachen von der Leseliste waren ein bisschen hart. Anders Breivik über die Verwässerung des Weißen. Das Manifest von Brenton Tarrant, dem Typen von Christchurch. Hier und da schon etwas zu viel, ehrlich gesagt. Nicht unbedingt Andys Ding. Aber grundsätzlich stimmt es doch. Alle anderen kriegen ein Stück vom Kuchen ab, und wir, die weißen Ureinwohner, die seit Generationen unser Blut für diese Nation vergießen, kriegen einen Scheiß. Also müssen wir etwas unternehmen.

Aber er wusste doch nicht, dass Barratt *das* machen würde. Woher denn?

Ein und aus. Ruhig und langsam.

Aber dabei zu sein. Zuzusehen. Und *nichts* zu machen …

In einem plötzlichen Anfall von Selbsthass hängt Andy die Stange ein und setzt sich auf. Nichts scheint echt. Die alberne Elektromucke. Der aufgesetzte Flirt am Empfang.

Die Heber in Muscleshirt und Jogginghose. Das ist doch alles aus Plastik, alles künstlich. *Wissen* die das denn nicht?

Zum fünften Mal, seit er da ist, gleitet Andys Hand magnetisch und verstohlen in die Tasche wie bei einem Raucher, der nicht aufhören kann. Andy holt das Handy raus, das er im Flugmodus hat, weil DI Barratt ihm heute Morgen schon drei fröhlich-kumpelige Texte geschickt hat, ob er ihn nicht zum Frühstück einladen soll, aber er ist der Letzte, mit dem Andy jetzt reden will.

Er startet noch mal das Video, das er nicht in Ruhe lassen kann.

Von danach.

Der Junge ist nämlich nicht ertrunken.

Erst sieht man nichts als Gewaber. Dann bricht der Junge auf einmal aus dem Wasser wie König Artus' Schwert aus dem Stein. Er keucht und würgt erschöpft, sucht nach Halt, und diesmal tritt Andy vor, streckt die Hand aus, da ist sie im Bild, denn mit der anderen filmt er automatisch weiter, er fasst den Jungen an der Hand, und dann WUMM!, kracht dem Jungen von der Seite ein gewaltiger Stiefel ins Gesicht und die Aufnahme wackelt. Kaum eine Sekunde später noch mal WUMM!, und Detective Inspector Frederick John Barratts Stiefel Größe achtundvierzig trifft den Jungen mitten ins Gesicht. Ein unerträgliches Knacken, der Kopf klappt grauenvoll zurück, und der Junge ist weg. Nur noch das düster wogende Wasser ist zu sehen.

»Alles gut, Kumpel?«

Andy schaut über die Schulter und versteckt das Handy instinktiv. Es ist Neville, ein gelegentlicher Trainingspartner, dem es ebenfalls die schweren Gewichte angetan haben. Sie haben sich ein paarmal gut über exzentrische und konzentrische Phasen unterhalten. Und sonst über nicht viel anderes.

Neville steht ein Stück weiter hinten mit so einem schiefen Halbgrinsen von einem, der den Witz nicht ganz verstanden hat. Oder eigentlich einem, der sich nicht ganz sicher ist, ob es überhaupt ein Witz war.

»Gut. Bloß Bullensachen.«

»Ah, okay.«

»Ein Fall, an dem ich arbeite. Darf aber leider nicht darüber reden.«

»Ja, klar, natürlich.«

Eine unangenehme Pause.

»Bist du mit der Bank fertig?«

»Klar, klar, bin schon weg.«

CHERRY

Die Steine knirschen unter Cherrys Sohlen, als sie rennt, sie hat immer noch die Leichtfüßigkeit der Läuferin, aber es spielt keine Rolle. Sie weiß schon vorher, was es ist. Cherry und der Tod waren zwei Jahre lang beste Freunde während der Zeit, die alle anderen kollektiv aus ihrer Erinnerung getilgt haben, die sich ihr aber so tief in die Seele gebrannt hat, dass sie die Narben jeden Tag spürt.

Der Tod lehnte auf der Intensivstation im Türrahmen, ein mildes Lächeln im Gesicht, während er zuschaute, wie sie die an Covid Sterbenden umdrehte. Während der Heimfahrt machte er es sich auf der Rückbank gemütlich, legte die Füße hoch an die Kopfstütze, summte vor sich hin, während sie am Lenkrad hemmungslos schluchzte. Dann glaubte sie eine Weile, der Tod hätte sie für jemand anderen verlassen, doch dann kam er mit den Erbsenzählern und Privatisierern zurück und lachte leise, als wollte er sagen, ich wusste doch, dass wir uns wiedersehen, mich wirst du nicht los.

Also keine Spur von Angst oder Verunsicherung, als sie den Haufen Klamotten sanft umdreht, nur um zu sehen, ob es sich noch lohnt, eine Wiederbelebung zu versuchen. Der Körper ist schlaff, keine Totenstarre, also ist vielleicht noch Hoffnung. Doch dann sieht sie den Hals, den hängenden Kopf wie eine versehrte Blüte am gebrochenen Stengel, und die Hoffnung war vergeblich. Die Haare, die Kleider, die ganze Aufmachung wirkt fremd. Also ist es wahrscheinlich einer von den Flüchtlingen.

Die letzten drei, vier Jahre ist regelmäßig ein neues Geräusch tief über der Stadt zu hören. Ein hartnäckig klapperndes Surren, zu laut für die Heckentrimmer oder Rasenmäher der Gemeinde, nicht dass die Gemeinde sie bei der Haushaltslage noch allzu oft rausholen würde. Sondern ein Hubschrauber, der wie ein großer Raubvogel aus Metall an einer Stelle rüttelt, lauert und dann niederstößt auf seine Beute: kleine Schlauchboote, die von der Strömung herübergetrieben werden.

Cherry und die anderen Schwestern wurden schon ein paarmal hinunter an den Hafen gerufen, um etwas zu tun gegen Unterkühlung und Dehydrierung und um Wunden zu versorgen. Dann sind die Leute aus den kleinen Booten schon in uralte Reisebusse verladen worden wie die, mit denen Cherry früher auf Schulausflüge gefahren ist. Wie seltsam, dass solche langen Reisen durch Afrika und den Nahen Osten und Kriegsgebiete und Flüchtlingslager ausgerechnet hier enden, zwischen den verschlissenen Sitzen mit Paisleymuster in Braun-Orange, während der Fahrer seine Pastete von Greggs mampft und *Steve Wright In The Afternoon* hört und Noten von Meerwasser, Blut und Motoröl in die stickige Luft steigen.

Sie spürt also eine allgemeine, aber begrenzte Trauer. Sie sieht die Leiche des jungen Mannes, der viel zu früh starb, was für eine Schande, aber davon hat es die letzten Jahre so viele gegeben, so viel weggeworfenes Leben, dass man im Alltag nicht mehr allzu viel mitfühlen kann, bevor man nichts mehr spürt.

Und dann sieht sie das Gesicht. Und ein Blitz durchzuckt sie, dass ihr wieder übel wird.

Der Tote ist Liam. Dieselben eleganten, langen Glieder, dieselbe Haltung, selbst im Tod noch. Es könnte ihr Sohn sein. Er hat einen abgebrochenen Zahn, ansonsten gleicht er ihrem Fleisch und Blut. Sofort steht Cherry wieder in Liams Zimmer, hört das Ächzen des verdrehten Lakens unter der schweren Last, hebt die Arme, um den baumelnden Umriss zu drehen, hofft, betet, dass das Gesicht doch irgendjemand anderem gehört. Sie stolpert zurück und keucht, ein röchelndes Japsen, über das sie keine Kontrolle hat, und schaut sich hektisch um. Soll das ein …? Wo sind die Kameras? Was ist hier los?

Plötzlich sitzt sie auf dem Arsch. Aus dieser Perspektive sieht der Junge sie *an*. Direkt in die Augen. Bittet inständig. Instinktiv greift sie nach seiner Hand und *oh Gott, sie ist noch warm, obwohl sie im Wasser war.* Nicht mehr richtig warm wie ein Mensch, nicht als wäre er noch da, doch es gibt noch eine letzte Spur von vorher, als in dieser Hülle noch ein lebender Junge steckte. Sie drückt fest zu, als könnte sie diesen winzigen Rest Leben so bewahren. Und jetzt kann sie ihn nicht mehr sehen, weil sich ihr Blick verschleiert und sich Salzwasser über ihr Gesicht ergießt und sie heult und heult und alle Wände einstürzen, alle Mauern, die sie zwischen sich und ihrem Herzen hochgezogen hat, und die Trauer und die Reue und der mulmige Schuldknoten im Bauch quellen hervor, und sie heult und heult und lässt seine Hand nicht los.

JAKUBIAK

Zurück in der Sicherheit des Streifenwagens, verriegelt Andy zuerst die Türen. Nevilles Reaktion hat ihm die Entscheidung abgenommen.

Die ganze Nacht über hat Andy an der Bettkante gesessen und abgewogen, ob er Barratt melden soll. Eine schwierige Frage. Barratt ist auf der Wache nicht beliebt. Gefürchtet, sicher. Respektiert, von weitem. Aber nicht beliebt. Er wird bei den WhatsApp-Geplänkel-Threads gerne mal übersehen, bei den Einladungen in den Pub auch. Das mit den Verteidigern des Königreichs ist bekannt und geduldet, viele finden es sogar richtig, sie sind ja überhaupt zur Polizei gegangen, weil sie eine eindeutige Meinung haben zum Thema Integration. Doch es gibt nicht unbedingt viele, die Barratt selbst den Rücken stärken würden.

Aber man kann keinen Vorgesetzten verpfeifen. Das macht man nicht. Man pinkelt keinem von den eigenen Leuten ans Bein. Denn wer weiß, wann man mal selbst dran ist und die Unterstützung der Kollegen braucht, die einem den Arsch retten? Als Polizist muss man zuallererst zeigen, dass die anderen sich auf einen verlassen können.

Wenn er irgendwo oben etwas sagt wegen Barratt, selbst wegen einer Sache wie der hier, dann hört er in Zukunft nichts mehr als Rauschen, wenn er Verstärkung anfordert, während er in irgendeinem dunklen Sozialbau voller Messer die vollgepisste Treppe hochsteigt. Es will ja sowieso schon keiner mit ihm fahren. Eigentlich gehören zwei Mann in jeden Streifenwagen, aber die letzten drei Wochen ist er allein unterwegs. Sparmaßnahmen, sagt der Detective Superintendent.

Trotzdem hatte er es eigentlich vorgehabt. Mit dem Handy in der Hand wollte er beim Chef ins Büro marschieren. Aber Nevilles Gesicht hat ihn eines Besseren belehrt, die Missbilligung, der Abscheu. Er kann die Fragen schon hören: »Und was genau haben *Sie* dort gemacht, PC Jakubiak? Was ist *Ihre* Rolle in der Angelegenheit?« Wen nehmen sie eher hops deswegen, einen DI mit zwanzig Dienstjahren, oder einen Streifenbullen ohne jegliche Aussichten?

Also sagt er nichts. Er hat keine andere Wahl. Die Dunkelheit, der Regen, das Sturmgeheul, da konnte doch keiner ein Gesicht erkennen. Und vielleicht hat der Junge ja überlebt. Es zurück in sein Boot geschafft. Und selbst wenn nicht, es gibt keine Verbindung zu ihnen, außer natürlich, Andy stellt selbst eine her, wenn er aufmuckt.

Er startet den Motor und spürt, wie sich sein wummerndes Herz beruhigt. Er hat sich entschieden. Er wird DI Barratt nicht verpfeifen, aber er muss von ihm wegkommen. Den Detective Superintendent um eine Versetzung bitten. Sich ein neues Fitnesscenter suchen. Alles wird gut. Er rollt an Costa und Waterstones und William Hill vorbei, standardisierte Plastikfronten in der banalen Alltagssonne, und zwingt sich zurück in eine Art von Normalität.

Das Funkgerät rauscht und fragt nach seinem Standort. Er gibt ihn an.

Ein Vorfall am Strand. Er sei am nächsten, würde er sich bitte darum kümmern?

Was für ein Vorfall? Die Zentrale weiß es nicht.

»Was soll das denn heißen, ein ›Vorfall‹?«

Die leicht verwirrte Kollegin wiederholt, mehr wisse sie nicht. Ob er also bitte –

Er beendet das Gespräch. Die Angst quillt ihm aus den Eingeweiden hoch wie aus einem verstopften Gully. Das kann doch nicht sein. Keine Chance.

Andy überlegt kurz, ob er sich ein Loch in den Reifen stechen soll. Stattdessen biegt er ab Richtung Strand.

CHERRY

Nachdem sie den Notruf gewählt hat, bleibt sie bei dem toten Jungen sitzen und hält ihm weiter die Hand, hält Wache. Es gibt ein paar frühmorgendliche Jogger, und sie lässt niemanden mal kurz gucken, gaffen, Fotos hochladen. Sie lässt nicht zu, dass man ihm auch noch die letzte

Würde raubt. Dass Leute Selfies machen. Sogar die Bullen. Bullenselfies mit Leichen wie bei den armen Schwestern in London.

Sie hätte den Notruf lieber nicht abgesetzt. Sie will nichts mit der Polizei zu tun haben. Cherry Bristow und die Ordnungshüter seiner Majestät haben nichts füreinander übrig, sie passen zusammen wie Salafismus und Frühstücksbier. Viel zu viele feuchtfröhliche Abende mit den Kollegen von der Wache in stickigen Pubs mit klebrigem Teppich, erst in London, dann später hier unten, und Robert jedes Mal der einzige Schwarze weit und breit, der sich gelallte Heldentaten anhören musste und als Geplänkel getarnte Sticheleien, meist superoriginelles Zeug über die Schwanzlänge. Und unter alldem fragte sie sich, warum Robert überhaupt bei den Scheißbullen bleiben musste, während allmählich auch ihre Abneigung gegen ihn wuchs.

Sie sieht auf die Uhr. Sie wird zu spät kommen. Mal wieder. Sie schreibt Jackie, ihrer Vorgesetzten. Die Antwort ist … nicht hilfreich. Es ist doch wohl nicht zulässig, dass einem die Vorgesetzte drei Flaschen-Emojis und die lila Aubergine zurückschickt. Aber Jackie hat natürlich recht. Keine von ihnen hat zurzeit viel Geduld für eine Kollegin, die ihre Arbeit nicht erledigt. Und doch: Cherry ist schon ausgelastet mit ihren privaten Schuldgefühlen, da kann sie sich nicht auch noch berufliche leisten.

Der Junge hat etwas in der anderen Hand.

Die Finger sind um ein zerdrücktes Stück Plastik geschlossen, das bunt schimmert. Sie zieht vorsichtig daran. Aber er hält es so fest, dass sie es nicht rausbekommt, also gibt sie auf. Minuten vergehen und immer noch kein Zeichen von den Jungs in Blau. Spontan packt sie der Drang, es trotzdem hervorzuholen, auch wenn sie es besser weiß.

Einen nach dem anderen biegt sie die Finger zurück und zieht schließlich ein knittriges laminiertes Foto heraus. Sie streicht es auf dem Oberschenkel glatt. Ein Mädchen Anfang zwanzig, braune Haut, wunderschöne lange Locken und ein fröhliches Lächeln. Sie sieht glücklich und hoffnungsvoll aus, als könnte sie die Zukunft kaum erwarten. Hinter ihr ist die Hälfte von einem Londoner Straßenschild zu sehen: …son Street, NW10.

Dass er sich so an diesem Bild festgekrallt hat, als wäre es das Letzte auf der Welt, was er freiwillig hergeben würde … Und schon verschwindet alles wieder hinter dem Schleier.

Wann hat sie das letzte Mal geweint? Sie dachte eigentlich, sie könnte es nicht mehr. Knochentrockene Augen auf Liams Beerdigung, die Familie hat sie angestarrt wie eine Verräterin. Sie wollte es ihnen ja zeigen. Keine Chance. Es kam nichts raus. Cherry konnte noch nie tun, was man von ihr erwartet, sondern immer nur, was sie tief in der Seele für das Richtige hält.

Der Junge hier ist nicht Liam. Natürlich nicht. Blödsinn. Er ist nur noch eine Leiche wie so viele davor. Aber sie sieht ihm in die Augen, und da ist ein Flehen. Sie kann es sehen, glasklar. Warum ist es bei ihm so anders? Sie weiß es nicht, und es spielt keine Rolle.

Vielleicht, weil er allein ist. Er ist allein in einem fernen, fremden, grausamen, unglücklichen Land. Also gibt sie ihm ihr Versprechen.

Ich helfe dir. Ich sorge dafür, dass du einen sicheren und würdigen Ruheplatz findest. Und keine Ahnung wie, aber ich werde alles tun, damit das Mädchen auf dem Foto erfährt, was mit dir passiert ist.

Eine wuchtige Gestalt in Uniform stapft über die Kiesel auf sie zu. Na endlich. Wurde auch langsam Zeit.

Cherry steckt das zerknitterte Foto ein. Bewahrt es auf. Sie will es dem Kerl später geben.

Sie reißt sich zusammen und steht auf.

3

CHERRY

Für ein Krankenhaus haben sie hier ganz schön tödliches Essen. Frittierter Tiefkühlfraß in Pampe ertränkt. Pseudogemüse. Zu trinken nichts als Zuckerplörre. Vielleicht steckt ja ein finsterer Plan dahinter, die Kundschaft langfristig zu binden, aber den muss man doch nicht auch der Belegschaft antun.

Maddison und Mackenzie, Stationsschwestern und allerbeste Freundinnen, winken ihr vom gewohnten Platz in der Kantine zu. Maddison ist aus der Gegend, schlank, blondiert bis an die Augenbrauen und recht hübsch unter dem ganzen Goldroboter-Styling, auf das sie heutzutage alle stehen. Maddison hält weder viel von Körperflüssigkeiten (»eklig«) noch von Patienten, die die Dreistigkeit besitzen, ins Krankenhaus zu kommen (»drängelig«), was bei einer Krankenschwester beides nicht unbedingt ideal ist. Ihr »echter Traum«, hat sie sich Cherry anvertraut, ist es, eines Tages einen eigenen Beauty-Salon zu eröffnen.

Mackenzie ist aus Bolton, brünett und gewaltig, Größe 62,

Tendenz steigend. Das Krankenhaus muss ihr eigene Uniformen bestellen. Mackenzie ist außerdem die wohl unverblümt sinnlichste Frau, die Cherry jemals erlebt hat, mit einem trügerisch unschuldigen herzförmigen Gesicht und einer unumstößlichen Überzeugung von ihrem Körper. Mackenzie zieht im Krankenhaus eine Spur an Ständern, durchgebrannten Herzschrittmachern und kurz und klein gebumsten Materialkammern hinter sich her. Sie mussten sie von der Schlaganfallstation abziehen, weil die Rezidivrate durch die Decke gegangen war. Maddison hat Cherry gesteckt, dass Mackenzie eigentlich von ihrem Only-Fans-Account lebt und nur noch wegen der kostenlosen Schwesternuniformen hier arbeitet, die eine zentrale Rolle in ihrer Show spielen. Cherry musste natürlich nachsehen und hat immer noch einen blauen Fleck da, wo ihr die Kinnlade auf den Tisch geknallt ist.

Mackenzie nickt, während sie sich einen Pommeshaufen von der Größe einer kleineren Pfadfinderhütte reinschaufelt, und Maddison bedeutet ihr, sich dazuzusetzen. Sie mögen Cherry, weil sie sich nichts bieten lässt, betrachten sie ein bisschen als Vorbild. Cherry mag die beiden auch ganz gerne. Sie verbreiten gute Laune, sind bodenständig, und jede ist auf ihre Weise eine zuverlässige Krankenschwester. Aber gerade ist Cherry mit dem Kopf woanders. Sie wartet auf Michael. Es war ein zu schräger Morgen.

Michael O'Rourke ist Cherrys bester Freund. Zwei Meter eins in Strümpfen und der gelassenste Mensch, den sie kennt. Ein sanfter Riese, der sich im Stress vielleicht mal gestreng die Brille hochschiebt, aber mehr ist nicht drin an Aggressivität. Michael ist schlicht und einfach lieb, und je älter Cherry wird und je eindeutiger und unumkehrbarer auf der Welt die Arschlöcher das Sagen haben, desto wertvoller erscheint ihr diese Eigenschaft.

Michael passt zu seiner Arbeit wie die Faust aufs Auge. Er ist der leitende Pathologietechniker im Krankenhaus: Er führt die Leichenhalle. Die eignet sich nun mal weniger für jemanden, der bei jeder Kleinigkeit an die Decke geht, und auch große Witzereißer kann man dort nicht unbedingt gebrauchen. Sie wird ihn gleich genauso begrüßen wie immer: »Du siehst ja aus, als hättest du ein Gespenst gesehen.« Und dann lacht er, als hätte er den Spruch zum allerersten Mal gehört. Michael glaubt nicht an Gespenster, danach fragen sie beim Bewerbungsgespräch wahrscheinlich als Allererstes.

Sie braucht etwas von seiner Ruhe. Der Polizist am Strand hat sie wahnsinnig gemacht. Er hat sich nicht auf drei Meter an die Leiche des Jungen herangetraut. Hat ihr zwischendurch sogar den Rücken zugedreht. Cherry musste ihn quasi hinschleifen und ihm ihren Namen selbst ins Notizbuch schreiben. Dann ist er durchgedreht, hat herumgebrüllt, für wen sie sich wohl halte, und hier habe wohl immer noch er das Sagen. Doch als dann der Krankenwagen kam, war er sofort weg. Hat die Leiche nicht begleitet, was doch wohl Vorschrift ist. Das machen die anderen auf jeden Fall immer.

Vielleicht hat sie ihm deshalb das laminierte Foto nicht gegeben. Es raschelt in ihrer Tasche und erinnert sie an ihre kleine Täuschung.

Cherry ist anstelle des Polizisten hinten im Krankenwagen mitgefahren, und als die Sanitäter nicht mehr geschaut haben, hat sie dem Jungen die Hand gedrückt. Alles wird gut, ich bin bei dir. Ihn bei Michael abgeliefert und sich zum Mittagessen verabredet, um mehr über ihn herauszufinden. Michael hat Erfahrung im Identifizieren von »Strandfunden«, also angespülten Leichen. Wenn die Person jemals verhaftet wurde, kann er die Leiche anhand von Fingerabdrücken und DNA-Proben zuordnen, wenn nicht, anhand von Zahnarztakten und Vermisstendatenbanken. Danach muss er die Familie aufspüren, die Abholung und Bestattung arrangieren. Sie hat nie gefragt, was mit den Unidentifizierbaren passiert.

Auf jeden Fall hofft sie, dass der Junge eine von Michaels Erfolgsgeschichten wird. Letztes Jahr gab es eine sehr bewegende Beerdigung für ein Mädchen aus Frankreich, das zu Hause ausgerissen war. Keine Spur von ihr in den heimischen Systemen, aber Michael kam wegen ihres Kettchens darauf und weil er auf Langwelle französisches Radio hört. Die Dankbarkeit in den Gesichtern der Eltern wird Cherry lange nicht vergessen.

Also hat sie den Jungen in ihrem Bewusstsein nach hinten geschoben, ist Jackies bösem Blick ausgewichen und hat sich an die Arbeit gemacht, so gut es ging. Wenn da nicht ständig Liams Gesicht gewesen wäre. Sie machte einen Schrank auf und hatte es auf einmal vor sich. Sah es plötzlich an irgendwelchen Patienten. Im Spiegel auf der Damentoilette – da schien es am wirklichsten, sie glaubte echt, dass er hinter ihr stand. Ist herumgefahren, dass sie dem Mädchen einen Mordsschreck eingejagt hat, das gerade durch die Tür kam. Liams Gesicht und alles, was es mitbringt. Scheitern. Schuld. Einen gähnenden Abgrund aus Schmerz. Deshalb braucht sie Michael, seine lindernde Gegenwart, seine liebevollen Sticheleien.

Sie sieht auf die Uhr. Nicht mehr viel Mittagspause übrig. Schaut aufs Handy. Nichts.

Und endlich kommt Michael, rutscht auf den Platz gegenüber, kein Essen, keine Entschuldigung, weil er zu spät ist, was überhaupt nicht zu ihm passt, und das Gesicht grünlich blass. Er sitzt da und glotzt auf ihren Teller. Schiebt sich die Brille hoch und runter wie ein Skispringer vor dem Abflug. Im rechten Glas sind Risse, die am Morgen noch nicht da waren.

Cherry starrt ihn an. Und zum ersten Mal meint sie es ernst, als sie schließlich sagt: »Du siehst aus, als hättest du ein Gespenst gesehen.«

»Ich habe einen komischen Morgen hinter mir«, sagt Michael.

JAKUBIAK

Das Gesicht von dem Jungen. Wie es ihn aus diesem unerträglichen Winkel angeschaut hat … Vorwurfsvoll? Verurteilend? Ist es überhaupt der von dem Boot? Es war so dunkel. Er muss es ja nicht gewesen sein. Sieht aber genauso aus wie im Video. Ein Feuerwerk der Wut auf Barratt sprüht in Andys Brust los.

Die Angst, als er über den Strand gestapft, bei jedem Schritt schwerfällig in den losen Steinen versackt ist. Von all den Leuten, die die Leiche hätten finden können. Keine tränenüberströmte Joggerin mit Gänsehaut unter den

Sportklamotten, die sich sehnt nach dem Trost der Autorität, nach dem Bodybuilder-Arm um die Schultern. Oder irgendein Wichtigtuer-Opa mit stolz geschwellter Brust, der so tut, als hätte er einen Gastauftritt bei *Line of Duty*. Aber nein. Eine verdammte Krankenschwester. Was hatte die überhaupt morgens um halb sieben in durchgeweichter Uniform am Strand zu suchen? Kompetent, mit Haaren auf den Zähnen, richtig herrisch, wie sie ihm sein Notizbuch aus der Hand gerissen und ihm den Namen in Großbuchstaben hingeschrieben hat, damit er ihn bloß nicht übersieht.

CHERRY BRISTOW

Er hat es nicht übers Herz gebracht, mit der Leiche im Krankenwagen mitzufahren. Ist lieber zurück zum Streifenwagen gegangen, um sich zu sammeln, bevor er zur Leichenhalle musste. Die Sache kurz halten: dem Techniker einen schnellen Abriss des Falls geben, dann raus an die frische Luft und mit der ganzen Geschichte abschließen. Das war zumindest der Plan.

Es war nicht seine Schuld. Es war der Raum, die sauber polierten Oberflächen, die blitzeblanken Fliesen, die leeren Metallschalen und scharfen Skalpelle. Gruselig. Und am allergruseligsten war eigentlich, was alles nicht zu sehen war. Die Leichen, die fehlenden Toten. Andy konnte sie rund um sich spüren. Zerstückelt und wiederhergestellt, Eingeweide in Hohlräume gestopft, Gliedmaßen wieder angenäht, das Ganze in Plastik gewickelt und in Schubladen weggesperrt, das Blut weggespült, die wenig überzeugenden Alibis von Desinfektionslösung und Bodenreiniger anstatt der sicheren Todesbeweise.

Und dann gingen die Leuchtstoffröhren an. Summten wie eingesperrte Metallfliegen, abwechselnd hell, dunkel, hell, dunkel, der Raum in Momentaufnahmen unterteilt, die zuckten wie Zeitfehler. Sodass Bewegung aussah wie Stillstand und Dunkelheit wie Bewegung. Als der Techniker auf ihn zukam, war er noch drei Meter weit weg, dann ein Flackern, und er stand direkt vor ihm, und Andy schrie.

Andy Jakubiak kriegte Panik. Und entschied sich falsch.

BARRATT

Ein umfassender Ratgeber zu Anapolon-Missbrauch, -Sucht und -Entzug

Der Missbrauch von Anapolon kann mit der Zeit den Spiegel der beiden wichtigen Botenstoffe Dopamin und Serotonin aus dem Gleichgewicht bringen, sodass es dem Gehirn schwererfällt, Glücksgefühle herzustellen.

Ja, ja, ja. Weiß ich doch schon alles.

Dies kann zu diversen unangenehmen Geisteszuständen führen wie z. B.:

- paranoider (extremer und unangemessener) Eifersucht
- extremer Reizbarkeit und Aggressivität (»Roid Rage«)

Tja, okay, wenn du es so sagst …

- Wahnvorstellungen – Fehlannahmen und Trugschlüssen

Ich habe keine Wahnvorstellungen.

- eingeschränktes Urteilsvermögen

Eingeschränktes Urteilsvermögen? Ich? Ich bin der König des Urteilsvermögens! Scheiß auf das alles!

Freddie Barratt wischt das Fenster auf seinem Handy weg und lehnt sich auf dem Sofa zurück. Die Dosis ein bisschen zurückfahren, das ist alles. Ist doch nichts falsch dran, sich in angemessener körperlicher Verfassung zu erhalten. Der Welt das Äußere zeigen – muskulös, dynamisch, knallhart –, das widerspiegelt, wie er sich innen fühlt. Das hat nun mal seinen Preis. Ein bisschen mehr Selbstbeherrschung würde natürlich nicht schaden. Klar.

Er war erleichtert, als Andy ihn aus der Leichenhalle anrief. Hatte sich schon ein bisschen Sorgen gemacht. Dass Andy ihn ignorierte. Dass Andy womöglich redete. Er konnte sich die Szene bildlich vorstellen: Der Detective Superintendent hinter dem Schreibtisch, Andy davor und das Scheißhandy zwischen ihnen. Auf der Rückfahrt im Boot hatte er lange darüber nachgedacht, sich das Handy zu schnappen und es ins Meer zu schmeißen, entschied sich dann aber für Zuckerbrot statt Peitsche. Wenn er dem Kleinen zu viel Stress machte, wurde er womöglich sauer, und dann wusste keiner, bei wem er sich vielleicht ausheulen gehen würde.

Andy ist ein guter Kerl. Nicht unbedingt die hellste Kerze

auf der Torte. Würde es auf dem Fließband vielleicht nicht durch die Qualitätskontrolle schaffen, um es mal so zu sagen. Putzig, dass er meint, er wird bei den Beförderungen übergangen, aber das sagt Freddie ihm natürlich nicht. Es ist schön, einen Schützling zu haben. Es kann manchmal ein bisschen einsam werden, wenn man der Einzige ist, der die Wahrheit sieht.

Das eigentliche Problem besteht darin, dass man vieles von dem, woran Freddie Barratt innig und tief und fest glaubt, heutzutage auch in den Zeitungen findet. In den angesehenen Zeitungen, nicht bloß im Boulevard. Auf *Question Time*. Es ist quasi gerade in Mode. Bestimmt verticken sie im Supermarkt bald Anti-Bevölkerungsaustausch-T-Shirts. Aber Freddie traut dem Braten nicht. Er spürt es, wenn man ihn reinlegen will. Opportunistische Wichser, die die Aufmerksamkeit suchen, um irgendwelchen Crypto-Beschiss an den Mann zu bringen. Vornehme Schnösel, die einen auf radikal machen, um Kolumnen und Wählerstimmen einzuheimsen. Aber die glauben doch nicht wirklich daran. Keiner von denen würde sein Leben für die Zukunft des Landes riskieren.

Übertriebene Selbstsicherheit. Ja. Die war das Problem. Die Erleichterung bei Andys Anruf. Also ist er in die Leichenhalle marschiert und hat erwartet, dass der schlaksige Techniker brav stillhält wie die meisten Zivilisten, wenn sie Sachen wie »Konsequenzen für die nationale Sicherheit« hören, und ihnen die Leiche aushändigt. Im Kofferraum hat er Gewichte und Seile bereitliegen. Von einem der örtlichen Trawlerfischer, der ab und zu mit auf eine Mission kommt. Anständige Tiefseeausrüstung, massive schwarze Metallkugeln und dick geflochtene Fasern. Und einen Leichensack.

Barratt der Postbote. Zurück an Absender. Unbekannt verzogen.

Dann Andy das Video löschen lassen und fertig. Letzte Nacht nichts als ein Fehler in der Matrix. Bloß ein bisschen mehr Selbstbeherrschung, Freddie, das ist alles.

Er kratzt sich am Sack. Und er hätte den Pathologietechniker wohl nicht an die Wand knallen sollen.

CHERRY

»*Was* hat er gemacht?«

»Was ich dir gerade gesagt habe.«

»Dich an die *Wand* geschleudert?«

»Als ich ihm die Leiche nicht geben wollte.«

Michael reibt sich die Nase, als wollte er sie sich vom Gesicht wischen. Cherry lehnt sich auf dem Stuhl zurück.

»Das ist Körperverletzung.«

»Ist es nicht.«

»Michael, das ist Körperverletzung, und wir zeigen es an.«

»Ach ja? Wo denn?«

»Du hast doch bestimmt Prellungen. Zeig mal her.«

»Die waren zu zweit und ich allein.«

»Und?«

»›Und?!‹ Was soll das heißen? *Und*, das sind Bullen.«

Ihre Stimmen werden eindringlicher und zugleich leiser. Andere in der Kantine drehen sich nach ihnen um, als sie so verschwörerisch die Köpfe zusammenstecken. Andere stoßen einander an. Haben die etwa *Streit*? Ehekrach? Die beiden?! Meinst du …? Sie auf jeden Fall, die nimmt jeden, der nicht bei drei auf den Bäumen ist, aber *Michael*? Stockschwul, Alter. Pssst, nicht so laut, da vorne sitzen die Personaler.

Michael nimmt die Brille ab und legt sie nachdrücklich auf den Tisch.

»Er hat einen Genickbruch.«

Ein flauer Schwindel zieht durch Cherrys Kopf, wie wenn die Achterbahn in die Tiefe rast und deine Seele noch einen Augenblick zurücklässt.

»Fraktur zwischen C2 und C3.«

Sie denkt wieder an den Strand, wie der Kopf des Jungen in so einem schrecklichen, unnatürlichen Winkel da hing.

»Außerdem Prellungen im Gesicht. Drei Zähne locker.« Michael sieht ihr in die Augen. »Was meinst du, wie er all das in einem Boot gekriegt hat?«

Eine lange Stille.

»Wer ist er?«

»Keine Ahnung. Keine Ergebnisse bei den Fingerabdrücken, bei den Zahnakten auch nicht.«

»Woran ist er gestorben?«

»Hätten sie mich in Ruhe gelassen, hätte ich auf Wasser in der Lunge geprüft. Aber es fehlen die üblichen Anzeichen des Ertrinkens, Schaum im Mund und so weiter.«

Sie sieht sich um. Die halbe Kantine glotzt sie an. Sie wendet sich wieder ihrem Freund zu.

»Was passiert dann mit ihm?«

»Wann?«

»Wenn du die Leiche nicht identifizieren kannst.«

Michael blinzelt ein paarmal und lehnt sich zurück. Sie bleibt beharrlich.

»Wenn du seine Familie nicht findest. Niemanden, der ihn abholen kann. Was passiert dann?«

Er schaut an die Wand. Seine Zunge dickt die nächsten Worte an wie Mehl einen Eintopf.

»Üblicherweise gibt es bei einer nicht identifizierten Leiche eine Bestattung von Amts wegen.«

»Das heißt?«

»Grüne Wiese. Pappsarg. Kein Grabstein. Keine Trauernden.«

»Ein Armengrab?« Die Worte kommen wie von selbst. So etwas hätte ihre Oma wohl gesagt. Die tiefe Angst einer früheren Generation vor Scheitern und Schande, vor der endgültigen Erniedrigung. Wie bei Dickens. Cherry hatte gar nicht gewusst, dass es Armengräber überhaupt noch gibt.

Michael nickt. »Die billigste Möglichkeit. Um ›die Belastung des Staates zu minimieren‹.« Den letzten Teil spricht er mit der spitzen, präzisen Verachtung einer enttäuschten Katze.

»Nein. Nein, nein, nein, nein, nein.« Ihr Kopf schlägt heftig hin und her. Plötzlich schießen Tränen unter ihren geschlossenen Lidern hervor, die sie nicht rational erklären kann. Von all den Toden, die sie die letzten Jahre erlebt hat, von all dem Schmerz und Verlust, warum klammert sie sich ausgerechnet an diesem fest? An einem Tod, bei dem sie nicht mal dabei war, an einem Jungen, dessen Namen sie nicht mal weiß?

»Das lasse ich nicht zu.«

»Cherry …« Seine Sanftheit regt sie nur noch mehr auf.

»Das erlaube ich nicht. Das ist nicht richtig. Das ist nicht fair.«

»Es kommt nun mal vor.«

»Er hat es aus was weiß ich was rausgeschafft und bis hierher, nur damit sie ihn in eine Scheißgrube schmeißen? Kein Name, kein Gedenken? Das ist *nicht* richtig.«

»Es kommt vor. Auch hier, auch bei nicht so weit Gereisten.«

»Tja. Bei ihm aber nicht. Dafür sorge ich.«

Sie verschränkt die Arme und lehnt sich zurück. Das ist klar. Das steht fest. Sie hat ihre Entscheidung getroffen, und die Welt wird sich eben daran anpassen müssen.

Michael muss lachen. Über das herausgestreckte Kinn, über den betonfesten Unterkiefer.

»Was denn? Was gibt's da zu lachen, du Blödmann?«

»Dein Kinn! Da käme selbst Tyson Fury nicht durch.«

Jetzt lachen sie beide.

»Ich versuche es weiter«, verspricht Michael. »Wenn es nichts gibt, gibt es nichts. Zaubern kann ich auch nicht.«

Cherry sieht sich in der Kantine um, beugt sich weit über die Tischkante, damit neugierige Augen nichts sehen können. Dann zieht sie aus der Jacke ihren raschelnden Schatz, das laminierte Foto. Und streicht es glatt.

»Es gibt aber nicht nichts«, sagt sie.

4

HODGES

Krach kommt aus der Sammelzelle. Sie schlagen mit Sachen an die Stahltür. Rufen irgendetwas. Immer wieder dasselbe.

Officer Danny Hodges von der Border Force Regional Intake Unit, dem Auffangzentrum für einen Großteil der Südküste, schaut von seinem Handy auf. Verdammte Wilde. Dreckschweine. Er will hier bloß in Ruhe das Spiel gucken.

Das sind wieder die Wichser von vorhin, darauf wettet er. Die sechs, die am Morgen reingekommen sind, angeführt von dem fetten kleinen Somalier, der sonst was gebrüllt hat. Stinksauer, als hätte ihn das britische Volk nicht gerade auf eigene Kosten vor dem sicheren nassen Tod bewahrt und gäbe ihm nicht auch kostenlos zu essen und ein Dach über dem Kopf. Unfassbar, diese *Anspruchshaltung*. Irgendwelche Weltverbesserer haben ihm auf seiner Reise anscheinend auch das Wort »Anwalt« beigebracht, denn das haben sie ihm vorhin alle ins Gesicht geschrien. Anwalt, Anwalt, Anwalt, Anwalt, Anwalt. Ja ja, ihr kriegt ja alle einen, wenn es so weit ist. Wenn möglich. Wir sind hier verdammt noch mal keine Wohltätigkeitsorganisation. Hier gibt's nichts geschenkt.

Er wendet sich wieder dem Spiel zu. Chelsea führt 3:2. Es ist die vierte Minute der Nachspielzeit. Bleiben noch drei. Weiter so Chels, dranbleiben, ihr Fußballgötter, reißt euch zusammen, Jungs!

Der Lärm aus der Zelle wird lauter. Schnauze, ihr Kackbratzen! Champions League ist nicht jeden Tag.

Ist ja nicht seine Schuld, dass vorher schon achtundfünfzig Mann in der Sammelzelle gesteckt haben. Und dass es nur ein einziges Klo gibt. Das verstopft ist. Das ist hier kein Land von unendlichem Reichtum. Hier wächst das Geld nicht an den Bäumen. Wir haben ja –

SCHEISSE NOCH MAL CHELSEA IHR VERKACKTEN VOLLPFOSTEN DER KERL STEHT BEI UNS AM STRAFRAUMRAND FREI WAS MACHST DU DA JAMES DU LAHMES STÜCK SCHEISSE ACH VERRECK DOCH DRAN

Der Schiri pfeift, und es steht 3:3, und Chelsea verliert den ersten Platz in der Gruppe. Reece James hat seinen Mann nicht gedeckt. Und deshalb schickt man keine Nigger aufs Feld.

VOLLIDIOTEN

Er feuert das Handy in die Ecke. Er will die Wand boxen, aber das letzte Mal ist er dann sechs Wochen ausgefallen. Er sucht nach irgendetwas zum Abreagieren. Der Krach aus der Sammelzelle ist laut wie nie zuvor.

Ja. Jaaa. Ein bisschen Dampf ablassen. Das ist doch das Schöne an dem Job. Sonst würde keiner hier arbeiten. Vor allem nicht bei der Bezahlung.

Er nimmt Schlagstock und Pfefferspray an sich. Greift unter den Tisch und schaltet die Kamera in der Zelle ab. Auch noch den Taser holen gehen? Nee, heute geht es Mann gegen Mann. Wie in der guten alten Zeit. Er überlegt, ob er einen Abstecher in den Aufenthaltsraum macht, den anderen Bescheid sagt, dass es eine Runde Schädelbongo gibt, falls sie Bock haben, aber lieber nicht. Allein muss er sich mit niemandem absprechen. Und niemand kann ihn verpfeifen.

Officer Danny Hodges geht beschwingt den Flur entlang wie ein Ausgehungerter, der sich auf sein erstes Essen seit Tagen freut. Er grinst und schlägt mit dem Stock einen Rhythmus auf der Handfläche. Das wird schön. Aber man muss schnell sein. Greiftruppmäßig. Die Tür einen Spalt auf, den Erstbesten packen, umdrehen, Arm hinter den Rücken, raus auf den Flur, Tür wieder zuschlagen, Kopf an die Wand, WUMM, und ab auf den Boden. Das Ganze darf nur zwei, höchstens drei Sekunden dauern. Das Schwein weiß gar nicht, wie ihm geschieht. Und dann geht die Party los. Schlagzeugsolo. Eine schöne, melancholische Melodie, auf einem wertlosen schwarzen Körper gespielt, um Herz und Seele von Officer Danny Hodges zu erquicken. Den Wichsern mal zeigen, in welchem Land sie hier gelandet sind.

Der Lärm ist ohrenbetäubend, als er sich der Tür nähert. Tiefes Wummern durch die Wand. Was immer sie da schmeißen, muss verdammt schwer sein. Die Tür wird getroffen und springt fast aus den Angeln. Hodges wird langsamer und zögert. Ist das wirklich eine gute Idee, so ganz allein? Aber sein Blut kocht schon, er hat einen Ständer auf Wutschmerz, er braucht schwarzes Fleisch zum Bestrafen.

Er tritt an die Tür und späht durch das kleine Plexiglasfenster.

Sie haben sich drinnen aufgestellt in einer Albtraumphalanx. Dutzende und Dutzende rot brüllender Münder, Dutzende Fäuste in der Luft, kaputtgehauene Betten und aus den Resten Waffen gemacht, sie haben das Klo aus dem Boden gerissen und halten es in die Höhe, und alles spritzt voller Scheiße und Abwasser. Sie stürmen vor und werfen sich an die Tür, die Gesichter rachelüstern zornverzerrt, schreien ihn an, gieren nach seinem Blut.

Hodges stolpert von der Tür zurück. Er stößt mit dem Rücken an die Wand, rutscht auf den Boden, und nur die abgeschlossene Tür beschützt ihn vor den brüllenden Gesichtern. Während er wegkrabbelt, zeigt sich ihm in dem Fenster noch ein Schreckensbild roter Zungen und weißer Zähne, wie sie ihn anschreien. Und endlich versteht er, was sie rufen, aus dem rhythmischen Chor hallen Worte, ein Wort, immer wieder wiederholt.

MORD.

MORD, MORD, MORD, MORD, MORD, MORD, MORD, MORD.

Die Anschuldigung schallt ihm hinterher, als er zurück den Flur entlangrennt.

CHERRY

Sie öffnet die Tür so leise wie möglich, und Häuslichkeit quillt ihr entgegen wie Kohlenmonoxid. Das banale Gemurmel des Fernsehers. Pfannengeklapper aus der Küche.

Ein fürchterlicher Gestank, irgendetwas Verbranntes oder Brennendes. Eine Welle der Panik durchbrandet sie, als hätte sie den Kopf in einer Tüte und bekäme keine Luft mehr. Liam ist nicht da. Und morgen auch nicht. Und danach auch nicht. Aber all die Vorwürfe, die Wut und die Missverständnisse, die bleiben bis in die verkackte Ewigkeit. Sie muss sich am Türrahmen festhalten, um nicht davonzurennen.

Laut einer vielzitierten Statistik scheitern nach dem Tod eines Kindes achtzig Prozent aller Ehen. Soweit Cherry weiß, stimmt das nicht, das hat sie recherchiert. Überall im Internet. Hat auf der Arbeit mit zwei Psychologinnen geredet. Aber es wird wohl immer wieder runtergebetet, weil es so plausibel scheint.

Cherry hat mit Robert nicht über Liam geredet. Das kann sie nicht. Jedes Mal, wenn sie es versucht hat, hatte er irgendetwas zu tun. Musste das Vorderzimmer streichen. Musste die Küche rausreißen – Schränke und Arbeitsplatten, die ein gelernter Zimmermann für viel Geld nach Maß eingebaut hatte. Robert ist kein gelernter Zimmermann. Er ist ein Exbulle, der glaubt, dass man mit einer Wasserwaage Wasser wiegt. Die Küchenschränke, die er da von Grund auf zusammenbastelt, sehen offen gesagt komplett scheiße aus. Aber das kann sie ihm nachsehen.

Dafür umso weniger seine Entscheidung, Liams Zimmer neu zu streichen und im ganzen Haus seine Fotos abzuhängen, OHNE SIE ZU FRAGEN! Um vieles weniger. Da haben sie sich drei Stunden lang angeschrien, oder eher sie ihn, und er hat es hingenommen, und deshalb hat sie noch mehr geschrien, und dann hat sie alle Fotos wieder aufgehängt und ist danach Wodka kaufen gegangen.

Es ist, als hätten sie eine dicke Glaswand zwischen sich wie in den Besuchsräumen in amerikanischen Gefängnissen aus dem Fernsehen. Oft kann sie ihn kaum hören, kann sich zumindest an nichts erinnern, was er gesagt hat, andererseits kann sie sich die letzten Monate über auch an kaum etwas erinnern, was sie selbst gesagt hat. Sie sieht bloß seine Lippen, die sich bewegen, und eine verzweifelte, bodenlose Traurigkeit in seinen Augen, die ihr unheimlich wehtut, die sie aber auch tief drinnen unverzeihlich wütend macht, weil er es einfach nicht *zugibt* und sich lieber hinter seinem Heimwerkermist versteckt, das nimmt sie ihm übel, und dafür hasst sie sich, und es ist einfacher, so viel einfacher, sich nach der Arbeit mit einer Flasche an den Strand zu setzen. Über eine Affäre hat sie auch nachgedacht, aber das kommt ihr billig vor, und billig war Cherry noch nie, und außerdem klingt es nach so schrecklich viel *Aufwand*.

Sie steht vor dem Haus und holt tief Luft. Es ist ihr Zuhause. Sie wohnt hier. Sie macht jetzt Abendessen, reißt die Fenster auf, um den Geist dessen zu bannen, was die beiden gerade verbockt haben, und kocht etwas Neues, Wohlriechendes, auch wenn sie keinerlei Appetit mehr hat, wenn sie hier ist. Wenn sie an Liams Zimmer vorbeikommt, läuft sie ein bisschen schneller, wie sie es schon seit vielen Monaten macht. Irgendwie muss sie sich bei Robert wegen letzter Nacht entschuldigen, auch wenn es nichts Neues zu sagen gibt, nichts, was sie ihm noch sagen könnte, was sie nicht schon beim letzten Mal gesagt hätte.

Sie schleicht sich leise rein, hängt die Regenjacke mit Synthetik-Geraschel auf, setzt ein falsches Grinsen auf, dreht sich um und erschrickt zu Tode.

Da stehen die beiden Seite an Seite. Danielle ist wirklich ihres Vaters Tochter. Während der letzten Monate sind sie immer weiter verschmolzen. Einig waren sie sich sowieso schon immer, unzertrennlich auch, aber jetzt sind sie identisch. Sie haben dieselbe Haltung. Denselben Ausdruck in Gesichtern mit derselben Form. Selbst mit fünfzig hat Robert noch ein schönes Gesicht, aber es ist eben ein Männergesicht. Zu kantig, zu gemeißelt, zu unerbittlich für ein Mädchen. Doch wenn Danielle eins ist, dann unerbittlich.

»Wo warst du?«, fragt Robert.

»Wo warst du?«, wiederholt Danielle. »Mum? Wir haben dich was gefragt. Wo warst du?«

JAKUBIAK

Im Auto fällt lange kein Wort. Andy rechnet damit, dass Barratt ihn jeden Moment aufklärt, wohin es geht, aber der Ältere konzentriert sich verbissen aufs Fahren. Unter dem Tempolimit und immer brav blinkend. Das passt nicht zu ihm. Schwarze Bomberjacke, schwarze Jeans, schwarze Lederhandschuhe. Sie sitzen in einem Zivilwagen, den Andy vorher noch nie gesehen hat. Es kribbelt und juckt im Nacken.

Ein weicher Aufprall auf seinem Schoß. Er schaut runter. Für einen Sekundenbruchteil starrt ihn ein abgeschältes Gesicht aus leeren Augenhöhlen an. Er zuckt angewidert, bevor er kapiert, was es ist.

»Setz die auf.«

Andy nimmt die Balaclava in die Hand und starrt Barratt finster an.

»Ich habe einen Anruf gekriegt.« Stille.

Dann raus damit, verdammte Scheiße! Mann! Mach es nicht so spannend.

»Von einem Kumpel bei der Border Force.«

»Ach ja?«, sagt Andy Jakubiak geduldig, statt seinem Detective Inspector einen Kinnhaken zu verpassen.

»Die anderen von dem Boot wurden heute Morgen eingesammelt.«

»Was?«

»Sie sind jetzt im Auffangzentrum. Danny hält sie von den Anwälten fern, solange er kann.«

»Anwälte? Warum muss er –«

»Sie haben eine Beschreibung von uns abgegeben, Kumpel«, lässt Barratt beiläufig fallen.

Auf einmal ruckelt und schleudert der Wagen scheinbar. Die Angst, die Übelkeit kochen wieder heftig hoch.

»Sie brüllen von uns über die Flure.«

»Was für eine Beschreibung?«

»Recht ausführlich. Wir beide sind eben ziemlich markant, kann man wohl sagen.«

»Aber wie, also, es war doch dunkel, es war –« Er brabbelt wild vor sich hin, als könnte er die Realität irgendwie überreden.

Barratt biegt scharf rechts ab. »Alles okay. Sollte kein großes Problem sein.«

»Sollte kein großes –?!«

»Aussage gegen Aussage.«

Noch mal geht es nach rechts, und Andy kommt die unausweichliche Erkenntnis, wohin es geht, auch wenn er es insgeheim schon beim Einsteigen wusste.

Barratt schwenkt in die dunkle hintere Zufahrt des Krankenhauses und parkt vor der Anlieferung für die Leichenhalle. Er sieht Andy ins Gesicht.

»Wenn es keinen Beweis gibt, gibt es keinen Fall. Keine Leiche, kein Problem.«

Andy legt die Hände auf den Kopf, wie er es Leute in Filmen hat machen sehen, wenn etwas Unfassbares passiert. Das unwirkliche Gefühl, das ihn schon den ganzen Morgen verfolgt, wird von Sekunde zu Sekunde stärker.

»Aber der Kerl aus der Leichenhalle, der –«

Barratt legt Andy eine Hand auf die Schulter. Mit der ruhigen Endgültigkeit eines Vaters, der seinem Siebenjährigen erklärt, dass es keine Geister gibt und er jetzt schlafen muss, sagt er: »Um diese Uhrzeit ist keiner mehr da. Keine Leiche, kein Problem. Glaub mir.«

CHERRY

»Guten Appetit.«

Der Klumpen klatscht Cherry auf den Teller. Er sieht aus wie ein Stapel Badezimmerkacheln nach einem Hausbrand. Mehrere Schichten an Verbranntem türmen sich zu einem schwarz schimmernden Panzer, der etwas von einem teuren Stück chinesischer Lackkunst hat. Rötliches Öl mit Knorpelstückchen trieft daraus. Cherrys Messer prallt von der Kruste ab. Sie knarzt und ächzt wie ein Geisterhaus im Sturm. Hat Danielle es mit dem Gasbrenner geschnitten?

»Sieht lecker aus, Schatz. Danke.«

»Noch ein bisschen mehr?«, fragt Danielle und grinst wie ein mittelalterlicher Folterknecht.

»Fangen wir erst mal hiermit an, ja?«

»Es gibt noch reichlich.«

»Wie schön.«

Robert bedeutet Danielle, sich zu setzen, und natürlich tut sie, was Daddy ihr sagt. Eine Weile ist nur vergebliches Sägen zu hören, wo bloß ein Hartmetallbohrer funktionieren würde.

»Seit wann kochst du denn, Dani?«

»Seit du aufgehört hast.«

»Danielle.« Robert, leise.

»Ist doch wahr.«

»Ich habe gearbeitet. Damit wir ein Dach über dem Kopf haben.«

»Wir haben uns gedacht, wir probieren mal was aus. Zum Spaß.« Robert der Friedensstifter.

»Ja. Schön.«

»Schmeckt's dir denn nicht, Mum? Hau rein.«

Cherry sieht sich im Zimmer um. Was er berührt hat. Wo er gesessen hat. Die Familienfotos, die Robert weggeräumt und sie wieder aufgehängt hat. Die vier am Lagerfeuer in einem Nationalpark nicht weit die Küste runter, Liam spannt albern den Bizeps an, Danielle lacht und hält einen brennenden Ast hoch. Wie sie einen Drachen steigen lassen an demselben Strand, wo am Morgen die Leiche angespült wurde. Sie denkt an ihn, den Flüchtlingsjungen, ganz allein aufgebahrt oder in einem Fach in Michaels Leichenhalle.

Sie bleibt hängen bei der vergrößerten, gerahmten Aufnahme von Liam, der die U18-County-Championships auf 800 Meter gewinnt. Geknipst von hinter der Ziellinie (womit sie sich einen gewaltigen Anschiss von der Rennleitung verdiente), während die Läufer die Zielgerade entlangpreschen. Liam räumt das Feld von hinten auf, die Knie treiben ihn voran, die Arme pumpen wie die Kolben einer Maschine. Man sieht schon an seiner Form, dass er gewinnen wird, denn die anderen Jungs haben den Kopf zu weit im Nacken, die Schultern zu verkrampft, während die Arme nach außen schlagen. Liam aber ist geschmeidig, gelassen, die Schultern tief, die Augen fixieren den Pistolenlauf ihrer Kamera. Er hat sich immer auf seine Kraftreserven verlassen und auf der Zielgeraden noch mal richtig Druck gegeben. Angefangen hatte er als 400-Meter-Läufer, wie Cherry in seinem Alter, und seine letzten 200 Meter waren meistens seine schnellsten. Negative Splits. Die brutalste Möglichkeit, ein Rennen zu gewinnen. Ihr hätten dafür die Ausdauer und die mentale Härte gefehlt.

Liam hasste das Foto und scheuchte seine Freunde immer daran vorbei, hatte Angst, sie könnten glauben, er hätte es so groß haben wollen. Damals, als das Foto für Cherry noch ein Quell der Freude war und keiner des unerträglichen Schmerzes und Bedauerns, hat Robert ihr mal gesagt, dass Liam in seiner Entschlossenheit, seiner Konzentration und Eleganz genau aussähe wie sie.

Jetzt wendet sie sich ihm wieder zu, versucht wieder einmal, wenn schon nicht die Glaswand einzuschlagen, dann doch wenigstens anzuklopfen, um Roberts Aufmerksamkeit zu erregen, ein Lächeln zu erhaschen, ein Aufflackern seines früheren Charmes.

»Schöner Tag?«

»Mmmmm.« Robert hat den Kopf über den Teller gebeugt und stochert an seiner Portion herum wie ein Sprengmeister an einer ihm bis dato unbekannten Bombenart. Eine Ewigkeit vergeht, bis Cherry versteht, dass sie nicht mehr aus ihm herausbekommt. Sie wendet sich stattdessen ihrer Tochter zu, doch schon bevor die Worte ihren Mund verlassen haben, weiß sie, dass es ein Fehler war.

»Und bei dir, Dani?«

»Das ist dir doch scheißegal.«

»Ausdrucksweise«, murmelt Robert und verstummt wieder, wie ein Orakel, das gemäß irgendwelchen göttlichen Vorschriften nur ein Wort im Jahrhundert sagen darf. Vor Cherrys linkem Ohr setzt ein Fiepsen ein. Sie hält es für eine Mücke, schlägt danach, doch es wird noch lauter, noch heftiger, dann ist es auch im rechten Ohr, im Kopf, wird immer stärker, der physische Klang der steigenden Anspannung im Raum, ein elektrisches Kreischen, das rauswill und ihr von innen gegen die Schädelwand drischt. Cherry packt die Tischkante mit beiden Händen und muss sich beherrschen, um nicht mitzuschreien und nie wieder aufzuhören. Ihr Mann und ihre Tochter starren sie so überrascht wie besorgt und durchaus auch ein bisschen ängstlich an, als hätte sich plötzlich ein wilder Habicht an ihrem Tisch niedergelassen.

Dann klingelt ihr Handy.

MICHAEL

Michael spült den Autopsietisch ab. Er sieht zu, wie sich die verschiedenen Farben des Blutes vermischen, venöses Weinrot und arterielles Tomatenrot, wie sie sich verdünnen und in blassem Rosé durch den Abfluss rauschen. Wie die Gerinnsel und anderen Anzeichen des Traumas mit ihnen verschwinden.

Der Junge ist mehr oder weniger in dem Moment gestorben, als er ins Wasser fiel. Da ist Michael sich jetzt sicher. Er hatte kaum etwas in der Lunge. Bei einem Ertrunkenen sind die Lungenflügel für gewöhnlich voll von der entsprechenden Flüssigkeit, die der Körper einsaugt, wenn er verzweifelt nach Luft schnappt. Dazu kommen die Schäden am Atemapparat. Lungenüberblähung. Alveolarödeme. Dichter Schaum um Mund und Nasenlöcher. Zerebrale Hypoxie als eigentliche Todesursache.

Aber es gibt nichts davon. Sondern den klaren Bruch zwischen den Wirbeln C2 und C3. Die Prellungen. Die Schäden an den Zähnen. Ganz offensichtlich stumpfe Gewalteinwirkung. Aber wovon genau, kann er nicht sagen.

In keinem der Identifikationssysteme ist eine Spur von dem Jungen. Auch nichts bei den Zahnakten, aber wenn er noch nie einen Fuß auf die Insel gesetzt hat, ist das auch nicht zu erwarten. Es gibt keine Vermisstenmeldung, die spontan passen würde. Also läuft es höchstwahrscheinlich auf eine Sozialbestattung hinaus, ob Cherry nun dieses Foto hat oder nicht. Das ist natürlich traurig, aber was kann er sonst machen?

Es ist spät, andere Leute haben schon zu Abend gegessen, und sein Schichtende ist lange vorbei. Seit sechs Uhr früh ist er hier, jetzt ist er todmüde und ausgehungert, träge vor Erschöpfung und Unterzuckerung. Er hat nur die Notbeleuchtung an, damit es aussieht, als wäre keiner da, denn eigentlich soll er nicht so viele Stunden am Stück arbeiten (aber wer arbeitet denn heutzutage im NHS *nicht* so viele Stunden am Stück?), und seine Augen sind überanstrengt. Er hat es für Cherry getan, weil sie beim Mittagessen so verzweifelt war.

So hat er sie noch nie erlebt, zumal es ja eigentlich um einen Zufallsfund geht, einen Unbekannten. Doch alles andere hat er mit angesehen: die unzähligen Toten auf der Station, die scheiternde Ehe, die unendliche, unfüllbare Leere nach dem Suizid ihres Lieblingskindes. Wie sie alles in sich reingefressen hat. An alldem konnte Michael nichts ändern. Doch diesen Gefallen hier konnte er ihr tun.

Und bestimmt hatten auch die Polizisten von heute Morgen etwas damit zu tun, die die Leiche einforderten und ihm verbieten wollten, sie ins System einzugeben. Er wollte sich beweisen, dass er keine Angst vor ihnen hatte. Hat.

Jetzt trägt er die Leiche ein. Deshalb hat er sich mit der Autopsie so viel Zeit genommen, immer noch mal und noch mal nachgesehen – damit er sich seines Befundes hundertprozentig sicher sein konnte. Damit er voll und ganz hinter seinem Eintrag stehen kann. Also gibt er ihn ein. Jetzt. Ja. Ins System. Auf geht's.

Seine Finger schweben über der Tastatur. Er rutscht hin und her und spürt die Prellungen an den Rippen und am Rückgrat, wo er gegen die Wand geknallt wurde. Er holt Luft und gibt die erste Zeile ein.

Etwas klappert hinten an der verschlossenen Doppeltür.

Komisch. Es ist viel zu spät für eine Anlieferung. Auch von irgendwelchen Unfällen oder Bränden hat er nichts gehört. Es gäbe also keinen Grund, warum die Leichenhalle kurzfristig Besuch bekommen müsste.

Wieder klappert es an der Hintertür. Dann wummert es wie bei einem Tritt. Und halblaute Stimmen sind zu hören.

Michael erstarrt. Er fährt den Computer runter. Schleicht sich leise an das lange Hinterfenster. Wenn er sich ganz an der Ecke nah ans Glas drückt, kann er gerade so den Eingang sehen. Dort stehen zwei kräftige Gestalten in dunklen Klamotten. Der eine dreht sich ein kleines Stück, und ein eisiger Speer trifft Michael in die Brust.

Es sind die beiden Polizisten von heute Morgen.

CHERRY

Sie überfährt die rote Ampel und hört die Hupen nicht. Wenn sie hier gegen die Einbahnstraße fährt, kann sie in drei, vier Minuten am Krankenhaus sein. Die nächste Ampel springt gerade von Gelb auf Rot, als Cherry die Augen zukneift und Gas gibt. Sie hat keine Ahnung, was sie macht, wenn sie an der Leichenhalle ankommt. Sie weiß bloß, dass sie schnell dorthin muss.

Sie fährt in die Einbahnstraße, die bergauf zum Krankenhaus führt (oder aus Nichtgeisterfahrerperspektive von dort runterkommt). Es ist ein Wohngebiet, auf beiden Seiten parken Autos, nur ein schmaler Asphaltstreifen bleibt in der Mitte. Jemand kommt ihr entgegen. Scheiße.

Ein SUV. Natürlich. Das übliche Mittel reicher Leute, um klarzustellen, dass ihre Kinder wichtiger sind als du. Mit Millimetern zwischen seinem Lack und dem der parkenden Autos donnert der Wagen auf Cherry zu. Sie muss ranfahren und warten. Aber sie schaltet lieber einen Gang runter und tritt aufs Gas. Was machst du da? Sie nimmt Fahrt auf. Nein, im Ernst jetzt, Mädchen, was zum Teufel machst du da? Ein gebieterisches Grunzen der SUV-Hupe.

Sie fahren zügig aufeinander zu. Sechzig Meter, fünfzig, vierzig. Eine Wahnsinnsstille umfasst Cherry, eine selige Geistesschärfe, der sie mit Meditation und Duftölen nie auch nur nahe gekommen ist. Sie weiß, dass sie nicht ausweichen wird, was auch passiert. Also muss es der andere tun.

Jetzt ist sie so nah dran, dass sie den Fahrer sieht. Es ist kein Er, sondern eine Sie. Scheiße noch mal, es ist die neue Betriebsdirektorin. Samara irgendwas, allgemein verhasst als die Witwenmacherin. Mit einem unfassbaren Gehalt von einer Londoner Beratungsfirma angeheuert, auf Empfehlung einer unfassbar teuren Headhunterfirma, *die zum Teil ihr gehört*, hat die Witwenmacherin in ihren ersten drei Monaten ein Drittel der Belegschaft entlassen. Eigentlich müsste man sie die Witwermacherin nennen, denn neunzig Prozent der Gefeuerten waren Frauen, aber das hört sich nicht so gut an.

Cherry denkt an ihre Freundinnen, die keine Stelle mehr haben. Sie schaltet noch mal runter und tritt das Gaspedal durch. Ihr Wagen rast. Das langgezogene Blöken des Geländewagens klingt nach Wut, nach Schrecken und vor allem nach ungläubiger Verblüffung darüber, dass wohl zum ersten Mal überhaupt in der gülden verhätschelten Roedean-Oxford-Goldman-Laufbahn der Witwenmacherin die Welt sich nicht sofort ihrem Willen beugt. Dreißig Meter. Zwanzig. Zehn. Im letzten Augenblick kneift Cherry die Augen zu.

Blech und Glas krachen, doch nicht rund um sie, sondern hinter ihr. Sie öffnet die Augen und sieht in den Rückspiegel. Wie alle Mächtigen im Angesicht des Widerstands hat die Witwenmacherin sich in die Hose geschissen. Im übertragenen Sinne. Aber wer weiß.

Cherry schaut sich kein zweites Mal um. Sie rauscht auf den kleinen, dunklen Parkplatz neben dem Krankenhaus und erwischt gerade noch Michaels tausendsten Anruf.

»Sie kommen die Treppe hoch. Sie haben die Hintertür eingetreten.«

»Hau ab. Raus da, Michael, bitte. Ich will nicht, dass dir was passiert.«

»Und was machst du?«

Sie legt auf und piepst sich durch den Seiteneingang rein. Sie hat immer noch keine Ahnung, was ihre Antwort wäre.

JAKUBIAK

Dicht gefolgt von Andy stößt Barratt die Tür zur Leichenhalle auf. Niemand da. Also, niemand Lebendiges. Der Junge liegt direkt vor ihnen auf einem Obduktionstisch. Er ist aufgeschnitten und wieder zugenäht worden. Eine saubere

Bahntrasse in schwarzem Faden vom Nabel bis zum Hals, eine Straße nach nirgendwo.

Jakubiak wirft nur einen flüchtigen Blick auf die Leiche und sieht sich dann im Raum um. Jemand ist vor kurzem noch hier gewesen. Jacke über einem Stuhl, Papiere neben einem lauwarmen Kaffee, die Schneidwerkzeuge feucht. Bestimmt der Kerl von heute Morgen, genau wie Andy es vorhergesagt hatte. Das war's dann wohl mit Barratts Plan. Der Typ weiß doch, wer es war. Er kann sich doch an sie beide erinnern. Man kann eine Leiche eben nicht einfach *mitnehmen*.

»Komm.«

Er dreht sich um. Barratt hat die Hände unter den Achseln des toten Jungen, sodass der Kopf unerträglich schlenkert. Andy schaut schnell weg.

»Los, nimm die Füße, Kumpel.«

»Was ist mit dem Typen?«

»Was soll denn sein?«

»Der ist hier irgendwo.«

»Und?«

»Vielleicht ist er Hilfe holen gegangen.«

Draußen auf dem Flur ist etwas zu hören. Barratts Kopf fährt herum wie bei einem Velociraptor. Er lässt den Jungen los.

»Warte hier.«

»Okay.«

»Und schließ dich an ihm fest.«

»*Was?*«

»Schließ dich mit Handschellen an der Leiche fest. Bloß falls der Wichser an mir vorbeikommt.«

»Ich schließ mich doch nicht –«

Ein Ruck und ein Schnappen, und der kalte Stahlring schließt sich um sein Handgelenk.

»Nur für alle Fälle.« Barratt zwinkert ihm zu. Die aufgesetzte Fröhlichkeit hat allmählich nicht mehr so eine große Wirkung auf Andy. »Bin sofort wieder da. Mach es dir gemütlich.«

DI Barratt hat ihn an der Leiche festgeschlossen.

Andy ruft ihm nach. »Detective Inspector? Detective Inspector Barratt?«

Im Flur entfernen sich Schritte.

CHERRY

Dieser Weg zur Leichenhalle führt an der Krankenhausapotheke vorbei. Cherry gehört zum kleinen Kreis der Dienstälteren, die einen Schlüssel haben. Sie öffnet die Tür und sucht nach Inspiration. In einer Ecke steht das Putzzeug, aber eine mit Wischer und lila Cillit Bang bewaffnete Frau ist leider keine allzu furchteinflößende Erscheinung. Es gibt hier alle möglichen Tabletten, aber was soll sie mit denen? Als Zäpfchen einführen und auf Wirkung warten?

Chlorpromazin. Nicht schlecht.

Vor langer Zeit, als noch der Y2K-Bug und Netscape Navigator und politische Alternativen zur eiskalten Kleptokratie Thema waren, hat Cherry auf der Krankenstation im Wandsworth Prison gearbeitet. Um »die Welt ein kleines bisschen besser zu machen«. Doch bald verstand sie, dass man Gefängnisse nicht besser machen kann, weil sie präzise dazu entworfen sind, alles für alle schlimmer zu machen. Außerdem verstand sie, dass es im Gefängniskrankenhaus keine Kranken gibt, zumindest nicht im konventionellen Sinne, weil das Gefängniskrankenhaus das Sammelbecken für die psychiatrischer Hilfe Bedürftigen und zutiefst Verstörten ist. Also war ihr Alltagswerkzeug das Chlorpromazin. Das ist ein ehemals hoch innovatives, aber mittlerweile veraltetes Antipsychotikum, dessen zentraler Nutzen für den gestressten Anwender darin besteht, dass es den Patienten außer Gefecht setzt. Die Insassen nannten es den flüssigen Totschläger.

Mit geladenen Spritzen in der Tasche schleicht sie den Flur entlang, und ihre Schuhe auf dem gewischten Linoleum klingen ihr wie Elefantenschritte. Jetzt hat sie einen Plan. Sie versucht, die beiden zum Gehen zu überreden, aber falls es hart auf hart kommt, sediert sie den Älteren. Sie hat eine grobe Vorstellung von ihm, denn Robert hat manchmal abschätzig von ihm geredet. Er ist das Problem. Der Jüngere wird auf sie hören. Sie ist einigermaßen zuversichtlich, als sie sich in die Leichenhalle schiebt.

Und sie ist es umso mehr, als sie sich umsieht. Nur der Jüngere ist hier, sitzt prekär an der Kante des Obduktionstischs und sieht dem toten Jungen mit einem innigen Schmerz ins Gesicht, der sie an die Marmor-Pietà erinnert, die sie mal bei einem Ausflug nach Rom gesehen hat. Als suchte er die Erleuchtung. Er ist so konzentriert, dass er sie erst gar nicht kommen sieht.

»Nicht schreien.«

Er schaut auf, sein Blick ist glasig, als käme sie ihm aus einem Traum bekannt vor, dann reißt er den Mund auf.

»Das geht nicht. Wir wissen Bescheid. Geh einfach.«

Sein Mund klappt wieder zu. Unvermittelt hebt er den rechten Arm auf Brusthöhe. Die Leiche ruckt auf ihn zu.

Die beiden sind mit Handschellen aneinander festgekettet.

Okay. Das, äh … Das könnte ein Problem darstellen.

Sie starren sich einen sehr langen Augenblick an. Dann brüllt er. »DI Barratt!«

»Nicht –«

»DI BARRATT!«

Er springt auf Cherry zu wie ein Krokodil aus dem flachen Wasser, bevor sie reagieren kann, Nierenschalen und Schneidwerkzeuge fliegen durch die Luft, Patientenetiketten und Knochensägen verteilen sich auf dem Boden. Der Kerl drückt ihr mit seinem vollen Gewicht die Luft raus, und dazu kommt noch das halbe der Leiche, die ihm mit dem Arm über der Schulter liegt wie ein besoffener Kumpel im Pub.

Sie schreit. Er drückt ihr die freie Hand auf den Mund und ruft wieder nach seinem Mentor. Er hat den Namen zur Hälfte gebrüllt, als sie ihm die Nadel seitlich in den Hals treibt und den Kolben runterdrückt. Wenige Sekunden später rollen seine Augen hoch in den Kopf, als der flüssige Totschläger wirkt.

Das war jetzt aber nicht sehr professionell, Cherry. Chlorpromazin injiziert man ins Muskelgewebe, nicht direkt in die Blutbahn. Zum Glück war gerade kein Prüfer dabei. Auf jeden Fall liegt sie jetzt unter nicht bloß einem, sondern unter zwei schweren, reglosen Körpern.

Und auf dem Flur sind Schritte zu hören.

Sie windet sich hilflos. Die Schritte werden lauter. Ein kurzes Innehalten, dann ist er im Raum. Zum ersten Mal im Leben glaubt Cherry Bristow, dass sie vielleicht sterben wird.

Es ist Michael. Der Unterkiefer hängt ihm bis aufs Brustbein. »Du hast geschrien.«

Durch die Seitentür stürzen sie auf den dunklen Parkplatz. Michael, der für seine schmalen Schultern erstaunlich stark ist, leistet am meisten. Er hält die beiden reglosen Körper unter den Schultern und schleift sie im Rückwärtsgang, während Cherry an den vier Füßen schiebt. Wo ist ein verdammter Krankenhausrollstuhl, wenn man mal einen braucht? Michael steht der Mund weit offen, und die ganze Zeit kommt Gegrummel heraus, wohl ein Kommentar dazu, was er eben gesehen hat und was sie gerade machen, aber Cherry versteht kein Wort.

Jetzt gibt es kein Zurück mehr. Sie hat nicht bloß die Brücken hinter sich abgebrochen, sie hat eine Atombombe auf die verdammte Golden Gate geschmissen. Wie könnte sie das hier ansatzweise erklären? Womit würde sie anfangen? Und in dem Moment wird ihr klar, dass sie es gar nicht will. Sie will hier nicht mehr sein, an diesem Ort, in diesem Beruf, in diesem Leben.

Jetzt kann sie endlich mal etwas für jemanden tun und nicht mehr nur nutzlos vor sich hin vegetieren, in Schuld und Schande um den Abfluss kreisen. Sie kann dafür sorgen, dass der Tod des Jungen nicht unbemerkt, unerkannt und unbetrauert bleibt. Und bei Gott, das tut sie auch.

Sie reißt die Seitentür ihres Wagens auf.

»Rein mit den beiden!« Michael glotzt sie an.

»STOPF DIE BEIDEN REIN DA!«

»Das meinst du nicht ernst.«

»Ist eben ein Kleinwagen. Da gehen die nicht in den Kofferraum, okay?«

»Cherry, was zur HÖLLE –«

Sie stemmt sich gegen die beiden Körper, die wie überfüllte Einkaufstaschen an ihrem Auto lehnen. Sie rutschen ein paar Zentimeter in Richtung der offenen Tür. Dann wiederholt sie die Übung.

»Okay, okay, *okay*. Verdammt noch mal.«

Michael stopft die beiden auf die Rückbank. Sie liegen halb aufeinander wie ein besoffenes Pärchen, das sich wüst begrapscht. Cherry wirft ein altes, graues Laken darüber.

Sie springt auf den Fahrersitz. Das ist ihre letzte Chance. Noch an der Schwelle des Wahnsinns kehrt zu machen. Und doch lieber in den Grenzen der normalen Welt zu verbleiben.

»Michael?«

Er beugt sich runter ans offene Fenster. Sie öffnet den Mund und hofft, dass etwas Vernünftiges, etwas Zurechnungsfähiges rauskommt.

»Kommst du mit?«

Sein Gesichtsausdruck verrät, dass ihre Bitte weder vernünftig noch zurechnungsfähig ist.

Die Seitentür des Krankenhauses wird aufgestoßen. Eine aufgemuskelte, kahlrasierte Gestalt füllt den Türrahmen aus. Michael klopft hektisch an die Wagentür.

»Fahr!«

Sie rast davon, während Michael durch die Leyland-Zypressen am Parkplatzrand türmt.

Als Detective Inspector Freddie Barratt da ist, sind nur noch die Reifenspuren zu sehen.

5

CHERRY

Die Platte knistert wie ein Feuer in der Nacht.

Üppige Synthie-Streicher, Körper und Geist schweben. Dann setzt der Pianoriff ein und zieht sie noch weiter in die Höhe. Sie ist da, wo sie hingehört. Sie ist glücklich und frei. Sie wollte noch nie so sehr irgendwo sein wie jetzt und hier. Es ist ihr Lieblingstrack.

Sie drängelt sich durch die ausgelassene, schwitzende Menge in den Hauptsaal, als der Break kommt, die Kick Drum donnert, der Bass durch die Eingeweide wummert und eine gestrenge Stimme verkündet:

THE RHYTHM IS HOT

Alle drehen ab. Wahnhafte, hemmungslose Ekstase. Die Silhouetten um sie herum bewegen sich genau wie sie, hallen ihr nach, bestärken sie, geben ihr das Gefühl, Teil von etwas Großem und Wunderbarem und Wahrem zu sein. Sie denkt an die Gruselgeschichten, die ihre Schwester vom Feiern in den Achtzigern erzählt hat: den ganzen Abend stocksteif rumstehen, damit die meterhohe Frisur so starr bleibt wie die vorgegebenen Geschlechterrollen, während man begrapscht wurde und überall Biergläser zu Bruch gingen. Aber das hier ist anders. Das hier ist die Magie einer runtergekommenen Fabrikhalle, die man in eine tosende Glitzerhöhle voller Licht und Zauber und kribbeliger Erwartung verwandelte. Hier grinst man breit und wiegt die Hände in komplexen Mustern. Hier lässt man sich auf den Gestank von Wick VapoRub ein, auf Pillenfürze und schweißnasse Umarmungen, auf angebotenes Wasser, angebotene Freundschaft und Wertschätzung. Prickelnd-kühle Wasserspritzer auf dem Rücken, die der ferne Vernunftbereich ihres Gehirns als kondensierte Schweißtropfen erkennt, die für sie aber nur noch eine wunderbare Facette des Wahnsinnschaos der Party sind. »Locker, Alter.« »Zucker.« »Geil.« Hier gibt es keine Gemeinheit, keinen Egoismus. Hier kann jeder sein, was immer er will.

I'M COMING, I'M I'M I'M COMING, I'M COMING HARDCORE

Es ist 1992. Cherry ist in ihrem Abschlussjahr, lebt aber nur für den Rave. Auch beim Laufen gibt sie noch alles, letzten Monat war sie Zweite auf 400 Meter in den County Championships, und weil sie achtzehn ist, kann sie Freitagabend die Bude brennen lassen, ob nun mit oder ohne pharmakologische Unterstützung, und trotzdem Samstag um halb elf morgens beim Training eine gute Figur abgeben. Die County Championships hätte sie natürlich locker gewinnen können, hätte sie nicht zwei, drei Abende die Woche Blutgruppe MDMA. Ist aber alles scheißegal. Der Rave ist ihre einzige Bestimmung auf Erden. Die Welt ist voller Verheißung, und sie hat Mitsubishis.

LET ME HEAR YOU SAY YEAH!

Der Track verhallt. Cherry öffnet die Augen und hat gar nicht gemerkt, dass sie zu waren, und vor ihr steht der schönste Junge, den sie je gesehen hat. Sein Körper ist geschmeidig und kompakt, seine Augen leuchten selbst im Dunkeln, seine Wangen sehen aus wie aus Granit gemeißelt. Mit einem Lächeln bietet er ihr eine Flasche Wasser an.

»Robert«, formt er mit den Lippen.

Cherry erwidert das Lächeln. Sie nimmt das Wasser an, trinkt einen Schluck, spürt, wie es sie durchströmt und den Rausch der Pille auffrischt, die sie vor einer Stunde eingeworfen hat. Sie will ihm die Flasche zurückgeben und etwas Schlaues sagen, aber auf einmal weint sie. Warum denn? So war das doch nicht. Tränen laufen ihr in unvorstellbaren Strömen über das Gesicht und füllen ihr den lächelnden Mund mit Salz.

So war es nicht. Was ist hier los?

Roberts Augen fangen wortwörtlich an zu glühen. Aus dem Schimmer werden heiße Kohlen, und sein Gesicht fängt Feuer. Blaue Flammen krabbeln ihm wie gierige Insekten um die Brauen und verkohlte Knochen stechen durch die Haut. Seine Wangen schrumpfen und knittern und lodern. Seine Lippen verzerren sich zu versengten Fasern. Seine Haare flackern auf und fackeln urplötzlich ab, dass nur umbrabraune Schwaden und orangefarbene Funken bleiben. Er lässt sich keinen Schmerz anmerken, scheint es überhaupt nicht mitzubekommen. Sein verschmorter, verkohlter Schädel redet weiter mit ihr.

Cherry will in ihrer Panik das Salzwasser in ihrem Mund auf ihn spucken und ihn löschen. Aber sie kann nicht. Sie keucht und würgt nur. Sie kriegt keine Luft. Sie ertrinkt an ihren eigenen Tränen, und Robert verbrennt bei lebendigem Leib, weil sie ihm nicht helfen kann. Sein verkokeltes Gesicht beugt sich näher heran, verliert veraschte Hautfetzen, und in den Augenhöhlen knistern finstere Flammen.

Cherry schreckt hoch. Sie schwitzt stark.

Das Lagerfeuer ist außer Kontrolle. Ihr Holzvorrat an der Seite ist in Brand geraten, und das Ganze faucht auf sie ein.

Hinter den Flammen funkelt ihr der entführte Polizist feindselig entgegen.

Es ist eine kühle Nacht. Sie hat ihn aus dem Auto ein bisschen näher ans Feuer robben lassen, aber er ist immer noch an die Leiche gekettet. Während er ohnmächtig war, hat sie ihn mit ihrer Strumpfhose geknebelt und ihm mit ihrem Notfall-Cardigan aus dem Kofferraum (Cardi B nennt sie den und ist stolz, mit der aktuellen Popkultur mitzuhalten. Als sie ihn mal vor Danielle so genannt hat, hat sie böse geknurrt) die Füße zusammengebunden. Das müsste reichen. Warum soll er frieren. Aber leichtsinnig will sie auch nicht sein.

Die Flammen schlagen höher. Cherry strampelt panisch, und in einem Funkenregen wirbeln brennende Holzscheite durch die Nacht. Ein paar treffen den Polizisten. Er grunzt und stößt sie mit der freien Hand fort, aber eins steckt ihm zwischen den Schienbeinen. Ein erstickter Schrei, als seine Jeans anfängt zu schmoren. Cherry läuft instinktiv rüber und schlägt es aus. Großer Fehler.

Er packt sie am Knöchel und reißt sie zu Boden. Sie schlägt mit dem Kopf auf einen Baumstamm, und kurz wird sie von Schwärze überspült. Er zieht sie an sich heran, seine Hand krallt sich am Bein hoch zum Oberschenkel. Sie stampft ihm mit dem freien Bein auf den ausgestreckten Arm und ins Gesicht. Er ächzt und dreht den Kopf. Sie tritt noch mal, und irgendwie klemmt er ihren Fuß unter dem Oberkörper ein, ist jetzt mit der freien Hand an ihrem Bauch, nimmt die Augen nicht von ihren, die ganze Zeit den Knebel noch im Mund, und in der steinernen Stille ist der Angriff umso gruseliger.

Sie wühlt in der Tasche und zieht die Chlorpromazin-Spritze heraus. Eine kurze Pause, während die beiden Kontrahenten einander in Augenschein nehmen und der Polizist abwägt, ob die Erniedrigung, von einer Frau gefesselt worden zu sein, schlimmer ist, als zum zweiten Mal innerhalb weniger Stunden von einem überholten Neuroleptikum ausgeknockt zu werden, was selbst im Wandsworth Prison Hospital die empfohlene Dosis übersteigen würde. Dann stürzt er sich auf sie.

Kaum eine Minute später liegt der bewusstlose Polizist mit dem Gesicht nach unten auf dem Boden, während ihm der Speichel durch die von Cherry irgendwann mal teuer erstandene Strumpfhose tropft. Cherry zieht die Beine unter seinem schweren Rumpf hervor und greift in die Tasche.

Nur noch eine Dosis übrig.

ROBERT

Als zum zwanzigsten Mal Cherrys Mailbox rangeht, legt Robert auf. Er starrt die Wand an. Er weiß nicht, wie lange er das schon tut.

Sein Blick streift das Bild von Liam, und panisch wendet er ihn wieder ab. Er *kann* sich keine Fotos von seinem Sohn ansehen. Warum zum Teufel versteht sie das nicht? Er würde sie ja gerne anschauen. Aber er kann es schlichtweg nicht, weil er sonst zu Staub zerfällt. Weil er sonst stürzt und nicht mehr die Kraft hat aufzustehen. Er ist nicht wie Cherry. Endlose Tage hat sie über jeder Zeichnung gebrütet, über jedem Zeugnis und jeder Medaille. Hat sich in der Trauer *gesuhlt*. Hat eine Riesenshow aus ihrem Leid gemacht und Liam nur für sich beansprucht. Robert wurde schlecht, als er das mit ansehen musste, und er war zu wütend, um mit ihr zu reden.

Er hatte die Bilder abgehängt, damit er überhaupt noch weiter in dem Haus wohnen konnte. Ist das denn nicht offensichtlich? Warum sollte er ihr das erklären müssen? Jedes Foto treibt ihm eine rasiermesserscharfe Erinnerung durch das Auge ins Gehirn. Ist ein Blick über die Kante in einen bodenlosen Schlund aus Schmerz und Verlust, der ihm den Atem raubt, und er weiß nicht ansatzweise, wie er damit umgehen soll.

Er hat es so gemeint. Er hat es absolut ernst gemeint, als er ihr gesagt hat: »Wenn du jetzt gehst, brauchst du nicht mehr wiederzukommen.«

Die Worte sind ihm aus dem Mund gestürmt wie Wachhunde, denen die Kette gerissen war, die bellten, bissen, geiferten, um das verwundete Herz ihres Halters zu beschützen. Es war so erleichternd, fast wie ein Rausch, endlich die Worte rauszulassen, die er so lange zurückgehalten hatte. Aber sie ging trotzdem. Sprintete los, ohne auch nur die Tür zu schließen, ist Stunden später nicht zurück und hat das Handy aus. Irgendetwas mit dem Krankenhaus und der Leiche eines Jungen, aber im Krankenhaus ist eben immer irgendetwas, Leichen sowieso, und es gab einen Jungen, der wichtiger war als alle anderen, und der hatte nicht bekommen, was ihm zugestanden hätte, nicht von ihr, von allen möglichen Leuten nicht und natürlich auch nicht von Robert, und warum sollte es irgendwer anders kriegen?

So ist er, seit Liam tot ist. Verbittert und verkorkst, feindselig der Liebe zwischen anderen und ihren Kindern gegenüber. Er schaut finster, wenn Mütter auf der Straße ihren Kindern ein Eis kaufen oder wenn erwachsene Söhne ihre Väter zum Abschied drücken. Die Leute glotzen ihn komisch an, und er weiß, wie er wohl aussieht, mit mehr irrationalem Hass auf seine Mitmenschen in sich als eine Zeitung von Rupert Murdoch, aber es ist ihm egal.

Doch jetzt, als er wieder mal nur die Mailbox drankriegt, spürt er vor allem den Verlust.

Danielle kommt mit einem großen Pappkarton die Treppe runtergetrampelt. Sie wirft ihm einen bösen Blick zu. Robert merkt, dass er aus dem Fenster in die Nacht gestarrt hat wie ein Hund, der sich nach seinem Herrchen sehnt. Er reißt sich los und schaut den Karton an.

»Was ist das alles?«

»Ihr ganzer Mist.«

Seine Tochter stapft wieder die Treppe hoch.

In dem Karton liegt ein Haufen von Cherrys Schminke, als hätte es bei Debenham's in der Kosmetikabteilung ein Erdbeben gegeben. Er konnte da nie durch, ohne Erstickungsanfälle zu kriegen wie ein Soldat in einem Gedicht über den Ersten Weltkrieg. Gas, Gas, schnell, Jungs! Lippenstifte, Foundations und Lidschatten treiben in einem Meer aus Cremes, Sprays, Parfums und anderen Sachen, die er nicht benennen kann, und Danielle hat die Deckel nicht draufgeschraubt, also verläuft alles zu einer geruchsstarken, überteuerten Pampe.

Die Farben sind hypnotisierend. Sie erinnern ihn an einen Malkasten aus seiner Kindheit, der ihm so kostbar war, dass er ihn nie benutzte, sondern immer nur die strahlenden Tiegelchen mit den bezaubernden Namen anstarrte. Türkis, Smaragd, Preußischblau, gebrannte Siena, Färberröte, Rubin, Topas, Bernstein, Kadmiumgelb. In Cherrys Gesicht hat er keine davon jemals gesehen, aber das ist wohl die Kunst, die dunkle Alchemie des Make-ups.

Er sieht auf, als Danielle mit noch einem Karton an die Treppe kommt, aus dem ein Ärmel von Cherrys teuerstem Kaschmirpullover hängt und um Hilfe winkt.

»Was machst du da eigentlich?«

»Spenden sammeln für einen guten Zweck.«

»Das sind Mums Sachen.«

»Sie ist weg, Dad.«

»Das kannst du nicht einfach beschließen.«

»Habe ich auch nicht. Sondern sie. Du hast es ihr gesagt. Und sie hat sich trotzdem verpisst.«

»Das geht hier gerade viel zu weit, Danielle.«

»Sie hat sich entschieden, und wir wollen sie nicht aufhalten.«

Ein nicht unbedeutender Teil von Roberts Seele freut sich unheimlich über den wütenden Trotz seiner Tochter, darüber, wie sie ihn in Schutz nimmt. Aber das kann er ihr natürlich nicht sagen.

»Stell das zurück.«

»Sie ist weg. Du hast es ihr gesagt, und sie ist gegangen.«

»Stell es alles zurück. Sofort. Du hast kein Recht, dich an den Sachen anderer Leute –«

»Ich kümmer mich bloß um DICH!«

Der Klamottenkarton schlittert über den Flur, und der Inhalt klatscht leise an die Wand.

»Du machst es ja selber nicht, also muss ich es eben. Also muss ich eben hier im Haus die Erwachsene spielen, weil die eigentlichen Erwachsenen sich wie Scheißkinder aufführen, und du könntest ruhig mal danke sagen, dass ich mich um dich kümmer, obwohl KEINER VON EUCH SICH JEMALS UM MICH KÜMMERT!« Der letzte Satz hat eine ohrenbetäubende Lautstärke und endet mit dem Zuknallen ihrer Zimmertür.

Er will gerade zu ihr nach oben gehen, als es klopft. Auch wenn er weiß, dass es nicht Cherry ist, denn warum sollte Cherry bei sich zu Hause anklopfen, rennt Robert so schnell zur Tür, dass ihm schwindlig wird.

Es ist nicht Cherry. Sondern ihr Freund Michael.

Robert mag Michael nicht. Er mag ihn nicht, weil er weiß, wie viel er und Cherry sich anvertrauen, darunter einen ganzen Haufen Sachen über ihn, während er sich nicht mal an Michaels Nachnamen erinnern kann. Und es stört ihn, dass Michael schwul ist. Robert ist zwar auch nicht schwulenfeindlicher als der Durchschnittsheteromann mittleren Alters (eigentlich sogar weniger, hofft er, nachdem er über die Jahre allzu viel schlimme Sachen in den Polizeikantinen gehört hat), aber er hat unzählige Typen erlebt, die sich aus einem einzigen Grund an Cherry rangewanzt haben, und da Michael daran kein Interesse hat, sucht er ihre Nähe wohl nur, weil er sie wirklich mag, was Robert, wie er gerade feststellt, noch viel eifersüchtiger macht als irgendein Wichser, der bloß über sie rüberrutschen will.

Michael weiß selbst, dass Robert kein Fan von ihm ist, was wohl seine seltsame Haltung vor der Tür erklärt, den einen Fuß schon zur Flucht gedreht. Er trägt seine Krankenhausklamotten und schwitzt, als wäre er einen Halbmarathon gelaufen. Robert starrt ihn an.

»Hallo, Robert. Äh, Michael, Cherrys Kollege, ja?«

Starren.

»Es ist was passiert.«

CHERRY

Sie starrt über das Lagerfeuer und den Bewusstlosen hinweg in die Nacht und in die Vergangenheit. In der Dunkelheit sieht sie das Gesicht ihres Sohnes mit elf, zwölf Jahren, hell und wunderbar beleuchtet und lachend, während er versucht zu verhindern, dass der Zuckerschleim ihm vom Stock rutscht. Sie hatte vorher noch nie vom Marshmallow-Rösten gehört, irgendetwas Amerikanisches, was Liam sich von Netflix abgeschaut hatte. Ganz so schwer sieht es eigentlich nicht aus, aber er hat schon drei Stück verbrannt, und Danielle lacht sich über ihn kaputt. Wieder rutscht einer ab, und kurz flackert ein Komet künstlicher Zusatzstoffe auf, Liam kichert und zuckt entschuldigend die Achseln, und Cherry gibt ihm einen neuen aus der großen Knisterpackung.

Hier sind sie immer hingefahren. Für lange Wochenenden und kurze Ausflüge. In den Sommerferien, wenn das Geld knapp war, also meistens. Es war Liams Lieblingsort, bevor er launisch und reserviert wurde und lieber in seinem Zimmer blieb. Ein Foto von hier hat sie im Wohnzimmer aufgehängt. Ein Zeltplatz nicht zu weit die Küste entlang, versteckt im Windschatten der South Downs. Überraschend wenige Leute kennen diese Seite des Nationalparks, und den Zeltplatz kennt überhaupt kaum jemand, denn er ist nicht ausgewiesen und liegt am Ende eines matschigen Schotterwegs.

Er ist spartanisch gehalten. Keine Kochgelegenheiten, keine Duschen, bloß eine einfache Holzhütte zum Unterstellen und ein paar moosüberwucherte Schaubilder der örtlichen Tierwelt. Dafür gibt es hier ein malerisches Flüsschen, das flach und gemütlich um eine Biegung plätschert, mit Schilf und Eisvögeln und einem sandigen Grund zum Planschen. Und ist man über ein paar rutschige Trittsteine auf die andere Seite gekommen, erstrecken sich weite, sanfte Hügel hinter einer Gruppe prachtvoll ausladender Eichen, die im Frühling neongrün strahlen und im Herbst granat-, honig- und bronzefarben lodern. Einer der größten Bäume hält eine Reihe niedriger Äste bis zum Boden wie eine Leiter, die ein lebhafter Elfjähriger hochklettern kann. In der Abenddämmerung jagen die Fledermäuse. Robert und sie waren sich immer einig, wie wichtig die Natur ist.

Sie ahnte nicht mal, dass sie hierherfuhr, bis sie die alte Hütte vor sich im Scheinwerferlicht sah. Man weiß eben nie, wohin einen das Schicksal führt. Sie hätte nicht gedacht, dass dieser Glücksort ihr einmal solchen Schmerz bereiten würde.

Plötzlich wird sie übermannt von Verlust und Einsamkeit. Was zur Hölle macht sie hier? Was ist das für ein Wahnsinn? Hier draußen in der Kälte mitten in der Nacht tief im Nirgendwo mit einem ohnmächtigen Polizisten und einer Leiche? Sie kann nirgendwo hin und hat nicht den Hauch eines Plans. Was hat sie sich dabei gedacht?

Sie fährt zurück. Sie muss zurück. Irgendwie muss das alles wieder einzurenken sein.

Robert weiß es bestimmt. Robert weiß so viel. Mann, was sie ihm alles an den Kopf geworfen hat …

Sie wühlt in den Taschen und tut genau das, was sie auf keinen Fall tun wollte, seit sie vom Krankenhausparkplatz gefahren ist, weil sie von niemandem hören, nicht darüber nachdenken, keine Fragen beantworten und vor allem nicht »darüber reden« wollte, sie wollte einfach nur für immer tiefer in die Dunkelheit fahren.

Sie schaltet ihr Handy an. Dutzende stetig eskalierende Textnachrichten von Jackie, von der Personalleitung und von der Witwenmacherin persönlich häufen sich ungelesen an. Sie löscht einige und ignoriert die anderen. Sie erscheinen ihr schon veraltet, archäologische Überreste nicht nur eines früheren Lebens, sondern einer früheren Zivilisation.

Und dann ruft sie Robert an.

BARRATT

Auf dem Beifahrersitz liegt neben einem aufgeklappten Laptop die silberne Box von der Größe eines kleinen Aktenkoffers. Es ist ein IMSI-Catcher, auch als Stingray bekannt. Jedes Mobiltelefon hat eine International Mobile Subscriber Identity, so was wie eine Identifikationsnummer. Darüber kommunizieren die Geräte mit den Basisstationen des Netzes, mit den Masten und so weiter. Das Handy muss sich gegenüber der Basisstation authentifizieren, die Basisstation aber nicht gegenüber dem Handy, also Plattformkapitalismus im Kleinen, und da stehen dem Stingray Tür und Tor offen.

Der Stingray gibt sich als Handymast aus und sendet stärkere Signale als die echten Masten, um Mobiltelefone zur Verbindung zu verleiten und dann von ihnen persönliche Daten und Nachrichten herunterzuladen und Anrufe abzuhören. So kann die Polizei bei Demonstrationen und Protesten nach Belieben große Datenmengen der Teilnehmer abgreifen und in zutiefst antidemokratischer Weise nutzen und missbrauchen.

Freddie Barratt hat zwei davon für die Polizei der Stadt angeschafft. Über den Topf für »Sonderprojekte und Terrorabwehr«, der eine ganze Weile Geld bis zum Abwinken bereitstellte.

Der andere Einsatzbereich des Stingray ist die Ortung und Verfolgung: Man zeichnet die Signalstärke eines bekannten Mobiltelefons auf und schließt davon auf dessen Entfernung. In der Mitte von Freddie Barratts Laptopbildschirm befindet sich ein einzelner Punkt, bewegt sich nicht und leuchtet immer stärker.

Andy Jakubiaks Handy.

Und auf einmal sieht Barratt einen zweiten Punkt auftauchen, genau bei dem von Andy, und ihr gemeinsames Strahlen zieht ihn an wie ein winterliches Kaminfeuer im Pub.

Barratt grinst, boxt das Lenkrad und gibt Gas.

Ohne es zu bemerken, rauscht er an einem Schild vorbei, das ihn im Nationalpark willkommen heißt.

ROBERT

Robert glotzt ungläubig umher. Das kann doch nicht sein. Er sitzt am Küchentisch. Alles ist genau wie vorher. Die Tapete. Die Cornflakesschachteln, säuberlich aufgereiht wie ein Regal schlauer Bücher. Die Scheißküchenzeile, die er mithilfe von ein paar Ikea-Pentagrammen und einer durch Google Translate gejagten schwedischen Anleitung hatte aufbauen wollen – mit den zu erwartenden Ergebnissen. Und doch ist seine Frau mit der Leiche eines Flüchtlings durchgebrannt und mit dem Polizisten, der an ebendiese festgekettet ist, und jetzt berät er sie am Telefon.

Ihr Freund Michael lehnt betreten an der Wand. Danielle sitzt auf der untersten Treppenstufe und kriegt Glupschaugen, als hätte sie sich genug Koks reingepfiffen, um einen Wal auszuknocken. Er blinzelt zweimal, aber die beiden sind noch da, das Ganze ist echt, und er telefoniert immer noch mit Cherry.

»Du musst die Handys entsorgen. Seins und deins.«

»Okay.«

»Nimm die SIM-Karten raus und hau sie mit einem Stein kaputt. Du musst davon ausgehen, dass Barratt das Handy von seinem Kumpel verfolgt.«

»Okay. Und dann?«, fragt sie mit einem leisen Hauch von Verzweiflung in der Stimme, den nur jemand hört, der Cherry Bristow kennt und trotz allem liebt.

Er atmet tief durch und sieht sich um. Wieder bleibt sein Blick bei Liam hängen, der das Rennen gewinnt. In seiner Entschlossenheit, seiner Konzentration, seiner Anmut sieht er genau aus wie Cherry. So wie sie auch heute noch für ihn aussieht.

»Bring sie hierher.«

Danielle springt auf und brüllt. Robert bedeutet Michael mit einer wütenden Geste, mit ihr nach oben zu gehen, und dreht ihnen den Rücken zu.

»Bring sie her. Wir reden mit dem jungen Kerl. Ich kenne ihn zwar nicht persönlich, aber Barratt macht das schon seit Jahren. Sucht sich kleine Schützlinge, die die Drecksarbeit für ihn erledigen und für ihn den Kopf hinhalten. Bisher nichts halb so Wahnsinniges wie das hier, aber …«

Eine Pause. Er fragt sich, ob sie ihn überhaupt gehört hat. »Cherry?«

»Ja?«

»Alles klar?«

»Ja. Okay.« Noch eine Pause. »Danke.«

Jetzt wissen sie beide nicht mehr, was sie sagen sollen.

»Schmeiß sein Handy weg. Und komm her.«

»Mache ich.«

Sie durchsucht die Jeans des Polizisten, vorne und hinten. Nichts. Sie versucht es mit seiner Bomberjacke und zieht ein teures Handy heraus, auf dessen Display Apps prangen und glitzern wie digitale Diamanten.

Es verlangt einen Code. Sechs Ziffern. Sie versucht es mal mit dem doppelten Notruf, 999999, hat aber kein Glück. Keinerlei Humor, die Polizei von heute. Aber das Handy hat doch garantiert einen Fingerabdrucksensor. Sie hebt den wuchtigen rechten Arm an, faltet den wurstigen Zeigefinger auf und drückt ihn fest auf das Feld. Der Bildschirm erwacht zum Leben.

Als Letztes hatte er sich ein Video angesehen. Das Vorschaubild zeigt Wellengewaber. Sie drückt auf das weiße Dreieck. Sofort schreit sie und schlägt die Hand vor den Mund. Das ist ihr Junge. Der auf dem Rücksitz, wie er nach Luft schnappt und versucht, ins Boot zu kommen. Ihn lebendig zu sehen, und wenn auch nur im Film, schockiert sie, dass ihr schwindelig wird. Er ist echt. Nicht bloß eine Leiche, eine moralische Verpflichtung, sondern ein echter, lebender Junge.

Cherry keucht ungläubig, als der gewaltige Stiefel zweimal auf ihn eintritt, einmal seitlich an den Kopf, dann mit donnernder Kraft mitten ins Gesicht. Der Kopf klappt unerträglich zurück. Und der Junge ist weg.

Wie benebelt hockt sie da. Allmählich ergibt sich ein Bild. Wie komisch der junge Bulle morgens am Strand war, weil die Leiche für ihn nämlich kein Zufallsfund war, sondern ein zweites Treffen. Der Angriff der beiden Polizisten auf Michael. Dass sie so davon besessen waren, die Leiche an sich zu nehmen. Es läuft ihr kalt den Rücken runter, als sie versteht, worum es hier eigentlich geht. Um welchen Einsatz der Bulle mit der Glatze spielt.

Sie will die SIM-Karte aus dem Handy reißen, dann wird ihr klar, dass sie das Video behalten muss. Es ist das Wichtigste, was sie in der Hand haben. Sie muss es jemandem schicken, dem sie vertraut. Hastig tippt sie Michaels Nummer ein und drückt Senden. Das Netz hier draußen ist Mist. Der blaue Fortschrittsbalken kriecht wie der Feierabendverkehr.

Eigentlich hört sie das Knirschen der Reifen, aber es klingt ihr zu vorstädtisch, zu weit weg, um Teil dieser Realität zu sein. Sie nimmt es erst richtig wahr, als sie den matschigen Schotterweg raus zum Zeltplatz entlangschaut und die Autoscheinwerfer sieht.

Sie kriegt Panik. Sie greift nach ihrer Autotür, aber auf dem schmalen Weg kommt sie nicht an dem Wagen vorbei. Sie sprintet zu der alten Holzhütte, um sich in Deckung zu bringen, aber was, wenn der Bulle nach ihr sucht? Sie hat nichts, womit sie sich wehren könnte. Also in die Hügel. Über die Trittsteine, zwischen den Eichen durch und weiterlaufen. Sie kann auch heute noch den meisten Männern davonrennen. Es wird eine lange, kalte Nacht, aber wenigstens bleibt sie am Leben.

Sie geht einen, zwei Schritte auf den Fluss zu. Und dann spürt sie eine heiße, wütende Kraft am Rücken, die emporstößt wie ein frischer Vulkan aus dem Meer.

Der junge Bulle steht hinter ihr.

JAKUBIAK

Das widerliche Gefühl von der KO-Spritze bleibt. Als würde man eine Rampe ins ölig-schleimige blaugrüne Meer runterrutschen, totengleich stürzen und wirbeln, Mund und Nase voller fettigem Schlamm. Es ist wie ein Albtraum, den er nicht abschütteln kann, weil er noch nicht ganz wach ist.

Wütend ruckt er mit dem Fahrersitz ganz nach hinten. Kleinwagen sind das Letzte. Ein dumpfes Aufheulen vor Schmerz und Angst von der Krankenschwester hinten. Er hat sie hinten neben die Leiche gestopft, die Leiche, an die er angeschmiegt war, als er aufgewacht ist, wie ihm mit einem Frösteln einfällt, eine grobe Decke über ihnen wie bei zwei Liebenden im Bett. Um es ihr heimzuzahlen, hat er sie beide an den Händen und Füßen aneinander festgebunden und der Frau den ekligen Knebel tief in den Rachen gerammt. Sie wird sich beschweren, aber er glaubt nicht, dass irgendwer viel darauf gibt, wenn sie mit ihr auf der Wache sind.

Er startet den Motor. Barratt starrt immer noch ins Feuer. Andy drückt auf die Hupe. Nichts. Andy lehnt sich voll drauf. Sobald sie zurück sind, bittet er um einen neuen Detective Inspector.

Barratt dreht den Kopf und starrt Andy an. Im Feuerschein hat er etwas Dämonisches. Seine Augen liegen in tiefen Höhlen verborgen, seine Nase ist ein zerklüfteter Bergsporn, und wie Hörner flackern und spielen die Schatten auf den Weiten seines kahlen Schädels. Die Runen und

Eingeweide des Feuers beißen und geifern hinter ihm wie ein angekettetes Untier und spucken rote und orangefarbene Funken. Barratt streckt die Hand aus.

»Notizbuch.«

Was will er? Andy reibt sich das Handgelenk. Es ist geschwollen und blutig, wo die Handschelle zu fest zugebissen hat, und er will es so bald wie möglich desinfiziert haben. Wer weiß, wo die verdammten Handschellen vorher gewesen sind? Barratt hat ihm das angetan. Hat sich nicht mal entschuldigt, als er sie aufgeschlossen hat. Hat sie einfach mit einem Grinsen eingesteckt.

»Wir müssen los, Detective Inspector. Die Frau auf die Wache bringen und anzeigen.«

Barratt hat immer noch die Hand ausgestreckt.

»Gib mir dein Notizbuch.«

Wieder flammt in Andys Brust die Wut auf. Barratt ist schuld. Klar hat die Krankenschwester ihn erniedrigt, aber es wäre gar nicht erst zu diesem kranken Albtraum gekommen, wenn Barratt ihn nicht … verführt hätte, wie er plötzlich kapiert. Ihn nicht in seinen Bann gezogen und ausgenutzt hätte. Zum ersten Mal fragt er sich, ob er gegen seinen Mentor gewinnen könnte. Er ist jünger, fitter, kann mehr drücken und squatten. Aber Barratt würde ihm ins Auge stechen und ihm die Luftröhre durchbeißen. Das würde Andy nicht tun. Und das ist der Unterschied zwischen ihnen beiden.

Er stemmt sich aus dem dämlichen Zwergenauto, dessen Designer offensichtlich in seinem Leben keine einzige Kurzhantel-Fly gemacht hat, und schlurft zu seinem Chef, um in Erfahrung zu bringen, was er will.

»Warum brauchst du mein Notizbuch?«

»Sir.«

Alter Schwede, gleich kriegst du auf die Fresse.

»Warum brauchen Sie mein Notizbuch, *Sir*?«

»Ich muss ein paar Einzelheiten überprüfen.«

Eine kurze Pause, dann holt Jakubiak widerwillig sein Notizbuch hervor. Barratt blättert es gemächlich durch. Bei Andys Eintrag vom Strand hält er inne. Er liest den Namen der Schwester, den sie oben auf der Seite in Großbuchstaben hingeschrieben hat, dann sieht er zu ihr rüber.

CHERRY BRISTOW

Darunter Telefonnummern. Handy, Arbeit, zu Hause. Eine gewissenhafte Person. Die wahrscheinlich nichts vergisst.

»Die kenne ich.«

»Und?«

»Die Alte von Robert Bristow.«

»Wem?«

»Schwarzer, früher Polizei London. Vor deiner Zeit. Hat sich hier runter versetzen lassen, kam aber nicht mit unserem Humor klar. Bei dem ging immer nur alles nach Vorschrift.«

»Und?«

»Und, *Constable*, das heißt, dass sie auch weiß, wer ich bin.«

Barratt und Cherry sehen sich einen langen Augenblick an. Sie verstehen beide. Dann reißt Barratt die Seite mit ihrem Namen aus und wirft sie ins Feuer. Kurz bleibt sie inmitten der Flammen wie durch ein Wunder intakt, dann verschwindet sie in einer Rauchschwade. Auf dem Rücksitz krampft und strampelt Cherry. Sie weiß, was Sache ist, noch bevor Andy darauf kommt.

»Hol die Säcke.«

»Welche Säcke?«

»Aus meinem Kofferraum.«

Jakubiak geht verwirrt zum Kofferraum von Barratts Wagen. Neben Gewichten und Seilen liegen da zwei stabile Leichensäcke.

Zwei.

Ihm fällt der Kiefer runter, dann schlägt er die Klappe zu. »Keine Chance.«

»Wir haben keine Wahl.«

»Was soll das heißen? Wir haben jede Wahl, die wir wollen!«

»Bei Polizisten wird mit anderem Maß gemessen, Andy. Wir sind Suspendierungen, Disziplinarmaßnahmen, Geflüster und Anschuldigungen ausgesetzt. Wir sind Verfolgte. Also müssen wir uns selbst schützen.«

»Es ist doch scheißegal, was sie über uns sagt! Sie hat verdammt noch mal eine Leiche geklaut!«

»Es wird Getuschel geben. Komplotte gegen uns.«

»Du hast doch Freunde unter den Kollegen. Die können für uns aussagen …«

»Du glaubst das, was ich früher glaubte, mein Freund, du glaubst, dass dieses Land *fair* ist. Aber denk daran, wie die Eliten die Polizei sehen. Denen ist doch jeder Vorwand recht, um an Männern wie uns ein Exempel zu statuieren, so *woke*, wie die alle sind. Die Presse reißt uns in Stücke, lang bevor über irgendwelche Disziplinarmaßnahmen entschieden wird.«

Ein großes Scheit explodiert in den Flammen, ein Maschinengewehrrattern von Lufteinschlüssen. Barratt fährt fort.

»Es gibt andauernd Vermisstenfälle, Andy. Leute, die einfach verschwinden.«

»Klar, aber *ich lasse sie doch nicht verschwinden.*«

»Die ganzen kleinen Bildchen in der Datenbank, eine Reihe nach der anderen.«

»Nein.«

»Mehr ist sie nicht, bloß noch ein Foto im Briefmarkenformat.«

»*Nein.*«

Barratt will die Sache abschließen. Er legt Andy seine väterliche Pranke auf die Schulter.

»Glaub mir, ich will das Beste für dich. Vertrau mir.«

Und trotz allem, obwohl Barratt ihn schon auf vielfältige Weise verarscht hat, meldet sich wieder Andy Jakubiaks Schwäche. Die überwältigende Sehnsucht, die zwischendurch abflaut, aber nie verschwindet, das tiefe Bedürfnis nach einem Vater, einer großen beruhigenden Gegenwart, die nach Aftershave und viriler Wärme riecht und sich um ihn kümmert, ihm durch die Haare wuschelt und mit ihm bolzen geht.

»Sie ist zu schnell gefahren. Von der Straße abgekommen. Nach allem, was sie sich geleistet hat, glauben das die Leute gerne.«

»Bitte nicht.«

»Ab über die Klippe und ins Meer. Wird gar nicht schwer.«

Jakubiak scheut und stampft wie ein verängstigtes Pferd, weigert sich aber nicht. »Bitte nicht, Sir.«

Betteln heißt Schwäche. Barratt weiß, dass er ihn hat. Und zeigt sein Krokodilsgrinsen.

»Die Blechbüchse rast über die Kante. Weit raus. Was für Spuren soll es am Unfallort schon geben? Gar keine. Vielleicht wurden die Leichen fortgespült. Vielleicht hat sie das Ganze auch selbst inszeniert und macht sich jetzt einen faulen Lenz in … Argentinien, oder was weiß ich, wo. Nicht unser Problem.«

Andy senkt den Kopf. Das sieht Barratt als Zustimmung. Selbstverliebt wie eh und je beugt er sich ganz nah heran und flüstert ihm ins Ohr.

»Guter Mann, Andy. Du bist mein Bester. Und jetzt hol die Säcke raus.«

6

ABDI BILE

Abdi Bile tritt wütend von einem Bein aufs andere. Im gesamten Auffangzentrum gibt es ein einziges Telefon. Er steht seit viereinhalb Stunden Schlange. Vor ihm warten noch zwei Männer. Und der Drecksack, der gerade dran ist, quasselt schon seit achtzehn Minuten. Um fünf Uhr geht es zurück in die Zellen, dann fängt man am nächsten Tag wieder bei null an, und die Wärter lassen ihn extra immer als Letzten raus, damit er ganz hinten in der Schlange steht.

Die Telefonkarte hat er von einem Analphabeten aus dem Jemen als Gegenleistung für die Hilfe beim Ausfüllen der endlosen Formulare bekommen, mit denen man sein »Bleiberecht« belegen soll. Wenn sie einen in Somalia vermöbeln und einsperren, zwingen sie einem immerhin nicht auch noch solche Schreibarbeit auf. Vielleicht zählt Großbritannien deshalb als Industrieland.

0 79 73 16 43 63.

Die Wärter hassen ihn wegen des Aufstands. Die Jungs waren die ganze Nacht und den Großteil des nächsten

Tages Herren der Zelle. Die Tür haben sie aber nicht aufgekriegt, sonst hätten sie die Bude in Schutt und Asche gelegt. Aber die Machtverhältnisse hatten sich verschoben. Die Insassen hatten das Sagen. Irgendwann haben sich die Wärter ganz zurückgezogen, und eine seltsame, hallende Stille blieb im Gebäude zurück, nur durchbrochen von einem gelegentlichen Siegesschrei.

Sie hatten sogar schon eine Liste von Forderungen verfasst (das Recht, vom Heimatland aus einen Asylantrag zu stellen), als die Sturmtruppen kamen. Das waren Profis, keine quengeligen, undisziplinierten Drückeberger wie die Wärter, sondern eine geschulte Einheit. Männer mit Helmen und Kampfausrüstung, die mit vorgehaltenen Schilden vorrücken wie eine römische Phalanx, die Insassen an die Wände drücken, gnadenlos mit Stiefeln und Schlagstöcken auf die Gestürzten eintreten und -prügeln, Rache üben für die Erniedrigung ihrer Kollegen.

Aber Abdi hatte solche gepanzerten Männer schon mal gesehen. In seinem reifen Alter von neunzehn Jahren hat er überhaupt das meiste schon mal gesehen, also hatte er keine Angst.

Er streicht sich über den geschwollenen Kiefer und grinst bei der Erinnerung an die Nacht, in der die Zelle ihnen gehörte. Das war es wert. Er würde jeden Tritt und jeden Hieb noch mal doppelt über sich ergehen lassen für dieses Machtgefühl, für das elektrisierende Erlebnis, die Kontrolle zu haben, in Dutzenden Sprachen, Dialekten und Mundarten FUCK YOU und MORD über die Flure zu brüllen, hier sind wir die Könige, wir lassen uns nichts mehr gefallen, wir haben keine Angst vor euch.

Das ist die Lektion, die Abdi Bile auf seiner Odyssee gelernt hat: Du bist stärker als die Bestien.

0 79 73 16 43 63.

Der Idiot am Telefon macht volle fünfzehn Sekunden lang Küsschengeräusche, bevor er auflegt. Entweder er steht seinem Anwalt ganz besonders nahe, oder er hat am Telefon nichts verloren. Hier ruft man Hilfe. Hier ruft man jemanden an, der einen aus diesem Dreckloch rausholt. Mit allem anderen verlängert man die Gefangenschaft seiner Mitinsassen. Der Nächste ist an der Reihe. Mach verdammt noch mal hin.

0 79 73 16 43 63.

Als der Idiot wieder den Flur entlangkommt, rempelt Abdi Bile ihn an, nicht allzu heftig, bloß damit er weiß, dass er es übertrieben hat. Ein schlaksiger Trottel mit trägen Augen, dem immer der Mund offen steht. Maghrebiner. Algerier oder Tunesier. Hier drinnen gibt es gewaltige geographische, religiöse und kulturelle Klüfte. Ähnlichkeit, die verbindet, und Hass, der trennt, Loyalitäten und Feindschaften, die man nicht überwinden kann, erst recht nicht, wenn man nichts als eine Zelle gemeinsam hat. Und diesem Wichser im Besonderen ist er rein gar nichts schuldig.

Der Idiot knallt an die andere Wand, sieht, wer ihn geschubst hat, und lässt die Fäuste schnell wieder sinken. Abdi Bile hat seinen Ruf weg im Auffangzentrum. Das kommt vor, wenn man am ersten Abend das Klo aus dem Boden reißt und über dem Kopf schwingt. Er benimmt sich nur zu gerne so, wie es die Leute von ihm erwarten. Man schläft hier drinnen auch besser, wenn alle Angst vor einem haben.

Der große, blonde Wärter sieht die Regelverletzung. Mehr als genug, um Abdi wieder in die Zelle zu schicken. Er hüpft freudig herbei wie ein dummer Hund, der seinen gefüllten Napf sieht – bis ihm die fette schwarz-rote Schwellung an Abdi Biles Kiefer auffällt. Abdi starrt ihn abschätzig an, ein Preisboxer, der einen Kampf unter seinem Niveau widerwillig in Erwägung zieht.

Danny Hodges glotzt das geschundene Gesicht an und überlegt. Autoritäre Gewalt ist ihre eigene Kunstform. Sie stützt sich weniger auf Schmerz als auf dessen Andeutung. Eher auf die Erwartung von Brutalität als auf den Akt selbst. Den Schrecken der Phantasie sind keine Grenzen gesetzt. Weh tut es davor. Der Hieb, die Faust in der Magengrube, der Elektroschock sind dagegen von begrenzter Wirkung. Manchmal bringen sie eine seltsame Erleichterung. Das heißt, durch physische Gewalt wird die Autorität oftmals eher gemindert als verstärkt.

Zu solch parabelhafter Abstraktion ist Danny Hodges' reptiloides Gehirn natürlich nicht fähig. Doch im Grunde weiß er: Wenn er einem sturen Hackenbeißer wie Abdi Bile eine zimmert und der sich nur kaputtlacht, dann steht er am Ende als Depp da.

»Problem?«

Abdi starrt. Wo würde er da anfangen? »Kein Problem«, sagt er auf Englisch.

Ein langer Augenblick, dann geht das große blonde Sackgesicht weiter. Der Typ am Telefon ist fertig, der Erste in der Schlange darf ran. Abdi ist der Nächste.

0 79 73 16 43 63. 0 79 73 16 34 64. 0 79 73 14 63 66. Nein, stopp …

Der pure Schrecken durchfährt ihn. Seit der Nacht der Überfahrt hat er sich die Nummer immer wieder aufgesagt wie ein Du'a. Es ist die eine greifbare Sache, die er hat. In der Nacht, als die weißen Männer Omar ermordet und ihren Kahn inmitten der Riesenwellen zurückgelassen haben, bevor irgendwann aus der Dunkelheit das Rettungsboot auftauchte, war die Telefonnummer das Einzige, was Abdi Bile vor dem Wahnsinn bewahrte. Die Pflicht, sein Versprechen zu halten. Die Nummer nicht zu vergessen, die Omar ihm anvertraut hatte, und Asha anzurufen.

Sie kann Omars Familie Bescheid geben, was mit ihm passiert ist. Dafür sorgen, dass er angemessen betrauert wird, geehrt wird, in Erinnerung bleibt. Eine würdige Bestattung organisieren. Vielleicht kann sie ihn sogar irgendwie finden. Asha ist schon eine Weile im Land, vielleicht hat sie Verbindungen, und weiß, wie es hier läuft.

Und er will, dass sie ihm hilft. Asha ist sein einziger Kontakt in diesem Land, sein einziger Anknüpfungspunkt an eine ungewisse Zukunft. Ohne ihre Hilfe könnte er hier Gott weiß wie lange festsitzen. Mindestens, bis er genug Geld zusammengekratzt hat, aber wo soll er es überhaupt auftreiben, und sind die Behörden hier überhaupt so ehrlich, Bestechungen anzunehmen? Er vermutet, nein, wenigstens nicht von Leuten wie ihm.

In den Zeitungen sieht es so aus, als müsste man in Großbritannien reich sein, um Leute schmieren zu dürfen, und dann ist es gern gesehen, eigentlich sogar verpflichtend. Dabei sollte Bestechung allen offenstehen, so wie zu Hause, das ist das einzige faire System. Abdi Biles Ersteindruck von Großbritannien ist nicht allzu schmeichelhaft, aber er will sich noch kein Urteil erlauben, solange er keine freundlichere Umgebung erreicht hat.

Wenn er Asha dran hat, erklärt er ihr, dass er ihr nur persönlich sagen kann, was passiert ist. Und wenn sie dann hier unten ist, fährt er die Mitleidsschiene und schaut, was sie für ihn tun kann. Klar hat Abdi ein schlechtes Gewissen. Er weiß, dass er sie ausnutzt, dass es ihr nicht unbedingt guttun wird. Aber er ist nun mal allein hier draußen auf dem großen, weiten Ozean. Er braucht jede Hilfe, die er kriegen kann, wenn er nicht untergehen will.

Er greift nach seinem Handgelenk, wo er sich die Ziffern mit Kugelschreiber hingekrakelt hatte, aber natürlich haben sie ausgerechnet gestern das erste Mal duschen dürfen. Er atmet tief durch. Sie ist noch da. Reiß dich zusammen. Die Nummer ist noch da. Irgendwo in seinem Hirn. Er muss sich nur beruhigen, dann taucht sie von selbst wieder auf.

0 79 73 16 34 64. Nein, 164. 0 79 73 16 43 63. Das ist sie. Auf jeden Fall.

Er wirft einen Blick auf die Wanduhr. Noch viereinhalb Minuten. Er wägt noch ein letztes Mal die Möglichkeit mit dem Handy ab, das eine Gruppe von Afghanen in die Sammelzelle geschmuggelt hat, aber er ist sich ziemlich sicher, dass der Anführer ein Spitzel ist, und wer weiß, was er dafür verlangen würde.

Er legt dem Mann am Telefon eine schwere Hand auf die Schulter, Kerim, einem warmherzigen, wenn auch mehr als nur ein bisschen unterbelichteten Kurden.

»*Habibi.*«

Das ist eine massive Verletzung der Telefonetikette. Kerim wirft ihm einen verärgerten Blick zu und telefoniert weiter.

»*HABIBI.*«

Jetzt ist Kerim sauer. Er reißt den Mund auf.

»Es ist für Omar.«

Sie haben die Geschichte alle gehört. Und auch wenn sie Ähnliches hinter sich haben, ist das mit Omar für sie alle eine große Sache. Natürlich haben sie nicht erwartet, dass man ihnen hier in Großbritannien den roten Teppich ausrollt. Aber sie haben auch nicht damit gerechnet, von Polizisten ermordet zu werden.

Kerim denkt nach, nickt, erklärt kurz am Telefon und legt auf. Abdi Bile drückt ihm die Schulter und dankt ihm mit den Augen.

Der Hörer ist glitschig vom Schweiß der anderen Männer und stinkt nach ihrem Atem, also hält Abdi Bile ihn ein Stück weit vor dem Gesicht und wählt die Nummer.

Zweiter Teil

7

CHERRY

Fünf Schritte. Das schafft doch jeder.

Eins. Zwei. Beim dritten schießt ihr der Schmerz durch die Schulter. Beim vierten rutscht sie im Blut aus und strauchelt. Sie stolpert in den fünften und hockt sich hin, die Knie brennen, und sie hält seinen schlaffen Körper mit beiden Händen aufrecht. Wenn sie ihn fallen lässt, kriegt sie ihn nie wieder hoch.

Das Röcheln hört auf. Sie nimmt sich zusammen. Noch mal fünf Schritte. Eins. Zwei …

MATT

Die Glocke läutet, die Tür schlägt auf, und der Luftzug lässt die alten Flyer für die Flugshow flattern und trudeln wie die Maschine, die vor Jahren in die Zuschauermenge gekracht ist. Die Uhr zeigt 3:43 morgens an. In der Ferne heult die A27 wie ein ausgesetzter Hund.

Matt, groß, dünn, strähnige lange Haare, schwarz gerahmte Brille, reißt den Blick von seinem Buch hoch. Um die Uhrzeit checkt niemand ein. Überhaupt checkt niemand mehr ein, seit es die Flugshow nicht mehr gibt.

Eine blonde Frau mittleren Alters, auf ihre Weise ziemlich scharf (Matt will sich auf dreimal die Woche MILF-Googeln einschränken, weil das altersdiskriminierend ist und nicht seinen feministischen Prinzipien entspricht), hilft einem deutlich jüngeren Muskeltypen beim Gehen. Die beiden stolpern auf ihn zu. Sie stützt ihn mit der Schulter, ächzt leise und nickt in Richtung der vollständigen Reihe knubbeliger Holznummern, an denen die Schlüssel hängen. Sie lächelt Matt an, ohne die Zähne zu zeigen.

»Doppelzimmer, bitte.«

Schockiert von dem abgefahrenen Überraschungsbesuch regt er sich nicht.

»Wenn Sie eins haben.«

Sie glotzen sich an, bis sie hinnimmt, dass wohl eine Erklärung vonnöten ist.

»War ein heftiger Abend.«

»Ja?«

»Ist sein Geburtstag. Er hat es ein bisschen übertrieben. Sie wissen schon.«

Matt sieht sie nicht mehr an. Jetzt starrt er das dunkle Blutrinnsal an, das über den Linoleumboden auf ihn zukriecht, ein schmaler, roter Hund, der unbekanntes Gebiet beschnuppert. Sie folgt seinem Blick. Vor dem Tresen bildet sich eine Lache. Sie beide sehen dabei zu. Der blutende Mann murmelt unverständlich.

Matt kaut auf einer Strähne, als versteckte sich in seinem Spliss magisches *Kath*, das ihm die Erleuchtung bringen kann. Er sieht wieder die heiße MILF an. Wahrscheinlich sollte er die Bullen rufen. Stattdessen greift er über die Schulter und holt einen der vielen freien Schlüssel runter.

»Doppelzimmer, ja?« Er tippt auf die Tastatur, und der uralte Computer wacht auf.

Diesmal zeigt sie die Zähne. Schöne Zähne. »Ja, bitte.«

»Namen?«

»Hmmm?«

»Wie heißen Sie beide?«

Die Frau antwortet nicht. Sie sieht sich um. Hinter Matt hängt ein Regal mit angestaubten Notfallwaren für schlecht ausgerüstete Reisende. TCP-Lösung. Heinz Ketchup. Coleman's Senf.

»Brandon Pickle.«

Matts Finger verharren über der Tastatur, und seine Augenbrauen verschwinden irgendwo unter dem zottigen Kopfbewuchs. Seine Stimme wird eine halbe Oktave höher.

»Brandon Pickle?«

»Richtig.«

»Okay.« Die Finger klappern kurz und skeptisch. »Und Sie sind?«

Ihr Blick schweift wieder über das Regal, bis er schließlich bei den Sterilisationstabletten hängenbleibt. »Mrs Milton. Wie der Dichter.«

CHERRY

Der Polizist liegt auf dem Bett, Stiefel aus, reichlich Handtücher drunter, um das Blut aufzusaugen. Geübt öffnet sie ihm Hemd, Gürtel und Hose und wirft alles zur Seite. Dann nimmt sie den Kopf in Augenschein. Riss-Quetschwunden und lose Hautlappen, aber der Schädel ist intakt. Sie geht weiter runter.

Die Stichwunde, oder wohl eher Schnittwunde, fängt direkt unterhalb der Rippen an und zieht sich in einer langen, ausgefransten Kurve über den Bauch bis runter zum Quadrizeps. Zum Glück sieht sie nicht allzu tief aus und hat die Oberschenkelarterie nicht erwischt, sonst wären sie am Arsch.

Sie begutachtet die Einstichstelle, zieht die Seiten auseinander und wischt mit der Hand das Blut raus. Es spritzt in einer eleganten Parabel an die Wand. Darüber können sich morgen die Putzkräfte unterhalten. Wenn es hier überhaupt welche gibt, denn danach sieht es nicht unbedingt aus.

Sie hatte recht. Keine sichtbaren Verletzungen der inneren Organe. Überhaupt kann sie die kaum sehen. Das Messer ist durch das wolkiggrauweiße subkutane Fett gegangen und in der überentwickelten Muskulatur hängen geblieben. Mit den Sit-ups wird er sich eine Weile schwertun, und etwaige Marathonpläne wären auch noch mal zu überdenken, aber er muss nicht ins Krankenhaus. *Wenn* sie denn Entzündungen vorbeugen können. Und da fangen Cherrys Probleme an.

Die Wunde ist zwar nicht tief, klafft aber weit auf und

wird schwer zu schließen sein. Bei diesen aufgepumpten Typen pressen die Muskeln von innen an die Oberfläche und spannen die Haut, sodass sie zurückschnurrt wie ein Billigrollo, wenn sie angeschnitten wird. Albtraum am Samstagabend. Man muss mindestens zu zweit sein, um einen Bodybuilder zusammenzuflicken, der Bekanntschaft mit einer abgebrochenen Glasflasche gemacht hat, je nachdem, wie viel Kreatin und Proteinpulver er sich im Laufe der Zeit reingepfiffen hat.

Cherry sieht sich um. Sie braucht einen Nadelhalter, eine Gewebepinzette, irgendein Betäubungsmittel … und einen Helfer.

Da bleiben nicht viele Optionen.

MATT

»Haben Sie was Hochprozentiges da?«

Die scharfe MILF ist zurück. Matt schaut schnell von seinem Handy hoch und knallt es mit dem Bildschirm nach unten auf den Tresen. Eine – okay, alle – seiner drei Suchen hat er aufgebraucht.

»Äh, was hätten Sie denn gern?«

Die hübschen Zähne zeigen sich wieder. »Was haben Sie denn?«

Matt geht nach hinten, wühlt ein bisschen und kommt mit einer großen Handvoll gemischter Miniaturen zurück, an denen hier und da Spinnweben hängen. Er lächelt stolz und schüchtern zugleich und wedelt ihr die Fläschchen entgegen.

»Großartig!« Sie zwinkert ihm zu. »Und? Kommst du mit hoch?«

Das plötzliche und vollständige Verschwinden jeglicher Feuchtigkeit in Matts Mund könnte Hochwasserschutz-experten auf der ganzen Welt als Anschauungsmaterial dienen.

»Nur wenn du mit uns beiden klarkommst, meine ich.«

Matt schlägt sich ans Ohr, als hätte es ihn womöglich getäuscht. Sein Rachen ist ausgetrockneter als der Wilde Westen. Schließlich willigt er mit einem Keuchen ein, das mehr Nicken als Wort ist.

»Wunderbar. Ich brauche nur noch ein paar Kleinigkeiten.«

»Was –« Matt räuspert sich umständlich wieder auf seine reguläre Stimmlage runter. »Was Sie wollen.«

»Eine stabile Nadel und Faden, wie eine Segelmachernadel, wenn du Nähzeug dahast. Dann noch eine Pinzette. Und eine Zange. Am besten eine Spitzzange.«

»Was?«

Ihre Augen strahlen, als hätte sie gerade die Liebe ihres Lebens mit einem Blumenstrauß ins vornehme Restaurant kommen sehen.

»Und den hier.«

Sie greift über den Tresen, nimmt seinen Profitacker und schlägt die Oberseite probeweise kräftig ins Holz, bevor sie zufrieden nickt. Sie sieht den gänzlich verwirrten Angestellten an.

»Auf dem Zimmer ist ein Wasserkocher, ja?«

»Äääh, ja?«

»Okay, auf geht's. Ach, eins noch: Kannst du Blut sehen?«

Eher nicht, wie sich herausstellt. Angewidert wendet Matt den Blick von der klaffenden Wunde ab. So hatte er sich die Nacht nicht vorgestellt. Er hockt über den Schritt des Typen gebeugt da. Die attraktive, aber, wie sich herausgestellt hat, offensichtlich wahnsinnige Frau dreht zielstrebig die Deckelchen von den Miniaturen. Die anderen verlangten Gegenstände liegen im Waschbecken in heißem Wasser aus dem Kocher. Sie reicht ihm mehrere offene Mini-Bailey's.

»Kipp dir mal einen davon rein.«

Matt gehorcht nur zu gerne.

»Und den Rest verpasst du ihm, bitte.«

Auf seinen fragenden Blick reagiert sie entrüstet.

»Ich kann ihm doch keinen Bailey's in die offene Wunde kippen, bist du bekloppt? Da ist Sahne drin.«

Darauf weiß Matt keine Antwort. Er gönnt sich noch ein Fläschchen, nuckelt es leer und kippt das Dritte dem Muskelmann ins sabbernde Maul. Der würgt und spuckt es wieder aus.

Die furchterregende scharfe Frau sieht ihn an wie einen Volltrottel. Sie dekantiert gerade mehrere Mini-Jack-Daniel's in einen großen Becher.

»Halt ihm die Nase zu.«

»Hmm?«

»Halt ihm die Nase zu«, wiederholt sie ungeduldig, als müsste sie einem besonders dämlichen Köter zum hundertsten Mal denselben Kartentrick erklären. »Dann schluckt er.«

Matt gehorcht, und der Typ auch.

»Noch ein paar«, befiehlt die heiße Schreckensbraut. »Ein anderes Betäubungsmittel haben wir nicht da.«

Matt schaut zu ihr hoch, fürchtet sich vor der Antwort, die er schon ahnt. »Was, äh, was machen wir hier genau?«

»Ich nähe ihn«, antwortet sie über die Schulter, die Hände im Waschbecken. Sie dreht sich um. Sie hält Nadel und Faden, Zange und Pinzette. »Du hast dir die Hände gewaschen, ja?«

Matt nickt. Sie wirft ihm die Pinzette zu.

»So läuft es jetzt: Damit hältst du die Wunde zu. Die beiden Kanten bitte sauber auf Stoß, so gut es geht. Ich steche die Nadel in die eine Seite, zack, und so weit auf der anderen wieder raus, wie ich kann. Wahrscheinlich bleibe ich irgendwo in der Mitte stecken, der Muskel ist recht dicht, also packe ich dann hiermit«, sie wackelt keck mit der Zange, »oberhalb der Spitze an und ziehe die Nadel durch. Knoten, fertig. Dann haben wir schon den ersten Stich. Und immer so weiter, bis wir fertig sind. Ganz einfach eigentlich, obwohl wir es mit einer Flasche Lidocain und einem richtigen Nahtsatz wohl noch ein bisschen leichter hätten. Irgendwelche Fragen?«

Matt ist schon so schlecht, dass er kein Wort mehr rauskriegt, aber sein Blick schwenkt auf den fetten Tacker, der unheilvoll auf dem Nachttisch steht. Die scharfe Albtraumfrau zuckt mit den Schultern, als hätte er einen berechtigten Einwand gebracht.

»Tja, okay. An der Stelle müssen wir ein bisschen improvisieren.«

Ach, *an der Stelle* also. Gut zu wissen.

»Der Schnitt klafft zu weit offen. Die Haut rollt sich schon auf. Siehst du, da, wo er auf den Hautlappen liegt?«

Matt sieht es und wünschte, er hätte es nicht getan. Das

Handtuch unter der Hüfte des Typen ist komplett durchgeweicht. Rote Tentakel kriechen über den Matratzenrand auf den Boden.

»Keine Chance, dass du die Wunde ohne Gewebepinzette zuhalten kannst. Also machen wir es so: Du drückst die Seiten per Hand zusammen, und ich klammere sie erst mal mit dem Tacker fest …«

Sie wartet höflich ab, bis Matt nicht mehr würgt und sich den Mund abgewischt hat, dann fährt sie fort.

»Alles gut. Okay, ideal ist es nicht, aber wir haben nicht viele andere Möglichkeiten. Wenn ich die Naht gut hinkriege, können wir die Klammern hinterher schon wieder ziehen. Das darfst du machen, wenn du brav bist.«

Sie grinst. Für eine Wahnsinnige hat sie wirklich schöne Zähne.

»Aber bevor wir mit alldem anfangen, hast du noch eine Aufgabe. Wahrscheinlich die wichtigste von allen.«

Matt kann sich nicht zum Nachhaken durchringen. Sie spricht weiter.

»Halt ihn fest. Ordentlich.«

Und damit nimmt sie den Becher voll Jack Daniel's in die Hand und gießt ihn über die volle Länge der Wunde.

JAKUBIAK

Das Gezwitscher weckt ihn aus unruhigen Träumen. Seltsame, düstere Bilder wallender Fluten, erst aufgelockert, dann beendet vom Vogelkonzert draußen. Das Primelgelb der Morgensonne blüht durchs Fenster.

Er weiß nicht, wo er ist. Ein schmuddeliges, kleines Zimmer, in dem Blut und Dreck das wunderbare Licht besudeln. In ihm pulsiert der Schmerz. Er weiß nicht mehr, wie er eingeschlafen ist.

Die Schwester lehnt mit verschränkten Armen an der Wand. Irgendetwas an ihrer Haltung lässt vermuten, dass sie ihn schon eine ganze Weile beobachtet. Ihre Blicke treffen sich hinter einem Sonnenstrahl. Schließlich spricht sie.

»Guten Morgen.«

Andy sagt nichts.

»Diesmal sollten wir uns richtig vorstellen. Ich bin Cherry.«

Er will sich aufsetzen und seinen pochenden Unterleib begutachten. Ein elektrisches Zucken lässt ihn den Kopf sofort wieder zurückwerfen, was ein unerträgliches Wummern im Schädel auslöst. Er stöhnt und versucht, eine Lage zu finden, die beide Schmerzquellen nicht allzu sehr beansprucht.

»Wahrscheinlich brauchst du eine kleine Auffrischung zu gestern Abend, Andy«, sagt sie. »Tut mir leid, ich habe mir mal dein Portemonnaie angesehen. Spricht sich das Jay-kuh-bie-ark? Cooler Name. Von wo ist der?«

Böse schaut er aus seiner Schmerzenskrümmung auf. Sie greift nach dem Laken, das sie ihm über den Rumpf gelegt hat. Er zuckt. Behutsam zieht sie es weg.

»Schau. Aber vorsichtig.«

Er entkrümmt sich langsam, misstrauisch wie ein Einsiedlerkrebs, der aus seiner Muschel kommt. Eine wunderbar saubere Leiter aus Nahtstichen zieht sich von seinem

Brustkorb runter, am Schritt vorbei bis zur Oberschenkelmitte.

»Das habe ich gemacht«, erklärt sie mit leisem Stolz. »Mit ein bisschen Hilfe.«

Schließlich spricht er mit einer Stimme wie eine rostige Türangel. »Ich hatte Sie gefesselt.«

»Gut, dass du keine Knoten kannst, was?«

»Klar kann ich Knoten.«

»Sieht nicht so aus.«

»Ist das eine *Heftklammer*?«

»Ach, wie freundlich. ›Danke, Cherry, für deinen tollen Einsatz.‹ Ja, zugegeben, das ist eine Heftklammer, stimmt. Die meisten haben wir wieder rausgekriegt. Am Ende hat Matt doch noch eine Flasche Industriedesinfektionsmittel unter dem Waschbecken gefunden, also müsste sie wenigstens sauber sein.«

Sie drückt sich von der Wand ab und richtet sich auf.

»Also dann. Da ich im Laufe der Jahre viel zu viele todlangweilige NHS-Präsentationen über mich ergehen lassen musste, die ich niemandem wünschen würde außer vielleicht dem Gesundheitsminister, weiß ich, dass man zügig zur Sache kommen muss, die da wäre, dass ich dir das Leben gerettet habe. Und der zweite Punkt lautet, dass du auch meins gerettet hast, womit wir doch schon mal eine Arbeitsgrundlage hätten. Aber vorher sind noch ein paar Sachen zu klären. Gibt es bis hierhin Fragen?«

»Wo zum Teufel sind wir?«

»In einem beeindruckend beschissenen Motel unweit der A27.«

»Was ist passiert?«

»Woran erinnerst du dich als Letztes?«

»Wie ich Barratt k. o. geschlagen habe.«

»Okay, nein, da war nicht Schluss. Er wollte mich umbringen, oder? Deswegen habt ihr beiden euch gestritten, ja?« Andy nickt und bereut es sofort. »Dann sind wir schon zu zweit. Als du ihn hinterrücks niedergeschlagen hast …«

»Was soll das denn heißen?«

»Er hat sich weggedreht, du hast zugelangt. Hinterrücks. Ich nehme es dir nicht übel. Hättest du es anders gemacht, hätte er dir die Luftröhre durchgebissen.«

Andy macht große Augen. Woher weiß sie das?

»Was du dann vorhattest, weiß ich nicht. Mich auf die Wache fahren, wahrscheinlich. In der Zwischenzeit hatte ich das Seil runter und habe mir überlegt, ob ich einfach rennen soll, als er dir den Stein über den Schädel gezogen hat.«

Andys Finger greifen nach seinem Hinterkopf.

»Auch das habe ich versorgt, mach dir keine Gedanken.«

Andy findet eine kleine Naht.

»Er schleppt ein ganz schön großes Messer mit sich herum, oder?«

»Ein Kukri.«

»Ein was?«

»Japanisches Kampfmesser. Er importiert die selber. Aus Japan.«

»Okay, woher auch sonst? Du hast dich auf jeden Fall wacker geschlagen. Hast dich berappelt und zwischen ihn und das Auto gestellt. Anscheinend wolltest du mich beschützen. Da hast du auf jeden Fall bei mir einen Stein im Brett,

Andy. Und dann hat er sein großes japanisches Messer aus der Socke gezogen und ist damit auf dich losgegangen. Ist er eigentlich komplett irre?«

»Roid Rage.«

»Warum hat er denn noch seine Stelle?«

»Ist ein guter Bulle.«

»Das sagt viel mehr aus, als du wohl glaubst.«

»Sie haben ihn geschlagen? Bevor er …« Er zeigt eine Stichgeste.

»Weniger davor als währenddessen. Sorry. Musste erst einen guten Stein finden.«

Er fährt mit der Hand Richtung Unterleib und lässt sacken, was sie gerade gesagt hat. Wie nah er dem Tod gekommen ist. Die Ausmaße von Barratts Verrat. Die Flamme der Wut lodert zum Inferno auf.

Seine Finger streicheln die Stiche. Scharfe, elektrische Schmerzpulse mit jeder Berührung, doch in ihrer Regelmäßigkeit sind sie auch lindernd, in ihrer säuberlichen Präzision, in ihrer Fürsorge.

»Danke.«

»Gern geschehen.«

Eine Pause. Er öffnet sich ein wenig. »Jack-ubbieack. Das ist ein polnischer Name.«

Sie nickt nachdenklich. »Spannend. Gut zu wissen. Also, Andy Jakubiak. Nächste Frage.« Ihr Gesicht verfinstert sich. »Was zur Hölle war das in dem Video?«

BARRATT

Freddie Barratt richtet sich langsam wieder auf, nachdem er die Reifenspuren untersucht hat. Seine Glieder sind steif und knacken wie die Glut des Feuers. Er ist kalt und grau aufgewacht wie die Asche, und wegen der Unterkühlung und dem hämmernden Kopfschmerz bewegt er sich etwas behutsamer als sonst. Aber Stück für Stück bekommt er es zusammen, denn unter der Haut regt sich der Rachedurst.

Die zerschlagenen Handys verraten ihm nur, dass jemand gelernt hat. Das Blut an der Reifenspur ist da schon aufschlussreicher. In Abfahrtrichtung ist auf der Fahrerseite nichts zu finden, während die Beifahrerseite vollgetropft ist. Das heißt erstens, sie fährt, und zweitens, er hat Andy verwundet, auch wenn sich nicht sagen lässt, wie schwer, und ob Andy freiwillig oder unter Zwang mitgefahren ist.

Barratt erinnert sich daran, dass er den Kollegen mit dem Messer angegriffen hat. Was seine Seele noch an Scham zu bieten hat, treibt ihm die Röte in die Wangen. Scheiße noch mal, Freddie. Es gibt Grenzen. Gleich wenn er zu Hause ist, wirft er das Anapolon weg, versprochen.

Aber vorher lautet die Frage: Wo will sie hin?

Normalerweise zurück zu ihrem Mann. Aber mit der Leiche? Und einem verwundeten Polizisten? Das kommt Bob dem Spießer nicht in die Tüte. Also ins Krankenhaus, zu ihrem Freund, dem Leichenhallenwichser. Aber der ist ein Feigling, der tut sich nicht noch mehr von der ganzen Scheiße an. Und sie weiß sicher, dass das die ersten beiden Orte sind, wo Freddie nachsieht.

Also wohin? Er könnte die Hotels in einem Umkreis von soundso abklappern, aber vielleicht hat sie auch Bekannte hier in der Nähe. Es bringt nichts, wenn er Phantome jagt. Was ist hier der klügste Spielzug, Freddie? Was macht der schlauste Kerl weit und breit in dieser Lage?

Freddie Barratt starrt in die Asche. Er denkt nach, bis er die Antwort hat.

Er fährt zurück zur Wache. Er nimmt das Heft in die Hand. Er sorgt vor.

Es gibt feste Vorgehensweisen, was passiert, wenn ein Polizist nicht zum Dienst auftaucht. Es ist eine stressige Arbeit, und aus Freddies Sicht ist es in letzter Zeit nicht einfacher geworden. Die Streichungen, die altersschwache Ausrüstung, die eingefrorenen Löhne, die Kollegen, die entlassen werden, sodass man den anderen ihre Pflichten aufbrummt. Die Selbstmordrate ist bei der Polizei so hoch, dass man als Allererstes von Suizid ausgeht, wenn einer nicht zum Dienst kommt.

Und Andy Jakubiak wird diesen Morgen natürlich nicht kommen. Das heißt, dass der Alarm losgeht. Telefonanrufe. Funkrufe. Kommt keine Antwort, dann Hausbesuche. Macht keiner auf, brechen sie die Tür auf, wie sie es zu spät bei dem armen Nigel Clayborn gemacht haben, als seine Frau ihn verlassen hatte. Aber Andy bleibt verschollen, also starten sie die Suche.

Und wer führt diese Suche an, wer nimmt mit ruhiger Fassung und unerbittlicher Entschlossenheit die Zügel in die Hand und hat die geballten Ressourcen der Polizei seiner Majestät zur Verfügung? Und genau deshalb, Freddie, bist du der schlauste Kerl weit und breit.

Barratt fummelt den Schlüssel aus der Tasche, steigt in den Wagen und nickt, beeindruckt von seinem Geniestreich.

JAKUBIAK

Erst will er Unwissenheit vorschützen, aber mit einem Blick in ihr Gesicht weiß er, dass es aussichtslos wäre. Er müht sich ab, windet sich, versucht, sich irgendwie besser dastehen zu lassen. Aber dann gibt er auf und sinkt zurück aufs Kissen.

»Es war eine Abschreckungsmission.« Er schaut an die Decke.

»Am Arsch.«

»Sie sollten bloß zurückgedrängt werden.«

»Am *Arsch.*«

»So was sollte nicht passieren. Ich konnte ja nicht ahnen, dass er das macht. Ich schwöre.«

»Was hast du denn erwartet? Meinst du, die schütteln dir die Hand und verpissen sich brav wieder? Bist du blöd oder was?«

»So weit hab ich nicht gedacht.«

»Sieht so aus.«

»Dass sie sich vielleicht einschüchtern lassen?«

»Die haben schon viel Schlimmeres erlebt als dich, Kleiner. Woher nimmst du dir das Recht, über das Schicksal eines anderen zu entscheiden? Wieso maßt du dir die Gewalt über ein Menschenleben an?«

»Das ist auch mein Land.«

Sie schnauft und spuckt durch spitze Lippen ungläubige Verachtung.

»Nein. Nein, im Leben nicht. Es ist genauso wenig dein Land wie meins, und zwar unter anderem aus dem Grund, dass traurige, kleine Wichsfrösche wie du sich so gerne einwickeln lassen.«

»Ich wollte bloß –«

»Was? Was wolltest du?«

»Ich wollte bloß … Ich wollte handeln. Ich wollte mitbestimmen. Was in meinem Land passiert.«

»Rein aus Interesse, Andy, auf wie vielen solcher ›Abschreckungsmissionen‹ warst du denn schon dabei?«

Eine Pause, dann erschlaffen seine Schultern, und er seufzt schwer. »Das war meine erste.«

Sie lacht. »Deine erste. Okay. Und könnte es vielleicht unter Umständen sein, dass du dich hast verarschen lassen?«

Er betrachtet den eleganten Schwung seiner Blutspritzer an der Wand, sein handschriftliches Geständnis, und schweigt.

»Tja, immerhin warst du nicht umsonst dabei. Denn mit dem Video bringen wir ihn hinter Gitter.«

Sofort stemmt er sich auf einen Ellenbogen hoch und verzieht das Gesicht. »Sie haben es?«

Sie sieht aus dem Fenster, das Gesicht ist von innen wie von außen hell erleuchtet. »Natürlich habe ich es.«

»Wo?«

»Mach dir keine Gedanken. In Sicherheit. Bei jemand Zuverlässigem.«

Eine Welle der Panik rauscht durch ihn. Wenn das Video

rauskommt, irgendwie viral geht, dann sitzt er mit Barratt in einem Boot. Er versucht sich von der Matratze hochzustemmen. Die Schwester drückt ihn wieder runter. Dann setzt sie sich ans Fußende und schlägt mit einer gewissen Endgültigkeit die Beine übereinander.

»Ich hatte ein wenig Zeit, über alles nachzudenken, Andy, während du deinen Schönheitsschlaf gehalten hast, und wie ich es sehe, haben wir zwei Möglichkeiten. Die erste wäre: Ich setze dich hiermit außer Gefecht.«

Sie zieht ein Fläschchen von dem K.-o.-Mittel aus der Tasche und lässt es zwischen den Fingern kreisen. Graugrüner Giftschleim, der ihm durchs Hirn trieft. Er zuckt.

»Mach nicht so ein Gesicht, Junge. Es könnte auch schlimmer sein. Hast du vielleicht *Misery* gesehen? Mit Kathy Bates?«

Anscheinend schon, so, wie er guckt und instinktiv die Füße von ihr wegzieht.

»Ich *schwöre*, ich wusste nicht, dass er das machen würde.«

Sie massiert sich beiläufig den Nacken und wendet den Blick ab. »Wir hatten mal eine Katze, die wir ›Catty Bates‹ nannten, weil sie uns jedes Mal gekratzt hat, wenn wir aus dem Haus wollten. Sehr dominant. Kannst froh sein, dass du nur das Chlorpromazin kriegst, würde ich sagen.«

Eine Pause. Sie sieht ihn an und lächelt. Die Aussicht auf eine spontane Fußverstümmelung tritt wieder in den Hintergrund.

»Okay. So würde ich mir fünf, sechs Stunden Vorsprung erkaufen. Aber das will ich nicht. Und weißt du auch, warum nicht?«

Er schweigt.

»Das will ich nicht, weil ihr mich ja doch kriegt. Ihr kennt mein Auto, ihr wisst meinen Namen, ihr habt Möglichkeiten, Leute zu finden, von denen ich nicht mal weiß. Ihr kriegt mich. Womit wir zu Möglichkeit Nummer zwei kämen.«

Mit einem Knistern holt sie das laminierte Foto hervor und zeigt es ihm.

»Ich bringe den Jungen da draußen zu dem Mädchen hier. Ich sorge dafür, dass er kriegt, was er braucht, nämlich eine richtige Bestattung bei seinen Leuten. Das muss ich tun, und bei Gott, das werde ich auch tun.«

Die Leidenschaft in ihrer Stimme könnte Stahl zum Schmelzen bringen.

»Und du hilfst mir dabei. Du kennst die ganzen Tricks. Wo die Kameras stecken und so weiter. Du hilfst mir durchzukommen.«

»Warum sollte ich?«

»Als Wiedergutmachung. Weil ich glaube, dass du tief drinnen doch Anstand hast.«

»›Tief drinnen‹? Na, vielen Dank.«

»Und weil ich denen sagen kann, was wirklich passiert ist. Dass du an alldem nicht schuld bist. Dass du da reingezogen wurdest. Dass hinter alldem nur das Glatzenarschloch steht, entschuldige die Wortwahl.«

»Es stimmt ja.«

»Bring mich zu dem Mädchen, und ich hau dich raus. Deine Aussage und meine gegen seine. Aber wenn du mich verarschen willst, kriegen sie dich wegen Totschlag dran, mindestens.«

Auf einmal pfeift ihm alle Luft aus dem Körper, er sackt auf die Matratze und starrt wieder in die Spiralen aus altem Schmutz und Spinnweben, mit denen die Decke verziert ist.

»Denk darüber nach«, sagt sie fröhlich. »Deine Entscheidung. Aber lass dir nicht zu viel Zeit. Ich habe einen Bärenhunger.«

8

ASHA

»Setz dich.«

Khadija steht wenige Zentimeter vor ihr, das Gesicht in den tiefen Furchen ihres ewig finsteren Blicks erstarrt, mehr Platz ist zwischen ihren schmalen Einzelbetten nicht. Asha hat schon ein bisschen Angst vor Khadija. Khadija ist groß, hager und bissig vor Ernüchterung. Die Männer in der Küche nennen sie Sharp Tooth, aber nur hinter ihrem Rücken. In all den Monaten, die sie sich zusammen um die verstopften Klos gekümmert haben, Schmutz und Fett aus Backöfen und vom Geschirr gekratzt und nur einen Meter auseinander geschlafen haben, hat Asha sie nicht ein einziges Mal lächeln sehen. Es gibt Gerüchte, wie Khadija sich das Geld für die Reise verdient hat, Gerüchte, die Asha nicht so recht glauben kann, außer wenn Männer unheimlich auf Angst stehen, und wegen denen sie ganz sicher nicht bei Khadija selbst nachhaken wird, da sie ihr Gesicht gerne in seiner derzeitigen Form behalten möchte.

»Setz dich *hin*«, fordert Khadija streng.

Asha setzt sich, wobei die Knie der beiden fast zusammenstoßen, und sie entschuldigt sich halblaut. Khadija bleibt stehen. Sie starrt einen langen Augenblick zu Asha runter.

»Ich habe es Zelalem gesagt«, verkündet sie schließlich.

»Khadi, nein!« Asha will aufstehen, aber Khadija drückt sie wieder auf ihren Platz. »Du hast mir dein Versprechen gegeben!«

Khadija hat sie letzten Abend schluchzend im Bett erwischt. Die Anspannung, als sie tagelang immer wieder aufs Handy geschaut hat, das flaue Gefühl im Bauch, das schlimmer und schlimmer wurde, und immer noch keine Nachricht von Omar – und dann schließlich der Anruf aus heiterem Himmel von irgendeinem Typen, den sie nicht kannte, von irgendeinem gruseligen Ort mit scheppernden Stahlgittern und brüllenden Männerstimmen, dass er Neuigkeiten habe, die er ihr nur persönlich sagen könne, dass sie an diesen gruseligen Ort kommen müsse, der weit weg war und von dem sie noch nie gehört hatte. Es war alles zu viel.

Für jemanden, der illegal Tausende Kilometer weit weg von zu Hause wohnt, hat Asha begrenzte Lebenserfahrung. Sie ist erst siebzehn. Bis letztes Jahr hatte ihr Vater sie an der kurzen Leine gehalten, abgeschottet von den Jungs und größtenteils im Haus, also fand die Sache mit Omar unter äußerster Geheimhaltung statt. Omar war ein Botenjunge und belieferte ihre Familie mit frischem Brot und Joghurt. Bald kam er auch an Tagen, als es gar kein Brot zu liefern gab, und hatte seine Tasche mit einem Kissen ausgestopft, um an der Torwache vorbeizukommen. Sie trafen sich auf der Hintertreppe, die Herzen entbrannt, und berührten sich kaum.

Dann starb Ashas älterer Bruder, und das Geld versiegte, das er Ashas Vater widerwillig geschickt hatte, der Tribut des Eroberten an den Eroberer, und plötzlich war alles anders. Asha wurde mit falschem Pass und echtem Studentenvisum in ein Flugzeug gesetzt. Ihr Vater ist ein Bürokrat tief in den Eingeweiden der Regierung, also hat er Zugriff auf solche Sachen. »Die Briten verkaufen alles an jeden, das ist wohlbekannt«, versicherte er ihr, als sie fragte, ob der Plan klappen würde. »Du kommst durch. Und überhaupt streiken sie da heutzutage die ganze Zeit, da stellen sie keine großen Fragen.«

Im Flugzeug war Asha so aufgeregt, dass sie kaum sitzen bleiben konnte. Die Heimat von Harry Potter und der Queen (sie ruhe in Frieden)! Und siehe da, nach der Landung war das Personal so überlastet und sauer, dass niemand einen zweiten Blick auf ihre Papiere warf. Auf der anderen Seite holte Zelalem sie ab, der Wirt des Restaurants, in dem sie arbeiten sollte, der dick und schmierig war und die Hände nicht bei sich behalten konnte.

Trotz der langen Arbeitszeiten und der Unterbringung in einem Abstellraum mit Khadija, und obwohl alles, was sie verdient, direkt an ihren Vater geht, ist sie immer noch begeistert. Sie liebt das Neue, die Eigentümlichkeiten: das Gackern und Wippen, wenn die Londoner Mädchen reden, die gewollt lässigen Klamotten der Londoner Jungs, die kleinen Sprachnuancen im Englischen, dass »shit« und »sheet« so ähnlich und doch so verschieden sind, während »Ich schau mal« und »Kann sein« beide »Nein« heißen.

Nach ihrem lähmenden alten Leben ist das alles so aufregend. Sharp Tooth knurrt über Ashas Naivität und schnarrt düstere Warnungen, dass es ihr alles anders vorkommen wird, wenn sie erst mal ein paar Jahre hier war, aber Khadija weiß nicht, wie sehr sie das Haus ihres Vaters erstickt hat, und außerdem kommt Omar bald, dann können sie richtig zusammen sein und sich gemeinsam ins große Abenteuer stürzen.

Aber Omar ist nicht gekommen, und stattdessen hat dieser komische Junge angerufen. »Abdi Bile.« Das kann nichts Gutes bedeuten. Gute Nachrichten hält man nicht zurück. Die Angst wallt in ihr auf, das Grauen davor, was wohl mit Omar passiert ist, der Ärger über den Kerl im Gefängnis, der ihr Leid noch hinauszögert. Zumindest hört sich dieses »Auffangzentrum« wie ein Gefängnis an, da unten an der Südküste fern von London.

Wie kommt sie dort überhaupt hin? Sie hat doch kein Geld. Sie hat den falschen Pass, aber das Visum ist abgelaufen. Sie ist bisher kaum aus dem Wirrwarr der Gassen herausgekommen, in dem sie lebt und arbeitet. Zelalem erlaubt es ihr niemals. Er sagt, so etwas kann in einer Razzia enden, bei der die Einwanderungsbehörde in Nacht und Nebel kommt und einen irgendwo in der Verwaltungsfinsternis verschwinden lässt, wo einen niemand findet. Und überhaupt gibt er ihr nie einen Tag frei.

All das hat sie in schluchzender Überwältigung Sharp Tooth anvertraut und sich das Versprechen geben lassen, dass sie es nicht dem Chef sagen würde. Und jetzt hat Khadija sie verraten.

»Er sagt es meinem Vater!«

»Macht er nicht.«

»Woher willst du das wissen?«

»Weil ich ihm gesagt habe, wenn er es deinem Vater erzählt, hacke ich ihm den Schwanz ab und stecke ihn ihm ins Nasenloch. Klein genug ist er ja«, sagt Khadija in dem unaufgeregten Ton einer Frau, die bestätigt, dass sie die E-Mail-Bestellung für neues Büromaterial abgeschickt hat.

»*Warum?* Warum hast du es ihm gesagt?« Asha steckt so tief in ihrer eigenen Geschichte, dass sie ganz und gar überhört, was Khadija ihr zwischen den Zeilen verraten hat.

»Weil er dir sonst nicht den Tag freigegeben hätte.«

»Was? Er … Aber –«

»Hier«, grummelt Khadija, wühlt in ihrer Schürzentasche und zieht eine ordentliche Handvoll zerknitterter Scheine und angelaufener Münzen hervor. »Wir haben gesammelt. Das reicht, damit du da runterfahren kannst.«

Asha sieht das Geld, hebt den Blick behutsam wieder und kann ihr Glück kaum fassen.

»Das haben die Jungs freiwillig hergegeben?«

»Dafür habe ich gesorgt.«

»Oh, Khadi«, seufzt Asha, kümmert sich nicht um die möglicherweise brutalen Konsequenzen, sondern vergräbt das Gesicht in der Mitte ihrer Freundin und hält sie eine Weile fest.

Jeder, der Sharp Tooth Khadija nicht besser kennt, würde schwören, dass ihr in dem Moment ein Lächeln über die Rasiermesserlippen zuckt.

ROBERT

Morgengrauen, und ihr Kollege ist schon wieder da. Was will er denn jetzt schon wieder? Robert ist doch so schon gestresst genug. Es ist Stunden her, dass er mit Cherry geredet hat, es gibt kein Zeichen von ihr, und wenn er sie anruft, meldet sich sofort die Mailbox. Mit Michael will er jetzt als Letztem reden.

Vom Fenster am Treppenabsatz aus beobachtet Robert Michael, der draußen von einem Bein aufs andere Tritt wie eine Eidechse auf heißem Sand. Er klingelt, drückt das Ohr an die Tür, reißt die Arme in die Höhe, als wollte er bei einem unsichtbaren Schiedsrichter protestieren, dann klingelt er wieder. Der Kerl ist unfassbar nervig. Auf Streife hatte Robert irgendwann die Nase voll von den Irren, die er befragen musste, stets den Stift bereit für die belanglose Aussage, während sie vor sich hin quasselten. Der Kontakt zur Öffentlichkeit war einer der Hauptgründe, warum Robert bei der Polizei aufgehört hatte. Und natürlich der institutionelle Rassismus. Will man die Öffentlichkeit hassen lernen, sollte man eine Stelle im öffentlichen Dienst antreten.

Und doch hat Robert immer weitermachen können, was das Leben ihm auch für Steine in den Weg gelegt hat und immer noch legt. Warum stehen also manche Leute so wie der Typ hier anscheinend jeden Morgen auf und sind sofort von jeder einfachen zwischenmenschlichen Begegnung überfordert wie Guy Pearce in *Memento*? Das war mal ein toller Film. Solche machen sie heute nicht mehr, findet Robert, allerdings war er bestimmt über drei Jahre nicht mehr im Kino. Lockdown, nicht seine Schuld. Wie ist der Dings davon auf *Interstellar* gekommen, wo ein Typ drei Stunden durch alle möglichen Universen und Zeitebenen reist und am Ende doch nur hinter seinem eigenen Bücherregal landet?

Roberts filmtheoretische Betrachtungen werden jäh unterbrochen, als Danielle ihn auf dem Weg nach unten aus dem Weg rempelt.

»Jetzt mach doch endlich die Scheißtür auf!«

»So redest du bitte nicht mit mir.«

»Dann mach eben die Tür auf. Ich krieg noch nen verdammten Tinnitus hier.«

»Ich will die Tür nicht … Danielle, ich habe gesagt, ich … *Lass* es.«

Danielle macht die Tür auf.

»Was?«, knurrt sie.

»Deine Mutter«, erwidert Michael schüchtern und hält das Handy vor sich, Friedensangebot und Schutzamulett zugleich.

»Was ist mit ihr?«, fragt Danielle im Ton einer Geiselnehmerin, die sich überlegt, welche Geisel sie zuerst erschießen soll.

»Sie hat mir das Video hier geschickt.«

BARRATT

Freddie Barratt tritt die Tür zu Andy Jakubiaks Einzimmerwohnung ein. Er war noch nie drinnen. Sauber, in sich abgeschlossen, ordentlich, ohne jedes Alleinstellungsmerkmal. Wie Andy selber. Ach komm, das ist fies. Hat doch gezeigt, dass er Eier hat, der Kleine. Aber er ist einen Schritt zu weit gegangen, und dafür muss er bestraft werden.

Typische Mietwohnung. Völlig neutral, damit keiner in der langen Reihe kurzfristiger Bewohner eine Spur hinterlässt. Cremefarbene Wände, graubrauner Teppichboden, graues Schlafsofa. Er hatte Andy für einen Futontypen gehalten, keine Ahnung wieso. Freddie hasst Futons. Wie auf gepolsterten Pflastersteinen zu schlafen. Absichtlich ungemütlich. Verdammte Hippiescheiße. Ein, zwei Sekunden lang ist er stinksauer auf alle Futons und Futonbesitzer, dann fällt ihm wieder ein, dass es hier eigentlich gar keinen gibt.

Ein halbes Ikea-Regal voller Andy-McNab-Paperbacks in alphabetischer Reihenfolge. McNab kann ihn mal. Was der mit seinem Geschreibsel für Kohle scheffelt. Das würde Freddie dreimal so gut hinkriegen, wenn er sich mal in Ruhe hinsetzen würde. Er hat schon oft an einen Polizeiroman mit einem knallharten, vielleicht kahlrasierten Helden mit radikalen Überzeugungen gedacht, die der liberalen Wischiwaschigesellschaft von heute nicht passen, und niemand versteht ihn, aber er macht seine Arbeit verdammt noch mal trotzdem. Nun, McNab hat auch ein Buch über erfolgreiche Psychopathen geschrieben, das Freddie eigentlich ganz gut fand, bis es ihm ein bisschen zu nahe ging.

»Hier gibt es schon mal keine Leiche.«

Er zeigt auf die Küche. »Guck du mal da drinnen. Ich gehe ins Bad. Statistisch gesehen hat er sich eher in der Dusche aufgehängt als den Kopf in den Backofen gesteckt.« Freddie ist gut drauf.

Hätte sich Andys Inneneinrichtung in eine Polizistin verwandelt, wäre dabei wohl Lisa Bailey rausgekommen, eine graue Maus mit wahrscheinlich beigefarbenem Blut. Sie nickt nervös und tritt vorsichtig in die Küche. Freddie hat sie angefordert, weil sie von allen am ehesten keine schwierigen Fragen stellen würde. Theatralisch reckt er den Kopf ins Bad und zwinkert sich im Spiegel zu. Alles läuft wie am Schnürchen.

»Detective Inspector.«

Lisa ruft ihn. Als er in die Küche kommt, hält sie mit besorgtem Blick Jakubiaks Dienstfunkgerät hoch. Untröstlich quäkt die körperlose Stimme der Zentrale heraus.

Freddie sieht sich um. Vereinzelte Teller auf dem Tisch, eine zur Hälfte aufgegessene Mahlzeit, ein Glas Proteinshake, das sich wieder zu schleimig-mehligem Pulver und Wasser samt toter Fliege abgeschieden hat. Er hatte Andy ohne Vorwarnung von vor dem Haus angerufen.

»Ist sein Handy irgendwo zu finden?«

Lisa schüttelt den Kopf.

»Was sagst du?«

Die Polizistin wirkt überrascht. Freddie Barratt ist nicht unbedingt dafür bekannt, dass er andere nach ihrer Meinung fragt, erst recht keine Frauen.

»Sieht nach etwas Dringendem aus.«

»Mmmm. Und was könnte das sein?«

»Ich weiß nicht, Sir.«

»Vielleicht ein Anruf.«

Sie zuckt die Achseln. Ihnen beiden ist klar, dass Barratt seine bevorzugte Version der Ereignisse umreißt, was soll er sie also weiter hinauszögern?

»Ja. Vielleicht einer, den er dringend erwartet hat.«

»Das hat sie geschickt. Von einer Nummer, die ich nicht kenne. Aber es ist ganz sicher von ihr.«

Michael stellt das Handy auf dem Esstisch auf und drückt das weiße Dreieck. Auf einmal sind in der erstickenden Stille des Hauses Regen, Wind und Wellen zu hören, als würden sie über den Teppichboden branden. Robert wird in eine Welt gestürzt, zu der er schon seit einer Weile nicht mehr gehört, eine Welt der Angst, der Aufregung und Ungewissheit, und er spürt, wie sehr er sie vermisst. Neugierig stellt Danielle sich hinter ihn, und als es losgeht, schrecken sie beide zurück und schnappen nach Luft.

Der tote Junge sieht exakt aus wie Liam. Dieselbe Gesichtsform, derselbe Bau, dieselbe natürliche Eleganz in den Bewegungen. Als der gewaltige Stiefel ihm seitlich an den Schädel knallt, ihm beim zweiten Mal das Gesicht zertrümmert, der Kopf unnatürlich zurückpeitscht und der Junge verschwindet, ist es, als würden sie Liam sterben sehen.

Keiner von ihnen war da, als er sich damals in seinem Zimmer aufgehängt hat. Deshalb konnte er es ja tun. Und deshalb martern sie sich seitdem alle drei jeder in seiner eigenen persönlichen Hölle mit der Frage: Was, wenn ich früher nach Hause gekommen wäre? Wenn ich nicht noch einen trinken gegangen wäre? Wenn ich etwas zu Hause vergessen hätte? Eine unerwartete Rückkehr, ein Sprint die Treppe hoch, die Arme um seine Beine, ihn stützen, retten. Phantasien eines anderen Ausgangs. Die vielen gequälten Varianten von »Hätte ich nur«.

Aber keiner von ihnen hat ihn sterben sehen. Robert und Danielle haben seine Leiche überhaupt erst viel später zu Gesicht bekommen, als der Funke an Wahrhaftigkeit und unverkennbarem Leben nicht mehr in ihm war. Als sie jetzt also zusehen, wie dieser lebendige Junge, der ihr eigen Fleisch und Blut sein könnte, vor ihren Augen ermordet wird, ist es nicht bloß ein Schock, sondern ein Erdrutsch, eine Lawine, die das Herz unter sich begräbt. Für einen Moment verlassen Robert die Sinne, als ertränke er an der Luft, umgeben allein von seinem unerträglichen Atem und dem blechernen Summen in den Ohren. Die Hände flattern an seinen Seiten, gebrochene Flügel. Er hört ein Keuchen und donnernde Füße und eine Tür zuknallen und ein Schmerzensheulen aus Danielles Zimmer, und dann weiß er wieder, wer und wo er ist.

Er legt den Kopf auf den Tisch, genießt die kühle Maserung an der Stirn und atmet ein paarmal durch. Eine behutsame Hand legt sich ihm auf die Schulter.

»Es tut mir leid.«

Er reißt sich zusammen und richtet sich wieder auf.

»Ich konnte es euch nicht vorenthalten«, sagt Michael. Sie hören Danielle, die sich die Seele aus dem Leib schluchzt.

»Sie standen sich sehr nahe.«

»Ich weiß.«

»Sie ist nicht darüber hinweg. Nicht ansatzweise.« Robert atmet aus und kann die ganze Last auf einmal nicht mehr allein tragen. »Sie wirft es ihrer Mutter vor.«

»Warum?« Michael kennt Cherrys Perspektive gut, hat aber noch nie die andere Seite gehört.

»Liam und sie haben sich oft gestritten. Sie dachte, er

simuliert. Mit ihren Patienten als Vergleich kann man sich vorstellen, wie sie darauf kam, aber …« Er holt Luft. »Depressionen. Wir haben sie einfach nicht verstanden. Bei so einem Jungen. Großer, starker Kerl, der alles kann, dem die Welt offensteht. Schwer … schwer als echt hinzunehmen. Nicht bloß eingebildet. Nur sie.« Er zeigt nach oben. »Sie hat es schon immer gewusst.«

Danielle heult weiter.

»Und du?«

»Ob ich es ihrer Mutter vorwerfe?! Was soll das denn heißen?«

»Bist du darüber hinweg?«

In Michaels Stimme liegt eine Sanftheit, eine Selbstlosigkeit, die Robert einen Stich ins Herz versetzt, der Robert sich eigentlich öffnen will, was ihn zugleich wütend macht. Er ist es nicht gewohnt, dass man ihm zuhört, dass man sich für seine Gefühle interessiert. Um nicht antworten zu müssen, wechselt er das Thema.

»Das ist der Junge? Die Leiche bei euch im Krankenhaus?«

»Ja.«

Das erklärt einiges.

»Hast du von ihr gehört?«, fragt Michael ohne große Hoffnungen.

Robert schüttelt den Kopf. »Nicht, seitdem du hier warst. Ich habe es wieder und wieder versucht, aber es geht immer die Mailbox ran.«

»Ich auch.«

»Wann hast du das hier gekriegt?«

»In der Nacht. Während ich geschlafen habe.«

»Hast du die Nummer zurückgerufen?«

»Ja. Auch Mailbox. Andy heißt der Besitzer. Ich bin mir nicht hundertprozentig sicher, aber er klingt wie einer der Polizisten, die in der Leichenhalle waren. Der jüngere.«

Das ist schlecht. Sehr schlecht.

»Sie ist in Schwierigkeiten, oder?«

»Ja. Auf jeden Fall.«

CHERRY

Die erste Phase der menschlichen Verwesung heißt Autolyse oder Selbstverdauung. Sie setzt etwa vier Minuten nach dem Tod ein. Der Blutkreislauf kommt zum Erliegen, und Abfallprodukte, hauptsächlich Kohlendioxid, sammeln sich in den Zellen an, sodass sie übersäuern. Die Säure bricht die Zellmembranen auf, was Enzyme freigibt, die die Zellen von innen zersetzen. Muskeln werden steif. Kleine Bläschen bilden sich auf der Haut, platzen schließlich, und die freigegebene Flüssigkeit sorgt für den typischen Schimmer.

Cherry berührt Omars Arm. Er ist steif und glänzt deutlich. Außerdem löst sich die Haut ab, was gar nicht gut ist. Das ist die nächste Phase. Die Haut wird lockerer, und der Körper bläht sich wegen der Fäulnisgase allmählich auf. Dann wird es unschön.

Also hat sie noch wie lange? Weniger als vierundzwanzig Stunden, um ihn in vorzeigbarem Zustand zu seiner Freundin zu bringen. Zum Glück ist London nicht weit. Es ist kein großes Land. Bleibt nur noch die kleine Frage, wie sie zu finden ist.

Cherry zieht die grobe Decke wieder über die Leiche auf der Rückbank, aber sie bedeckt ihn nicht ganz. Cherry will Omar ein bisschen weiter außer Sicht drücken, was die Leichenstarre aber erschwert. Omars Beine hängen mittlerweile steif vom Sitz, die Waden haben sich eingehakt und lösen sich nicht. Sie zieht und drückt eine Weile an den toten Füßen, aber es ist nichts zu machen, sie sitzen fest, und Cherry kann die Leiche nicht mehr ohne Hilfe bewegen.

Sie winkt Jakubiak zu, aber der macht spontan einen Schritt zurück und schüttelt heftig den Kopf, Abscheu und Unglauben im Blick. Auf einmal übermannen sie die Selbstzweifel.

Verhält sie sich auch nur ansatzweise respektvoll dem armen toten Jungen gegenüber, wenn sie seine allmählich verwesende Leiche auf irgendeiner wilden Jagd hier- und dorthin schleift? Sie muss an das obszöne Spektakel denken, als man die Leiche der Queen unter wochenlanger, unerträglich kruder Propaganda, für die sich selbst Nordkorea schämen würde, kreuz und quer durchs Land kutschiert hatte wie eine Supermarktlieferung, die ihre Zieladresse nicht findet. Wie sich alle möglichen Firmen auf die Füße traten, um »ihren Tribut zu zollen«: Delta Force Paintball. Peperami. Die British Kebab Association. Wie sie mit ihren Kolleginnen halblaut über die Schamlosigkeit des Ganzen, über die offensichtliche Schwäche des Regimes gewitzelt hatte.

Aber ist sie denn besser? Jetzt, wo sie an der Reihe ist? Nutzt sie nicht auch den Tod eines Menschen für ihre eigenen Zwecke aus?

Sie tritt vom Wagen zurück und rempelt Matt an. Er weicht dem Körperkontakt nicht aus. Sie macht einen Schritt zur Seite. Matt grinst und winkt ihr mit etwas Langem, Steifem. Nummernschilder.

»Ihr braucht ein neues Kennzeichen.« Offensichtlich hat er sich Gedanken um sie gemacht, oder er schaut eben viel *CSI*. »Mit den alten schnappen sie euch sofort.«

Er schielt nach der Rückbank. Sie stellt sich ihm in den Weg. Sie hat ihm gesagt, dass sie »auf der Flucht« sind, woraufhin er gleich noch eifriger wurde. Wovor, hat sie ihm nicht gesagt, und auch nicht, wer mit von der Partie ist.

»Wo hast du die denn her?«

»Wagen von meinem Chef.«

»Natürlich.«

»Hab sie mit euren ausgetauscht.«

»Und das merkt er nicht?«

»Ist die meiste Zeit hackedicht. Bumst gerade in der Aspire Suite die Tagesrezeptionistin. Eigentlich ist es gar keine richtige Suite. Bloß ein etwas größeres Zimmer mit Wanne und Dusche im Bad. Würde ich nicht empfehlen, nicht für den Preis.«

Cherry muss wieder an Liam denken. Er ist ihr Kompass in alldem. Allein auf ihre Gefühle und Gedanken zu ihm kann sie sich wirklich verlassen. Sie weiß, dass sie ihm nicht gerecht geworden ist und dass sie es irgendwie wiedergutmachen muss. Und vor allem weiß sie, dass sie daran zerbrochen wäre, wenn sie nicht seine Leiche gehabt hätte, um sich zu verabschieden, sein Grab, das sie besuchen kann, wenn sie es muss, dass sie dann keinerlei Chance auf Besserung gehabt hätte und es ihr noch einmal unendlich schlechter ginge als sowieso schon. Und deshalb muss sie diesem Jungen und seiner Familie genau das geben. Unbedingt.

Matt wedelt vielsagend mit einem Schraubenzieher. »Soll ich sie dranmachen?«

»Bitte.«

Er hockt sich vor den Wagen und sieht zu ihr hoch. »Kennst du *Thelma & Louise?* Den alten Film?«

Cherry war siebzehn, als »der alte Film« rauskam. Sie war mit Abbie Parkin und Samantha Morris im Kino, und sie haben *gejohlt*, als Louise den Vergewaltiger erschoss. Sind auf die Klappsitze gesprungen, haben die Fäuste gereckt, Popcorn in die Nachbarreihen geschossen. Haben von da an »Das alles tut mir außerordentlich leid«, »Ich möchte mich auch entschuldigen« in langgezogenem Südstaatenakzent als geheimen Code für *alles* benutzt. Die Hausaufgaben nicht für die anderen zum Abschreiben mitgebracht? Beim Versuch, einen scharfen Typen aufzureißen, glorreich gescheitert? Klamotten zum Ausgehen geliehen und am nächsten Tag nicht wiedergebracht? »Das alles tut mir außerordentlich leid.« »Ich möchte mich auch entschuldigen.« Außerdem hat sie sich zu einem damals noch unbekannten Brad Pitt wund gefingert, aber wer denn bitte nicht? Man musste die Eindrücke nutzen, solange sie frisch waren?

Das Gefühl, als sie den Film gesehen hatte, den Glauben, auch bald frei zu sein, frei von all den Ordnungen und Systemen und den ewigen Wichtigtuern, die freie Straße unendlicher menschlicher Möglichkeiten vor sich, all das erhielt sie sich noch für Jahre. Es wohnt auch jetzt noch irgendwo in ihr. Hat sie diese freie Straße jemals gefunden? Ist dazu vielleicht noch Zeit?

Solche Filme drehen sie heute nicht mehr. Oder vielleicht doch? Cherry weiß es nicht. Sie war bestimmt vier Jahre lang nicht mehr im Kino (hat es sich während des Lockdowns abgewöhnt, sie kann nichts dafür), aber es kommt ihr vor, als liefe heute nur noch Superheldenschrott. Ein klares Zeichen, dass unsere Gesellschaft rettungslos am Arsch ist: Man kann sich selbst die geringste Handlungsmacht, geschweige denn einen Triumph über das Böse, nur noch vorstellen, wenn man dazu von einer radioaktiven Riesenspinne gebissen wird, oder was weiß ich.

Aber es lag auch an der Zeit. Vielleicht kann ihr heute kein Film mehr so viel bedeuten, jetzt, wo sie auf achtundvierzig Jahre zurückblicken und keinen rechten Zweck erkennen kann, anders als damals mit siebzehn, als alles klar und wunderbar war und vor unendlichen Möglichkeiten erstrahlte und sie wusste, wohin sie wollte und warum. Damals *bedeuteten* die Sachen noch etwas. Songs und Filme fanden einen Platz im Herzen und wurden Teil von einem. Jetzt sind die Sachen eben, wie sie sind, und überhaupt zu viele.

Neulich kam sie an einer Gruppe Jugendlicher vorbei, die auf dem Gras kreuz und quer übereinanderlagen, einfach abhingen, und sie stellte sich vor, wie es für sie alle wohl war. Der Kitzel der Möglichkeiten, das ganz neue Erlebnis, sich in Körper und Geist an einem anderen zu reiben, vielleicht zum ersten Mal frei zu sein von der Kontrolle der Schule, der Eltern, der Strukturen. Die Wahrheit und Freude des puren Lebens ohne all den Mist. Sie spürt, wie sehr sie all das zurückwill, wie sehr sie den Glauben braucht, dass der Alltag etwas bedeutet.

»Du erinnerst mich an sie«, sagt Matt, der mit den Nummernschildern fertig ist.

Wie lieb. »An welche denn?«

»Äh, die Scharfe?« Gut, das nimmt sie so an.

»Also, scharf sind sie ja eigentlich beide. Die Alte?«

Cherry streicht ihm sanft übers Gesicht, bevor er es noch mehr versaut. »Pass auf dich auf. Und danke für deine Hilfe.«

Matt sieht ihnen nach, wie sie wegfahren, und der Schritt seiner Jeans droht vorne zu reißen. Seine MILF-Ration bringt er heute doppelt und dreifach durch, aber das ist ihm scheißegal.

9

CHERRY

Die Gegend hier um Hastings / Bexhill ist nicht unbedingt berühmt. Der beschissene Verkehrsanschluss hat sie vor dem schrecklichen Schicksal so vieler anderer Teile Südostenglands als seelenlose Schlafstädte für Londonpendler aus dem mittleren Management und selbständige IT-Berater bewahrt. Die Dörfer sind fest in Händen der Torys, wenn auch nicht so unerträglich wie in Surrey und nicht so rassistisch wie in Kent, aber die Städte haben nach dem Krieg eine Menge ausgebombter Fabrikarbeiter aus dem East End aufgenommen, deshalb gibt es hier noch so einen alten Gemeinschaftssinn. Diese eher linke, redselige Geselligkeit, die auch in vielen Großstädten herrschte, bevor die Gentrifizierung die Arbeiterviertel zerstört und die Prekarität die Freizeit der Arbeiter gefressen hat. Lässig. Eigensinnig. Immer für ein Bier oder ein bisschen Schwarzarbeit zu haben, aber eher weniger für irgendeinen Scheißjob, der doch nur jemand anderem das Konto auspolstert, und geht es im Leben nicht eigentlich genau darum? Ein Pint und

Fish and Chips am Strand, und wenn du bar zahlst, Kumpel, vergessen wir gerne die Märchensteuer. Zimmerleute und Fotografen. Man streicht Häuser, malt sich aber auch sein eigenes Bild vom Leben.

Es erinnert Cherry hier an das Südlondon, in dem sie aufgewachsen ist und das jetzt für immer verschwunden ist. Deshalb sind sie hier rausgezogen, und weil sie es sich hier leisten konnten. Die älteren Männer erinnern sie an ihren Vater, einen Mechaniker, der in seiner Freizeit wunderbar elegante und einfallsreiche Skulpturen aus alten Autoteilen schuf. Außer ihr hat er sie nie jemandem gezeigt. Hat gesagt, sie seien nicht zum Herzeigen. Als sie einmal nachbohrte, meinte er, was wisse er schon, er sei ja kein »richtiger« Bildhauer. Dabei war er mit ihr auf jede einzelne Skulpturenausstellung gegangen, die die Royal Academy jemals ausgerichtet hatte, manchmal noch im ölverschmierten Overall, wenn er länger hatte arbeiten müssen, aber ohne Scham zwischen den schmunzelnden betuchten Stammbesuchern. Fasziniert hatte er immer den Kopf auf die Seite gelegt und wie ein wissensdurstiger Modigliani die Arbeiten in Stein, Holz und Bronze gemustert.

Eine plötzliche Sehnsucht durchfährt Cherry Bristow. Sie wünschte, sie könnte noch ein einziges Mal mit ihrem Vater reden. Er wüsste, was zu tun ist. Er wüsste instinktiv und ohne zu fragen, warum sie es tut. Und er wäre stolz.

»Da lang«, sagt Andy Jakubiak und zeigt auf eine kleine Nebenstraße. Sie biegt ab und wirft ihm einen Blick zu. Er hat sich mit sichtlichem Unbehagen nach der verhüllten Gestalt auf dem Rücksitz umgedreht und schnüffelt. Es ist wahr, ein penetranter Geruch liegt in der Luft. Cherry lässt das Fenster runter. Jakubiak wendet sich ihr zu.

»A. N. P. R.«

»Das heißt?«

»Automatic Number Plate Recognition System. An allen wichtigen Straßen stehen Kameras. Die Aufnahmen gehen an eine zentrale Datenbank und werden verwahrt. Wenn man unsere Bewegungen nicht nachvollziehen können soll, müssen wir auf den kleinen Landstraßen bleiben.«

Sie freut sich über das »Wir«. »Obwohl wir die Nummernschilder getauscht haben?«

»Vielleicht ist der Chef von der schrägen Bohnenstange ja doch nicht ganz so besoffen, wie er meint. Sobald sie unser Kennzeichen haben, können sie uns finden.«

Cherry lächelt fröhlich.

»Und genau deshalb habe ich dich so gerne dabei.«

Sie fahren Sträßchen entlang, über die Eichen und Eschen und Hainbuchen hängen: uralte Hohlwege, die sich mit der Zeit oben geschlossen haben. Hohe Wände wie von grünen Kathedralen, über den Köpfen die Wipfel aneinandergelegt wie Hände zum Gebet. Unter ihnen der Weg, der über Jahrhunderte gestampft wurde wie Trauben zu Wein, von Transport und Pilgerreisen, von Millionen Füßen, Hufen und Wagenrädern, die allmählich den Erdboden geschliffen haben. Das weiß heute natürlich niemand mehr. Für die meisten ist es bloß die Straße nach Sedlescombe.

Dann verschwinden auf einmal die stillen grünen Hallen, und der Wagen rollt zwischen Tieren auf der Weide und Edelkastanien-Niederwald hindurch. Staketen- und

Lattenzäune, hübsche Hausfassaden, weit auseinanderstehende Doppelhäuser und flache Bungalows auf kleinen Grundstücken. Kurze Einblicke in verborgene Welten, das geheime Leben der Mitbürger, die Cherry niemals kennenlernen wird.

Sie kommen an einer Lamaweide vorbei, dann an noch einer. Seit wann werden die hier gezüchtet? Und wofür? Es muss um das Fell gehen, Lama kann man doch bestimmt nicht essen. Kann man sie scheren, oder muss man sie töten und häuten? Hat ein Land im offensichtlichen Niedergang einen großen Bedarf an Lamawaren? Die grundlegenden wirtschaftlichen Zusammenhänge werden für den Beobachter von Tag zu Tag undurchsichtiger.

»Wie lange bist du denn schon bei der Polizei, Andy?«

Andy hat Kopfschmerzen, findet keine zumutbare Sitzposition, und der Gestank im Wagen wird immer schlimmer.

»Soll das hier ein Blind Date sein? Okay, fuffzehn Chicken Wings bitte, extrascharf, und ein großes Peroni. Und für die Dame das Zitronenhähnchen.«

»Nie im Leben bestell ich Zitronenhähnchen. Meinst du, so was müssen Mädchen essen?«

»Du bist kein Mädchen.«

»Wem sagst du das?«

Doch sie fühlt sich so. Jung und energiegeladen, frei von den seelenknechtenden Belastungen des Erwachsenenlebens: der Kommunalsteuer und den Elternabenden, den Knöllchen und den Zoom-Meetings. Vor allem fühlt sie sich wieder wie sie selbst. Die letzten zwei Tage ist sie wieder die Cherry, die sie als junge Frau war, zumindest so, wie sie sie in Erinnerung hat: entscheidungsfreudig, klarsichtig, kompetent, *witzig*. Als diese Cherry hat sie sich seit Jahren nicht gefühlt. Schon seit lange vor Liams Tod nicht mehr.

Wo ist die echte Cherry hin? Wie hat sie sie verloren? Sie schwört sich, sie nicht mehr fortzulassen. Mit einem Schock stellt sie fest, dass sie all das nicht nur für den Jungen macht, sondern auch für sich selbst.

Sie sieht ein halb im Wald verstecktes Café, bei dem im weißgetünchten Fensterrahmen ein fröhliches rotes Schild »GEÖFFNET!« verkündet, und sie hält auf dem kleinen, leeren Parkplatz daneben.

»Was machst du da?«

»Essen.«

»Während er hinter uns her ist? Und *er* auf der Rückbank liegt?«

»Ich sage schon immer, dass sich kein Mann jemals zwischen mich und mein Essen stellt, auch wenn das hier durchaus ein Extremfall ist. Willst du denn gar nichts? Ich bin am *Verhungern.*«

»Du kennst Barratt nicht wie ich«, knurrt Andy.

»Er ist doch jetzt auch wieder kein … Minority Report, oder? Er ist doch bloß eine rassistische Glatze mit Computer«, erwidert Cherry. »Wir haben die Nummernschilder gewechselt, das verschafft uns ein bisschen Zeit. Hier ist doch sonst niemand. Komm schon. Ich lade dich ein!«

BARRATT

Freddie Barratt löscht die restlichen Überwachungsaufnahmen vom Krankenhausparkplatz.

Er hat ein angenehmes Treffen mit dem Detective Superintendent und zwei anderen hohen Tieren aus der Gegend hinter sich. Freddie findet, dass er sich in Anbetracht der Umstände verdammt gut gemacht hat.

»Wenn Sie nichts dagegen haben, Sir, würde ich zu diesem Zeitpunkt noch nicht so viele Kollegen involvieren. Ich möchte mich der Sache lieber selbst annehmen. Ich kenne ihn am besten. Es wäre mir lieb, wenn er das nicht auf ewig in der Akte hätte, wissen Sie, eine große Operation, die man ihm später vorhalten würde. Ehrlich gesagt glaube ich nicht, dass es Grund zur Sorge gibt, Sir. Holen wir ihn einfach zurück und behalten die Angelegenheit für uns.«

Barratt, der liebe Onkel. Angegraute Köpfe nicken einmütig. Man teilt eine Vorliebe für die Diskretion. Wer will schon gern zugeben, dass er einen Polizeikollegen verbummelt hat? Das ist Freddies Chance, »die Kontrolle über das Narrativ zu ergreifen«, wie es in den PR-Fortbildungen heißt.

Es darf keine Polizistenentführung werden. Das würde absolutes Chaos bedeuten. Eine Vermisstenmeldung für Jakubiak, die National Crime Agency wird dazugerufen, ein »Red Room« eingerichtet und ein Senior Investigative Officer aus London angefordert, der ihn führt. Die ganze Geschichte. Für einen vermissten Kollegen werden keine Kosten und Mühen gescheut. Und der ganze Mist käme in den überregionalen Nachrichten.

Dann wäre die Lage ganz und gar außer Freddies Kontrolle. Ziemlich bald gäbe es Fragen, die er nicht unbedingt braucht, zum Beispiel: Wer ist denn dieser markante Bursche ohne Haare da im Hintergrund der Aufnahme, in der auch der vermisste Kollege zu sehen ist? Zumindest käme diese Frage, wäre die Aufnahme nicht bereits der automatischen Löschung des Krankenhausüberwachungssystems zum Opfer gefallen.

Stattdessen erzählt er die Geschichte von einer *Amour fou*. So drückt Freddie es natürlich nicht aus, sondern etwas deutlicher. »Völlig schwanzgesteuert, meine Herren, wenn Sie mir die Wortwahl verzeihen.«

Tun sie. Denn wir sind Bullen. Wir reden Männersprache. Wenn man uns verdammt noch mal lässt.

»Ihm ist das ganze Blut in den Kopf geschossen. In den richtigen Kopf, wenn Sie mich verstehen.«

»Wer ist die Frau, DI Barratt?«

»Eine Zeugin, die er am Tag davor kennengelernt hat, Sir. Deutlich älter als er. Er hat sich in ihrer Gegenwart überaus seltsam verhalten und unter einem Vorwand seine Schicht abgebrochen. Ein vereinsamter Junge. Beeinflussbar. Sie wissen sicher, dass ich mich seiner ein wenig angenommen habe. Fürsorgepflicht und so weiter. Finden wir die Frau, finden wir auch ihn.«

Barratt, der besorgte Mentor. Weiteres Nicken. Ein Rückenklopfen des Superintendent beim Gehen.

Schon befindet er sich in einer besseren Lage. Zwei Tage Aufschub mindestens. Keiner schaut ihm über die Schulter. Reichlich Zeit für die notwendigen Schritte.

Auf geht's. Wollen mal sehen, was die Schwester kann.

Ein Schimmern in Freddies Amygdala, als er Cherry Bristow Respekt zollt, dass sie ihm entkommen ist, und er sich auf die Jagd freut.

Er gibt Cherrys Kennzeichen ins System ein.

CHERRY

Im Café ist es warm und gemütlich, es gibt hübsche rotweiß karierte Tischdecken, die Bedienung strahlt freundlich, und außer ihnen ist nur ein heiterer, harthöriger alter Mann namens Bob mit seinem knuddeligen Bobtailweibchen da, das ihm zu Füßen liegt, ihn verliebt anblickt und die regelmäßigen Leckerli auffängt. Wie Cherry bald erfährt, weil er es ihr bestimmt viermal sehr laut erklärt, heißt die Hündin Leila.

Cherry bestellt sich Pfannkuchen mit reichlich Butter und Ahornsirup und Speck und Eier für Jakubiak, der auf Klo gegangen ist. Er braucht so lange, dass das Essen schon auf dem Tisch steht, als er wiederkommt. Während der Wartezeit streichelt sie Leila und schaut zwischendurch auf den Fernseher in der hinteren Ecke, auf dem leise einer der 24 h-Nachrichtenkanäle läuft, die einen so deprimieren, dass man nie im Leben mehr als eine Dreiviertelstunde aushält. Krieg. Hungersnot. Seuche. Inflation. Die vier Reiter der Leckmichkalypse.

Es gibt einen Beitrag über eine Krise im öffentlichen Dienst, wo und was genau, kann Cherry nicht hören. Aber spielt das überhaupt eine Rolle? Sie findet schon lange, dass man die Nachrichten eigentlich damit anfangen müsste, an welcher Stelle das System gerade *nicht* kollabiert, dann bliebe mehr Zeit für Transphobie und Angriffe auf Flüchtlinge und Wohlfahrtsverbände. Das Problem am verwalteten Niedergang der britischen Gesellschaft ist nicht nur der Niedergang selbst. Sondern vor allem, dass er wie von Sam Allardyce geführt wirkt: Man bolzt den Ball auf gut Glück in den Strafraum und hofft, dass einer von den großen Jungs ihn im Getümmel irgendwie reinkriegt, damit man noch mit einem Unentschieden aus der Sache rauskommt und sich gerade so vor dem Abstieg rettet.

Auf einmal kommt kurz ein Bild von einem Ort, den Cherry gut kennt: die Hauptstraße ein paar hundert Meter von da, wo sie auf die Welt gekommen ist. Dann noch eine Aufnahme von Leuten, die wütend brüllen. Sie will gerade aufstehen und schauen, worum es geht, als Jakubiak zurückkommt und sich verärgert setzt.

»Geht's dir gut? Ich dachte schon, du hättest mir einen auf Elvis gemacht.«

»Nein, ging nicht.«

»Was ging nicht? So viele frittierte Eichhörnchen fressen, dass du auf dem Klo einen Herzinfarkt kriegst?«

»Es geht *alles* nicht. Ich konnte nicht.« Er wirft ihr einen bösen Blick zu, als hätte sie ihm beim Nähen irgendeinen bösen Zauber eingepflanzt, aber sie ist ganz und gar mit ihrem Frühstück beschäftigt. Nach Danielles verkohltem Versuch letzten Abend (wie kann das *erst gestern* gewesen sein?!) und dem schrägen Treffen mit Michael in der Kantine, nachdem sie morgens am Strand aufgewacht war, ganz zu schweigen von allem, was zwischendurch passiert ist, merkt sie, dass sie seit sechsunddreißig Stunden nichts

Richtiges mehr gegessen hat. Auch Jakubiak haut rein, und eine Weile ist nur das Besteck auf den Tellern zu hören. Als sie fertig sind, fühlen sie sich einander wieder etwas besser zugetan. Nichts stärkt die Kameradschaft wie eine gemeinsame Mahlzeit.

Nachdem Jakubiak außer jedem letzten Krümel fast auch die oberste Glasurschicht abgekratzt hat, schiebt er den leeren Teller von sich. Cherry geht zahlen und kommt zurück. Bar natürlich, das ist nicht zu verfolgen. Heutzutage nehmen sie nicht mehr überall Bargeld, was Wahnsinn ist, aber hier schon.

»Wie lautet der Plan?«, fragt Andy etwas skeptisch.

»Das habe ich dir schon erzählt«, sagt sie und holt behutsam das laminierte Foto hervor, um kein Aufsehen zu erregen. »Wir finden sie.«

»Stimmt. Ich warte bloß immer noch auf das ›Wie‹.«

Cherry tippt mit dem Fingernagel auf das Straßenschild. »An dieser Adresse.«

»*-son Street, NW10* ist keine ›Adresse‹.«

»Aber ein Teil davon.«

»Na toll. Wir sollen jetzt also kreuz und quer durch ganz London kurven, bis sie auf einmal vor uns steht, ja?«

»Nicht durch ganz London«, erwidert sie geduldig. »Bloß durch die Ecke da.«

»Okay. Und was dann? Wir stellen uns mit Leiche auf der Rückbank an die Straßenecke und fragen herum, ob irgendwer das Mädchen gesehen hat? Das bestimmt genauso illegal hier und todsicher untergetaucht ist?«

»Hast du eine bessere Idee?«

Andy schnauft und lässt den Kopf auf den Tisch fallen;

dass die Gabeln springen. »Sieben Jahre«, murmelt er mit dem Gesicht auf der schönen Tischdecke.

»Sieben Jahre was?«

»Sieben Jahre bin ich schon bei der Polizei. Sieht nicht unbedingt danach aus, was?«

»Wie meinst du das?«

Er richtet sich auf. »Guck mich doch an.«

»Sieht doch alles gut aus. Die paar blauen Flecken.«

Er zählt die Punkte an den Fingern ab. »Von einem Irren manipuliert. Von einer Zeugin entführt. Mit einer Leiche durchgebrannt. Ja, das macht sich alles ganz toll auf dem Lebenslauf.«

»Wenn du es so sagst …«

»Es flutscht ja nur so die Karriereleiter hoch.«

»Warum bist du Polizist geworden?«

»Wieso fragst du?«

»Mein Mann war Polizist.«

»Hab ich gehört.«

»Ich konnte nie verstehen, warum er einer geworden ist.«

Andy denkt kurz nach. »Das Gefühl von Ordnung, würde ich sagen.«

»Wenn du das willst, kannst du auch deine CDs alphabetisch sortieren.«

»Wer hat denn bitte noch CDs?«

»Dabei schießt man zumindest nicht aus Versehen einem schwarzen Jungen viermal in den Kopf.«

»Ich wollte ein Teil von etwas sein. Dazugehören.«

»Und? Wie läuft das so?« Als sie sein Gesicht sieht, bereut sie den Sarkasmus.

»Es ist eben schwer da draußen. Es gibt irgendwie unendlich viele Sachen, die man machen könnte, also kann man sich kaum entscheiden, aber dann steht einem doch keiner der Wege offen, und niemand hilft einem, und wenn man es nicht schafft, heißt es, man ist selber schuld.«

Tief in Cherry hallt schmerzhaft eine Glocke nach. Sie hat dieses Gespräch schon mal geführt.

»Du klingst wie mein Sohn.«

»Ja?«

»Er hat dasselbe gesagt. Wusste nicht, wohin er sollte. Hat nichts gefunden, wohin er gepasst hätte.«

»Und? Was hat er gemacht?« Andy ist ehrlich interessiert. Wie er sie ansieht, erinnert er sie noch mal doppelt an Liam: dieselbe verzweifelte Sehnsucht, dieselbe verletzliche Unsicherheit. Dann kann sie ihn plötzlich nicht mehr sehen, weil ihre Augen stechen und blitzen. Sie wendet sich schwerfällig ab. Sie atmet ein paarmal tief durch, kriegt sich wieder in den Griff. In der Ferne hört sie einen Hund bellen. Sie sieht ihn wieder an.

»Er hat sich umgebracht«, sagt sie ruhig.

Andy windet sich auf seinem Stuhl und starrt auf die Tischdecke.

»Tut mir leid. Ich wollte nicht …«, sagt er, ohne die Augen zu heben.

»Nein, ist okay. Nicht deine Schuld.«

»Ich wusste nicht –«

»Wirklich, das –«

»Ich muss pissen«, sagt er, stößt sich mit der Nahtwunde am Tisch und heult auf, bevor er schmerzgekrümmt davonhumpelt. Vielleicht hat er sich doch nicht nur aus Verlegenheit gewunden. Armer Kerl.

Das Bellen wird lauter und nachdrücklicher. Cherry sieht sich um. Bob und Leila sind weg. Sie schaut auf den Parkplatz. Der Bobtail steht auf den Hinterbeinen, die Vorderbeine an Cherrys Auto, und kläfft wütend. Bob späht auf den Rücksitz, weswegen Leila wohl so heftig anschlägt.

Cherry springt auf und kippt einen Kaffeebecher um. Und in dem Moment sieht sie direkt vor dem Eingang ein Polizeiauto einparken.

BARRATT

Fast sofort hat Freddie einen Treffer. Im Landstraßengewirr nahe der A27. Wohlbekannte Dogging-Gegend. Das heißt, es gibt dort Überwachungskameras, wenn auch mehr wegen der kostenlosen Amateurpornos als wegen etwaiger Strafverfolgung. Freddie kann weder bestätigen noch abstreiten, dass er die Örtlichkeiten nicht auch einmal beansprucht hat, wobei an jenen Abenden aus irgendeinem Grunde immer die Kameras abgeschaltet waren.

Er ist fast schon enttäuscht von ihr. Hätte gedacht, dass sie sich mehr Mühe gibt. *Jetzt* bumsen? Ausgerechnet? Die Schwäche des Fleisches. Und auch bei Jakubiak hatte er recht. Eigentlich liegt er bei Menschen nie falsch. Vielleicht hasst er deshalb so viele von ihnen, weil er sie so leicht durchschaut.

Er greift nach Handy und Autoschlüsseln und zoomt an den Treffer heran. Das Bild zeigt sich allmählich. Er beugt sich vor. Dann lehnt er sich wieder zurück.

Es ist nicht ihr Wagen. Sondern ein Audi A4.

Okay, Andy hat sie die Nummernschilder wechseln lassen. Aber warum haben sie sie dann an ihr neues Auto drangeknallt? Irgendetwas haut nicht hin. Er zoomt weiter ran. Ein Männerkopf taucht auf. Zahnbürstenschnurrbart, zurückgegelte Haare, allgemein eine ungute Ähnlichkeit mit Ned Flanders. Okay, vielleicht hat sie einen besseren Trottel gefunden, aber Freddie weiß, dass das unwahrscheinlich ist. Dann noch eine Bewegung, eine Frau setzt sich auf, wischt sich das Haar aus dem Gesicht und atmet schwer.

Okay. Entweder diese Schwester ist eine Meisterin der Tarnung, hat spontan zwanzig Jahre abgeworfen, fünfundzwanzig Kilo zugelegt und ist verdammt noch mal *Asiatin* geworden, oder das ist jemand anders. Freddie ballert mit der Faust auf den Tisch.

Kein Problem. Kein Problem. Wir gehen einfach zu Plan B über, das ist alles.

ROBERT

Robert greift zum Telefon. Er war nie beliebt auf der Wache hier unten. Es ist hier eben tiefe Provinz, und er war immer ein bisschen zu sehr Städter, zu erfahren und offen gesagt ein bisschen zu stark pigmentiert, als dass man hier gut mit ihm klargekommen wäre. Außerdem haderte er damals schon mit dem Beruf und hatte innerlich schon halb gekündigt. Trotzdem gibt es Leute, die er anrufen kann.

»Lisa Bailey.«

Lisa wirkt vielleicht ein bisschen schüchtern, aber heutzutage ist das hauptsächlich eine Fassade, damit Männer sie unterschätzen. Als Robert hier rauskam, war sie aber wirklich noch ziemlich unsicher. Ohne es groß darauf anzulegen, wurde er ihr ein Mentor, brachte ihr bei, sich auf ihre Erkenntnisse zu verlassen, sich nicht mehr für ihre Meinungen zu entschuldigen, stur weiterzuklotzen, wenn man sie abwies, von oben herab behandelte oder überging. Und das vergisst sie nicht einfach so.

»Hi, Lisa, Robert Bristow hier.«

»Robert! Wie schön! Wie geht's dir?«

Sie plaudern ein bisschen, bringen sich wieder auf den neuesten Stand.

»Ach, Lisa, kann ich dich mal etwas fragen? Einfach so?«

»Klar.«

»Was macht Freddie Barratt so heutzutage?«

Eine Sekunde. Zwei. »Woher weißt du das denn?«

»Woher weiß ich *was*?«

CHERRY

Sie setzt sich betont lässig wieder hin und sieht die beiden Polizisten aussteigen. Eine grauhaarige Bohnenstange und eine halb so alte zarte, kleine Blonde, die ihm seltsam ähnlich sieht. Vielleicht sind sie verwandt. Irgendwo auf der Welt gibt es bestimmt eine Sitcom um eine liebenswerte Vater-Tochter-Streife, die immer wieder in die lustigsten Schwierigkeiten gerät. Mit Robert hat sie immer die Polizeiserien geschaut, die mittlerweile so ziemlich das Einzige im Fernsehen sind, was sich nicht um die Royals dreht, damit Robert die Patzer und technischen Fehler aufzeigen konnte. Danielle hat es immer *gehasst*. Sie nannte es immer »Copaganda-Abend bei den Bristows«.

Gott sei Dank sieht keiner von beiden über die Schulter nach dem überdrehten Hund und dem neugierigen älteren Herrn bei ihrem Auto. Sie kommen lieber direkt ins Café und schauen sich um. Cherry gefriert das Blut, aber als die beiden die Bedienung sehen, beginnt sofort ein vertrautes Gespräch. Sie sind also Einheimische. Und suchen nicht nach ihr. Wie lange braucht Jabubiak denn noch auf dem Klo?

Aber sie ist nicht die Einzige, der das Polizistenduo aufgefallen ist. Bob will zurück nach drinnen und arbeitet sich sisyphusmäßig Zentimeter für Zentimeter vorwärts, während die überdrehte Leila ihn in die andere Richtung zerrt. Cherry bekommt Panik und würde am liebsten direkt auf die Herrentoilette stürmen, aber die ist vom ganzen Raum aus zu sehen. Doch ihr fällt wieder ein, dass die Klos in einem Anbau sind, den man außen ans Haus rangeklatscht hat, und hoffentlich, bitte, lieber Gott, hat dieser Anbau hinten ein Fenster oder wenigstens irgendeine Form von Lüftung.

JAKUBIAK

Andy ist glücklich, denn er kann endlich wieder pinkeln. Der ganze Stress, das Chaos, die Schmerzen nach der Spontanoperation hatten bei ihm alles dichtgemacht, sosehr er auch musste. Zwei Klogänge waren nötig und die absolute

Konzentration auf einen Film über die Niagarafälle, den er mal gesehen hat (der Hammer, er war noch nie in Amerika, er muss unbedingt mal hin), aber jetzt fließt es endlich frei und reichlich. Er atmet befriedigt durch und hebt den Blick gen Himmel.

Die Schwester starrt durch das schmutzige Maschendrahtrechteck über seinem Kopf auf ihn runter. Er kreischt, und sein Strahl versiegt sofort wieder.

»WAS ZUM …«

»Pssst. Hab ich doch alles schon gesehen.«

»Da war ich *bewusstlos*, das ist was anderes.«

Ihre Augen huschen für einen Sekundenbruchteil eine Etage tiefer. »Nee, eigentlich nicht.«

»Lässt du mich wohl –«

»Die Bullen sind da.«

»Was?«

»Und der Opa hat die Leiche gefunden.«

Könnte der menschliche Körper Urin wieder einsaugen, hätte der von Andy Jakubiak es jetzt wohl getan.

»Klopf ab, geh *ganz* unauffällig und ohne Blickkontakt nach draußen. Wir treffen uns am Auto. Los.«

10

BARRATT

Plan B lautet Telematik.

Früher wäre es ein Problem gewesen, wenn die Zielperson die Nummernschilder wechselt. Aber in Zeiten der modernen Massenüberwachung haben die Behörden immer noch einen Trick auf Lager, in diesem Fall die Telematik, die kleine Black Box des Straßenverkehrs.

In den Eingeweiden von Lastwagen und Autos steckt ein kleiner Computer, der die Geschwindigkeit überwacht, den Verbrauch, den Reifendruck, alles Mögliche. Bei Firmenwagen ist dieser bereits die Norm, aber die Versicherungen bestehen mittlerweile auch bei Privatautos oft darauf, damit sie neue Vorwände bekommen, Ansprüche abzulehnen. Die meisten neuen Wagen haben einen, wenn man nicht auf dessen Ausbau besteht.

Für Freddie ist das Tolle daran, dass in dem Computer auch eine SIM-Karte zum konstanten Informationstransfer steckt, sodass sich der Wagen per GPS verfolgen lässt. Wenn man also davon ausgeht, dass das Auto der Schwester neu genug ist, und das ist es, dass sie es nicht gewechselt haben, und woher sollten sie denn ein neues kriegen, und warum sollten sie dann beim alten die Nummernschilder tauschen, und dass Andy Jakubiak entweder nichts von der Telematik weiß, weil einfache Polizisten die Fortbildung nicht kriegen, oder falls doch, dass er dann währenddessen lieber die ganze Zeit Brust-Trainingstechniken auf dem Handy recherchiert hat, was ziemlich sicher scheint, dann wäre Freddie wieder im Sattel.

Er startet das GPS-System. Und natürlich zeigt es sofort einen Treffer.

ASHA

Asha steigt aus dem Zug. Es war eine seltsame Fahrt. Sie hat nicht nur gestaunt, wie voll es war, dass man stehen musste, auch wenn nicht ganz so eng gedrängt wie zu Hause, sondern vor allem über das Elend der Leute. Sie sind alle still, scheinen niedergeschlagen und mutlos. Sie reden kein Wort miteinander und schimpfen nur manchmal leise in ihre Handys. Zu Hause ist geteiltes Leid immer auch ein Gesprächsanlass, aber hier ist jeder in seiner privaten Verzweiflung gefangen. Der Blick aus dem Fenster war auch nicht besser: übervolle Autobahnen, Betonbrücken, Grundstücke mit hohen Zäunen, hinter denen aufgetürmter Schrott liegt, trostlose Häusertrakte, schwer und einförmig im dichten Regen. Schienengewirr wie verstopfte Eisendärme. Vielleicht liegen die reichen Teile Großbritanniens woanders, tröstet sie sich.

Und wie Khadija sie gewarnt hatte, hängen überall Kameras. Und keine ehrlichen, die wie Kameras aussehen, sondern kleine dunkle Glupschaugen, die aus Pfosten und Dächern hervorquellen wie Pilze nach dem Regen, die Fruchtkörper des moralischen Verfalls. Sie weicht ihnen aus, so gut es geht, denn sie weiß, was es bedeuten kann, wenn sie entdeckt wird, und sie hat gehört, wie die Männer in der Küche gemunkelt haben vom sogenannten Home Office. Aber manche der Kameras sind kaum zu erkennen. Und je mehr Mühe sie sich gibt, nicht aufzufallen, desto auffälliger fühlt sie sich. Sie erschauert. Die Überwachung schafft eine ganz andere Form von Bedrohlichkeit, als sie sie gewohnt ist.

Auch die Stadt, in der sie ausgestiegen ist, kann sie nicht aufheitern. Grau, freudlos, voll der feindseligen Anonymität eines Schuldigen, der mit Baseballcap vor die Augen gezogen in den Gerichtssaal kommt. Verglichen mit London nur wenige Leute auf der Straße, und die sind größtenteils alt und weiß und wirken sehr krank, wie sie hustend durch ihren Alltag schlurfen. Viele der Läden sind verrammelt. Selbst der Cash Converters, bei dem sie in London ihr Handy gekauft hat, ist hier geschlossen.

Schließlich glaubt sie, das »Auffangzentrum« gefunden zu haben. Das Gebäude sieht so aus wie auf dem Foto im Internet: dieselbe schnöde Billigbauweise in nackten, bleifarbenen Ziegeln, dieselbe Ahnung von Ausbeutung, wie es geduckt unter dem schrägen Dach dasteht. Lauter junge Leute, viele Chinesen, manche, die ihr selbst ähneln, ein klarer Kontrast zu der Stadt drum herum. Aber sie sieht hier deutlich weniger Stacheldraht als auf dem Foto, und die Leute kommen und gehen recht frei für ein Gefängnis. Und wo sind die Wachen?

Asha bleibt eine Weile vor dem Gebäude stehen und weiß nicht, was sie machen soll. Irgendwann nimmt sie ihren Mut zusammen und spricht ein charismatisches Mädchen mit Hidschab an, das sich mit ihren Freundinnen kaputtlacht und auf Arabisch Witze reißt. Asha hat die Sprache von ihrer Mutter gelernt und stellt schüchtern eine Frage.

»*Habibti*, ist das hier das ›Auffangzentrum‹?«

Das Mädchen lächelt höflich verdattert. Vielleicht nennt sie es nicht so oder kennt den englischen Begriff nicht. Asha übersetzt ihn ins Arabische, wie sie ihn versteht.

»Ein Gefängnis für junge Leute, die nicht hier sein sollen.«

Die Gruppe fällt auseinander, während alle brüllen vor Lachen. Asha spürt, wie ihr die Schamesröte ins Gesicht tritt. Sie will schnell gehen, als das Mädchen mit dem Hidschab sie fest am Arm fasst und die anderen zur Ordnung ruft.

»Stopp jetzt! Hört auf! Seid nicht so fies zu ihr!«

Sie wendet sich Asha zu.

»Sorry, *Habibti*, das klingt ein bisschen witzig, wenn man weiß, dass das hier ein Studentenwohnheim ist.«

BARRATT

Das Auto der Schlampe ist auf Freddies Bildschirm klar und deutlich etwa fünfzig Kilometer nordöstlich zu sehen und arbeitet sich auf den Landstraßen langsam, aber sicher auf London zu. Freddie ist gut befreundet mit Lee Jenkins, dem örtlichen Polizeichef da oben. Sie sind beide in einer WhatsApp-Gruppe für Bürger mit einer, sagen wir, kompromisslosen Haltung in gesellschaftlichen Angelegenheiten. Barratt zückt sein Handy.

»Lee? Freddie hier. Wie geht's? Hast du dir den Link angeguckt, den ich dir geschickt habe? Die verdammten Vergewaltiger, Mann, anders kann ich das nicht sagen. Die Scheißkinderficker. Wie oft denn noch? Aber die Regierung unternimmt nichts, weil das alles Ausländer sind. Armes England. Aber bei mir geht's gerade um eine hausgemachte Sache.

Hier ist einer durchgebrannt. Einer von uns. Ein junger Bursche, den ich unter meine Fittiche genommen habe. Ja, dachte ich auch. Nicht ganz sicher, aber es geht wohl um eine Frau. Schwanzgesteuert, absolut. Ich würde die ja nicht mit der Zange anpacken, aber so ist das eben. Jeder, wie er meint.

Okay, Lee, ich will dem Jungen nicht die Zukunft versauen. Wenn eine Vermisstenmeldung draus wird, ist er am Arsch. Zack, auf der Straße. Machen wir das lieber auf dem kurzen Dienstweg, ja? Kannst du die beiden mal von einer Streife rauswinken lassen und festhalten, bis ich da bin? Kein Stress. Sauber, besten Dank.«

Brian Hamilton, der große, graue Sergeant der Polizei, hat *endlich* den alten Wichtigtuer mit dem kläffenden Hund abgewimmelt und ist mitten in seinem Full English Breakfast, als sich das Funkgerät meldet. In steinerner Stille hört er seinem Chef zu und kaut dabei auf einem Stück Eiertoast.

»Ist das dein Ernst?«

»Wieso?«

»Sag, dass das ein Witz ist, Lee.«

»Ganz und gar nicht, Brian.«

»Die waren *hier*.«

»Bitte?«

»Eine Blonde mittleren Alters und ein junger Muskelmann?«

»Korrekt.«

»Die waren *hier* im Café. Sind so vor zehn Minuten abgefahren.«

»Dann habt ihr sie ja schnell eingeholt, was?«

»Ich habe mich doch gerade erst zum Essen hingesetzt«, sagt Brian der Sergeant mit dem empörten Unglauben einer Nonne, die man ganz vorne aus der Schlange zur Papstaudienz rauszieht. Sein Frühstücksalibi wird erwartungsgemäß abgeschmettert, also steckt er das Funkgerät wieder ein und wendet sich seiner Kollegin zu.

»Wir müssen dann leider mal los, meine Liebe.«

»Schon okay, Dad … Sergeant. Ich bin schon fertig.«

»Ich hab es doch gesagt. ICH HAB ES DOCH GESAGT!«, ruft Bob hämisch, als Brian und seine Tochter das Café verlassen und ihn bemüht ignorieren. Leila bellt wie irre. Der Streifenwagen schwenkt auf die Straße wie ein Alligator, der sich vom schlammigen Ufer in den Fluss gleiten lässt.

ROBERT

Sie sitzen zu dritt mit einem dringend benötigten Wein am Tisch, obwohl es erst zehn Uhr früh ist. Danielle leert ihr Glas in einem Zug, streckt es wieder in Roberts Richtung und zieht die Reste ihrer selbstgezupften Augenbrauen hoch (die ehrlich gesagt aussehen wie der Teil des Amazonas, den die Bolsonaro-Regierung den Sojakonglomeraten geschenkt hat, nicht dass Robert jemals den Mumm hätte, es ihr ins Gesicht zu sagen), als es nicht sofort wieder aufgefüllt wird. Tränenspuren ziehen sich über ihre Wangen. Robert wirft ihr einen langen, strengen Blick zu und füllt das Glas zur Hälfte.

»Rekapitulieren wir«, sagt Robert.

»Rekapitulieren«, schnaubt Danielle.

Robert schiebt das Glas von seiner Tochter weg. Sie zieht es zurück.

»Sie findet die Leiche am Strand und begleitet sie zu dir in die Leichenhalle«, beginnt er.

»Richtig«, sagt Michael.

»Und da trifft sie diesen jüngeren Polizisten. Andy. Glauben wir, dass da etwas zwischen ihnen ist?« Das fragt er in einem so neutralen, leidenschaftslosen Ton, dass Danielle ihm von unter ihrer Brandrodung einen sorgenvollen Blick zuwirft, den Robert aber nicht sieht.

»Eher weniger«, sagt Michael. »Den Eindruck hatte ich zumindest nicht. Und sie hat ihn mit einem extrastarken Beruhigungsmittel außer Gefecht gesetzt, was auch nicht unbedingt für eine glückliche Beziehung spricht.« Wenn er will, kann Michael auch trocken.

»Aber er macht mit ihr gemeinsame Sache.«

»Das wissen wir nicht.«

»Er geht nicht ans Handy. Er hat keinen Kontakt zu seinen Vorgesetzten aufgenommen, was seine oberste Pflicht wäre.«

»Und woher wissen wir das?«

»Weil Barratt ihn sucht. Lisa sagt, er hat die Sache bisher weitgehend unter Verschluss gehalten und alles an sich gerissen. Eine Ein-Mann-Suchoperation.«

»Lisa?«, fragt Danielle.

»Frühere Kollegin.«

Danielle legt Skepsis, Staunen und Spannung in ein einziges Grunzen. Sie kippt ihr halbes Glas Wein. Robert nimmt es ihr ab.

»Warum sollte er ihr helfen?«, fragt sich Michael. Robert zuckt die Achseln.

»Reihenweise mögliche Gründe. Persönliche. Sexuelle. Finanzielle.«

»Finanzielle? Wo soll bei der Sache denn Geld herauskommen?«

»Tja, wenn er nicht mit ihr unter einer Decke steckt und nicht in Kontakt mit der Polizei steht, dann heißt das, sie hat ihn irgendwie gefesselt oder unter Druck gesetzt. Er ist ein kräftiger Kerl. Erscheint sie uns fähig dazu?«

Alle drei stellen sich Cherry vor und kommen unabhängig voneinander zu dem Schluss, dass ja, absolut.

»Das heißt, sie hat mindestens eine und möglicherweise zwei schwere, auffällige Lasten bei sich.«

»In einem Kleinwagen.«

»Sie muss also ungesehen bleiben, sich Zeit lassen, Nebenstraßen fahren. Was glauben wir, wohin fährt sie?«

»Definitiv London«, sagt Michael.

»Warum?«

»Wegen des Fotos.«

Robert sieht ihn fragend an.

»Sie hat bei der Leiche ein laminiertes Foto gefunden. Hat es mir beim Mittagessen gezeigt. Junges Mädchen, offenes Lächeln, in London aufgenommen.«

»Okay. Und woran hast du das erkannt?«

»An dem Straßenschild hinter ihr. NW10.«

»Cherry hat das Bild nicht mit der Leiche abgegeben?«

»Sie meinte, sie will es der Polizei nicht anvertrauen.«

»Gut so«, sagt Danielle. »Hätte ich auch nicht. Bullen sind Schweine und Punkt.«

Robert fährt auf, was genau die Reaktion ist, die Danielle wollte. Sie hatten das Thema schon hundertmal, und jedes Mal fällt er darauf rein und stürzt sich mit Anlauf in ihre Falle.

»Sie glaubt wohl, dass das Mädchen eine Verbindung zu dem Jungen hat, eine Verwandte ist oder seine Freundin, und dass man sie vielleicht irgendwie aufspüren kann«, ergänzt Michael.

»Wer ist sie? Wie heißt sie?«

»Keine Ahnung. Und Cherry auch nicht, glaube ich.«

»›Aufspüren?‹ Wie das?«

»Ich weiß nicht. Ich dachte, das wäre eher dein Bereich.«

»Ihr wisst *nichts* über sie? Überhaupt nichts?«

Michael schüttelt den Kopf. Mit wachsendem Unglauben beugt Robert sich vor.

»Du sagst, sie fährt mit einer Leiche nach London, möglicherweise zusätzlich mit entweder einem Gefangenen oder einem Polizisten, der ihr hilft, um ein Mädchen zu finden, von dem sie nichts weiß, deren Namen sie nicht mal kennt, und alles auf Grundlage eines Fotos, das sie bei der Leiche gefunden hat?«

»Ja«, erwidert Michael. »So sieht es alles in allem aus, würde ich sagen.«

Robert massiert sich kräftig die Schläfen und drückt sich dann die Handflächen vors Gesicht. Geräuschvoll atmet er zwischen den Händen durch aus wie ein auftauchender Wal durchs Blasloch.

Der Haken daran: Genau deshalb liebt er sie ja.

»Meinst du, du kannst ein Bild davon zeichnen?«, fragt Robert.

»Wovon?«

»Von dem Foto, das Cherry dir gezeigt hat.«

»Ich habe es bloß ein paar Sekunden gesehen.«

»Es ist wichtig, Michael.«

»Okay, ich kann mich einigermaßen erinnern«, murmelt Michael bescheiden, der mit einem Gedächtnis gesegnet ist, das einem durchschnittlichen Fotokopierer den Rang ablaufen könnte.

»Das kann alles ändern. Zeig uns jedes Detail. Das Mädchen, das Schild, den Hintergrund. Alles, was dir eben einfällt.«

»Ich habe ein bisschen in der Volkshochschule gelernt. Aktzeichnen«, sagt Michael mit verlegenem Lächeln.

CHERRY

Während sie sich weiter von der Küste entfernen und tiefer in den Londoner Pendlergürtel vordringen, werden die Häuser größer und die Atmosphäre wird kälter. Dichte Lorbeerhecken und hohe Holztore mit Digitalkeypads versperren die Sicht auf alles bis auf die ausladenden Giebel und die massigen Schornsteinköpfe. Kurze Einblicke von Schotterauffahrten mit präzise getrimmten Kanten. Der Abstand zwischen den Häusern vervielfacht sich. Zu sehen ist nur die moderne Dienerschaft: Baumchirurgen und Gärtner, Putzkräfte und Lieferdienstfahrer. Aber kein Anzeichen von den Bewohnern. Hier zahlt man für Diskretion, für das Recht, sich von niemandem den Garten begaffen zu lassen und vor allem nicht das Konto, auf das sich daraus schließen lässt. In Großbritannien wird man vor allem reich, um allen anderen durch das Medium Immobilie deutlich zu machen, dass sie sich ins Knie ficken können.

Die *wirklich* Reichen sind die hier natürlich nicht. Die leben in der Stadt, wenn sie denn mal im Lande weilen und nicht in Dubai oder Florida oder bis vor kurzem in Russland. Diese Leute hier sind deren Fluffer und Vermittler, deren Arschkriecher und Rückenfreihalter, deren Vollstrecker in Nadelstreifen. Es sind die Häuser der Investitionsberater und Experten für strukturierte Finanzierungen, der Steuermanipulatoren und Einrichter von Offshore-Holdings. Der Konzernmonopolsicherer und Aktionärsdividendensteigerer, der Oligarchen- und Hedge-Funds-

Betreuer und Abgeordneten des House of Lords, die sich lukrative Regierungsaufträge für systemrelevante Dienstleistungen gönnen, die sie nicht mal vorgeben zu erbringen, während alle dafür blechen und blechen außer ihrer lieben Schul- und Unifreunde in der Regierung. Also in etwa die schlimmsten Leute Großbritanniens. Von *Times*-Kolumnisten und George Osborne mal abgesehen.

Cherry schaut auf die Uhr. Sie kommen gut voran. Noch zwei, drei Stunden bis Nordwestlondon, je nach Route. Sie pfeift zwar noch nicht vor Glück, erlaubt sich aber eine gesummte Melodie.

Und dann taucht im Rückspiegel etwa siebzig, achtzig Meter hinter ihnen ein Polizeiauto auf.

Keine Sirene, kein Blaulicht, sondern die zielbewusste Geschwindigkeit des Raubtiers. Der Wagen holt auf wie ein Wolf, der dem Reh unaufhaltsam näher kommt. In einer der größten Beherrschungsleistungen ihres Lebens tritt Cherry nicht sofort das Gas durch. Ruhig bleiben. Nicht auffallen. Vielleicht sind sie gar nicht hinter ihr her. Aber der Abstand verringert sich immer weiter. Die Panik steigt ihr die Kehle hoch. Der Fahrer spricht in sein Funkgerät.

Es ist die graue Bohnenstange aus dem Café. Daneben sitzt die kleine Blonde. Cherry gibt Stoff.

Ohne es zu merken, ist sie gerade hinter einer Kurve verschwunden und zirkelt gleich noch durch die nächste, sodass sie einen ordentlichen Vorsprung hat, bis der Polizist reagieren kann. Sechzig Meter, siebzig. Sie hat das Pedal so weit durchgetreten, dass sie das Rütteln der Straße bis in den Oberschenkel spürt. Geschrei und Gebrüll von Jakubiak. Cherry sucht verzweifelt links und rechts. Keine

Abbiegungen, keine Nebenstraßen, keine Verstecke. Die Straße wird wieder gerade und verrät sie. Die ramschige Blechkiste, die sie sich eben leisten konnte, lässt sie im Stich, die Verfolger werden im Spiegel wieder größer, jetzt haben sie das Blaulicht an, aber die Sirene weiterhin aus.

Sie sieht eine kleine Abzweigung, reißt plötzlich das Lenkrad rum, das Heck bricht aus, Splitt und Staub sprühen hinter ihr auf wie bei *Ein Duke kommt selten allein*, das sie als Kind samstagnachmittags manchmal schauen durfte. Wie cool ist das denn, denkt Cherry Bristow einen langen, schrägen Moment lang, während sie sich beobachtet, als säße sie sich selbst auf der Schulter. Ich war nie cool, ich sah nicht aus wie Daisy Duke und konnte ganz bestimmt nicht so fahren wie sie. Bis jetzt. Was man so kann, wenn einem alles egal ist. Wenn ich im Knast bin, halte ich diese Erinnerungen in Ehren und wiege mich mit ihnen in den Schlaf.

Noch eine Abzweigung, diese wieder schmaler, seit Ewigkeiten nicht mehr ausgebessert worden, das kleine Auto springt und scheppert über die Schlaglöcher wie eine Blechdose, die man die Straße entlangkickt. Der Polizeiwagen kommt hinterher, aber Cherry hat mit ihren Manövern wieder ein bisschen mehr Abstand rausgehauen. Der Weg führt hinter einem weitläufigen Anwesen entlang, das zweifellos mit ruchlosen, heimtückischen Methoden erkauft wurde. Rhododendrondickichte verbergen der Sünden Lohn. Cherry kapiert, dass sie sich wahrscheinlich auf einem Privatweg befindet, der sie zum Vollblutpferdestall der Besitzer führt, oder irgendetwas in der Art. Eine Sackgasse. Die Jagd ist zu Ende. Ein seltsamer Frieden ergreift sie bei dem Gedanken, dass sie nun von der Bürde befreit wird, dass man ihr die Entscheidung nun nimmt.

Aber nein. Plötzlich geht es links um die Ecke, und sie werden zurück auf eine richtige Straße ausgespuckt, die sich auch noch direkt vor ihnen gabelt. Die neue Chance, ihren Verfolgern zu entkommen, weckt Cherrys Kampfgeist wieder. Sie tritt das Pedal erneut durch und entscheidet sich für die linke Seite. Im Zweifel immer links.

Bloß diesmal hat ihr Instinkt sie wohl in die Irre geführt. Nach zwei schnellen Kurven hat sie eine Sackgasse vor sich, den ausladenden Schottervorplatz eines gewaltigen Hauses. Davor steht eine schlanke, schwarzhaarige Frau, die ein riesiges, stachelgekröntes Metalltor mit einem Keypad abschließt. Cherry kann ihr gerade noch ausweichen und hält mit quietschenden Reifen, jeder Schwung ist raus, die Polizei sicher nur Sekunden hinter ihr. Die dunkelhaarige Frau schaut finster und reißt wütend den Mund auf.

Dann sieht sie auf die Rückbank und schreit.

11

CHERRY

»Die gehen gleich wieder«, sagt die dunkelhaarige Frau. »Wenn sich keiner meldet.«

Sie drängen sich zu dritt um den Bildschirm der Gegensprechanlage und sehen zu, wie die Polizisten immer wieder den Klingelknopf drücken. Keiner regt sich. Sie atmen flach. Das Klingelkonzert in e-Moll endet mit einem schrillen Schlusssatz, bevor der Große die Arme in die Höhe wirft und die beiden wegfahren. Im Haus atmet man kollektiv auf.

»Kommen die nicht zurück?«

»Ich glaube nicht«, sagt die Frau. »Sie haben euch nicht hereinkommen sehen. Sie müssen noch andere Häuser, andere Straßen absuchen. So, wer möchte eine Tasse Tee?«

»Unheimlich gerne«, sagt Cherry. »Mit drei Stücken Zucker bitte.«

Die Küche ist so groß, dass sie ein Echo ihrer Stimmen hören, was alles umso unwirklicher erscheinen lässt. Als die dunkelhaarige Frau ihnen das Metalltor aufgemacht und sie eilig in die riesige Tiefgarage gewinkt hat, waren sie zu verblüfft und dankbar, um sie zu fragen, warum. Und sie hat immer noch kein Wort dazu fallenlassen, warum sie ihnen aushilft.

Die Frau werkelt ein bisschen und knallt ihnen zwei Becher auf den Mahagonitisch. Das Wummern hallt von all den polierten Metallflächen und dem fein geäderten Marmorboden wider. Dem makellosen Zustand des achtflammigen Gasherds nach zu urteilen, wird hier nicht oft gekocht.

»Drei Stück Zucker?«, sagt die Frau trocken zu Cherry. Anscheinend sieht sie ihre Ernährung strenger als ihre plötzliche Ankunft mit Leiche im Gepäck.

»Nicht meine Schuld. Jahrelange Nachtschichten«, sagt Cherry zu ihrer Verteidigung.

»Zucker ist genau das Falsche, um deinen Glukosespiegel zu regulieren«, sagt Andy.

»Ein Schlag ins Gesicht aber auch.«

»Blödsinn.«

»Willst du es drauf ankommen lassen?«

»Das ergibt doch alles keinen Sinn.«

»Wie heißt du noch gleich, meine Liebe?« Die Frau hat eine erdige Stimme und eine charmant gebrochene Nase, sodass ihr ansonsten perfektes Gesicht nicht unsympathisch wirkt.

»Cherry.«

»Hübsch. Wie französisch?«

»Nein, wie die Cola«, sagt Cherry, die das gleiche Gespräch schon oft geführt hat. Wer benennt sein Kind denn nach einer Frucht?, hat sie ihre Mutter schon oft gefragt. Was hat es denn noch auf die Shortlist geschafft? Grenadine? Guanabana? Okay, Guanabana Bristow hat schon seinen Klang. Da hat sie bei Danielle eine Chance vertan.

»Ich bin Radka.«

»Andy Jakubiak«, sagt Andy Jakubiak.

»Sehr erfreut, Andy.«

»Danke, dass du uns reingelassen hast.«

»Keine Ursache.«

»Darf ich wissen, warum?«, fragt er mit hochgezogenen Augenbrauen. Aber Cherry hat etwas Dringenderes im Sinn.

»Die sind hinter uns her, oder? Das war doch kein Zufall, dass es die gleichen Leute waren. Wie sind sie uns gefolgt?«

»Habt ihr Handys?«, fragt Radka.

»Weggeworfen.«

»Dann ist es das GPS in eurem Auto.«

»Das Auto hat GPS?«

Mit schlechtem Gewissen kommt Andy eine vage Erinnerung an ein Briefing hoch, bei dem er nicht richtig zugehört hat, weil er sich in neue Techniken im rumänischen Kreuzheben eingelesen hat. Er verschweigt es lieber.

»Davon gehe ich aus. Die meisten neueren Autos haben das. Das weiß ich nur, weil Alasdair – ihm gehört das Haus – absolute Panik hat, überwacht oder belauscht zu werden. Er hat irgendeinen Blocker für die ganze Gegend aufgestellt. Einen knappen Kilometer in alle Richtungen. Also können sie euch nicht bis hier verfolgen.«

»Alasdair klingt sehr normal.«

»Ist er nicht.«

»Sorry, das ist diese englische Angewohnheit, genau das Gegenteil von dem zu sagen, was man eigentlich denkt.«

»Nein, ich weiß. In Tschechien haben wir das auch, wie sagt man? Scharfe Ironie. Sie ist in unserer Literatur sehr stark. Habt ihr Hrabal gelesen?«

»Wen?«

»Bohumil Hrabal. Einer unserer größten Autoren.«

»Noch nie gehört, sorry.«

»Ich empfehle *Reise nach Sondervorschrift, Zuglauf überwacht*.«

»Merke ich mir«, sagt Cherry. Sie nippt an ihrem Tee. Er ist ausgezeichnet. »Womit verdient Alasdair denn sein Geld?«

»Er ist Ölhändler.«

»Okay. Ehrliche Arbeit.«

»Nein, in Wirklichkeit ist es noch viel schlimmer, als man glaubt«, sagt Radka und bläst genüsslich den Rauch ihrer Selbstgedrehten in die Luft. »Er ist Spekulant. Deshalb sind die Energiekosten so hoch, nicht wegen irgendwelcher Kriege. Die Propaganda ist so witzig in diesem Land. Wenn man in der Endphase des Kommunismus aufgewachsen ist, hat man einen klaren Blick auf die britische Gesellschaft. So viele Ähnlichkeiten: die Machtlosigkeit des Volkes, die Korruption der Mächtigen. Nur ist das Transportsystem hier viel schlechter als damals in der Tschechoslowakei. Und wir haben nur so getan, als würden wir arbeiten. Ihr schuftet hier wirklich.«

Sie spuckt wieder Rauch und auch ein bisschen Feuer.

»Alasdair lädt das Öl auf riesengroße Tanker und lässt

sie in Endlosschleifen um die Welt fahren, um die Preise weiter und weiter in die Höhe zu treiben. Das ist seine Arbeit. Den Menschen Wärme und Licht zu versagen. Also ist er unmittelbar für zahlreiche Tode verantwortlich. Nur wegen alldem hier«, sie lässt die Hand über dem Kopf kreisen, als schleuderte sie ein unsichtbares Lasso, »wo er kaum jemals ist. Er ist natürlich ein sehr freundlicher Mann. Etwas schwächlich. Fliehendes Kinn. Ich frage ihn, warum er es tut, und er sagt, wenn nicht er, dann macht es eben ein anderer.«

»Und wo ist Alasdair gerade?«, fragt Jakubiak.

»In Usbekistan, glaube ich.«

»Wie praktisch. Also, fürs Öl«, sagt Cherry.

»Sie sieden ihre Dissidenten darin, habe ich gehört. Ich weiß nicht, ob das passiert, bevor oder nachdem sie es Alasdair verkaufen.«

»Also bist du allein hier?«, fragt Jakubiak, dem die energiepolitischen Fragen zu viel werden.

»Fiona ist auf den Malediven. Sie ist eine unglückliche Frau. Oscar studiert Film in London. Bald kommen die Gärtner die Hecke schneiden. Aber ansonsten bin nur ich hier, ja. Und putze ein leeres Haus.«

»Wie lange bist du schon hier?«

»Etwa fünf Jahre«, sagt Radka. »Also, nicht nur hier im Gebäude. Abends gehe ich nach Hause. Ich bin ja nicht Rapunzel.«

»Du wirkst sehr gebildet.«

»Für eine Putzfrau, ja?«

»Nein, ich –«

»Das nehme ich nicht hin. Dass dumme Leute körperlich arbeiten und kluge Leute E-Mails schreiben. Meiner Erfahrung nach ist es hundert Prozent andersherum.«

Cherry muss an den Humor der Pflegehelfer denken, an die surreale Komik während der endlosen Nachtschichten, verglichen mit der rinderhaften Einförmigkeit der Management-Ebene weiter oben, der panisch-aggressiven Wut dieser Anzugträger, wurden ihre Entscheidungen auch nur ansatzweise in Frage gestellt. Sie bereut ihre Worte. Schon oft hat man Cherry gebeten, über die Streiklinie in ihrem Kopf zu treten und ins Management zu wechseln. Aber da würde sie es lieber als usbekische Dissidentin versuchen.

»Klar bin ich gebildet«, sagt Radka und zuckt mit den Schultern. »Ich habe organische Chemie studiert. Eine Zeit lang habe ich in einem Labor hier in der Nähe gearbeitet. Aber dann das Übliche, ihr wisst schon: Streit um den Dienstplan, Leute, die einem das Essen aus dem Kühlschrank klauen, hässliche Männer, die einen bumsen wollen. Genau wie in Tschechien. Mein Freund ist Alasdairs Buchhalter. Die Stelle hier wurde frei, also habe ich sie angenommen. Ich habe viel Zeit zum Lesen.«

»Ach, *deshalb* hast du uns reingelassen«, sagt Jakubiak.

»Wie meinst du das?«

»Du hast dich über den Besuch gefreut.«

Radka wirkt verdutzt. »Ich bin nicht einsam, wenn du das meinst. Wenn ich sage, ich habe viel Zeit zum Lesen, dann meine ich, ich habe viel Zeit zum Lesen. Ich lese gerne. Nein, ich dachte, es wäre klar, warum ich euch reingelassen habe.«

»Mir nicht.«

Radka beugt sich vor und drückt die Zigarette aus. »Wisst ihr denn nicht, was ihr auf der Rückbank habt?«

BARRATT

»Verschwunden? Was soll das heißen, verdammte Scheiße? Sie können doch nicht einfach verschwinden!«

Barratts Schlusswort wird so schrill, dass vorüberfliegende Vögel womöglich vom Himmel fallen könnten, und es endet mit einem gewaltigen Krachen.

Lisa Bailey unterdrückt ein Kichern und klopft höflich an seine Bürotür. Widerlinge wie Barratt sind die größte Bedrohung für ihre fade Fassade, ihren Unpersönlichkeitskult. Solche Männer machen es ihr verdammt schwer, sich nicht kaputtzulachen. Keine Antwort, sie klopft wieder. Schließlich kommt ein wutschnaubendes Grunzen.

Als sie die Tür öffnet, sieht sie Freddie über den Resten seines Handys stehen und die Trümmer betrachten wie ein griechisches Orakel, das in versengten Schafsgedärmen nach Zeichen und verborgener Bedeutung stochert. Oder auch nach seiner SIM-Karte. Neben ihm stecken Scherben des Touchscreens in der Wand.

»Kann ich etwas für Sie tun, Sir?«, fragt Lisa mit möglichst ernstem Gesicht.

»Du kannst mir verdammt noch mal ein neues Handy besorgen«, sagt Barratt, ohne sie anzusehen.

»Ich bin eine Hexe«, sagt Radka mit gelassener Überzeugung, wie einem eine andere Frau vielleicht sagen würde, dass sie Schuhgröße 40 oder ein Händchen für Innenausstattung hat.

Die drei stehen wieder in der riesigen Tiefgarage, in der sie vorhin mit quietschenden Reifen und chaotischer Begeisterung über ihre Flucht vor der Polizei angehalten hatten. Die kavernenartige Halle könnte man auch mit dem Bauch von einem von Alasdairs Tankern verwechseln, aber gerade parken hier nur Radkas Mazda, ein pinkes Cabrio mit Faltverdeck, das erwartungsvoll dasteht wie ein lipglossschimmernder Schmollmund (»Fionas kleiner Flitzer«, sagt Radka abschätzig), und Cherrys Kleinwagen. Auf dessen Rückbank starren die drei gerade. Radka hält einen schwarzen Müllsack, den diverse Gegenstände ausbeulen, die sie irgendwo aus den Tiefen der Küche hervorgewühlt hat. Jakubiak steht die Angst ins Gesicht geschrieben.

»Eine Hexe?«, fragt er nervös. Andy ist kein Horrorfilmfan. Selbst die erste Folge von *Stranger Things* hat er nicht zu Ende geschafft.

»Genau«, sagt Radka. »Außerdem Haushälterin und organische Chemikerin.«

»Und Literaturkennerin«, ergänzt Cherry.

»Auch das.«

»Die diversen Fertigkeiten der Frau von heute. Gibt es das als Schulfach, Hexerei, oder ist das eher ein Ausbildungsberuf?«

»Mach dich nicht lustig.«

»Tut mir leid, ich … Man hört eben nicht jeden Tag jemanden sagen –«

»Es geht nicht um spitze Hüte und Besenfliegerei. Es ist … normaler. Wie wenn jemand den Fernsehbildschirm des Lebens ein bisschen ausweitet und etwas über den Rahmen anderer Leute hinaussehen kann. Ich kann schon immer gewisse Dinge sehen und hören. Vorfahren. Seelen. Lang habe ich mich davor gefürchtet. Dann verstand ich, dass es viel älter ist als ich. Hexen sind Frauen, die verflucht und verfolgt und eingesperrt wurden, weil sie Dinge wussten, die mächtige Männer vor ihnen verbergen wollten. Es bedeutet Widerstand, eine Verbindung mit anderen Menschen und mit anderen Kräften. Es gibt noch viel mehr Hexen da draußen, heutzutage, wo alles in der Scheiße steckt. Eigentlich ist es eine Form von Liebe. Liebe in Zeiten der Verzweiflung.«

»Okay, das gefällt mir«, sagt Cherry.

»Also, kannst du dann, äh, mit ihm reden?«, fragt Andy, der ein Gefühl für die potenziellen Vorzüge der dunklen Seite entwickelt. »Herausfinden, wer er ist und wo er hinmuss?«

Der Blick, den Radka ihm zuwirft, könnte mehr Pflanzen verdorren lassen als Klimawandel und Gentechnik zusammen.

»Es ist kein FaceTime für Gespenster.«

»Nein, ich weiß –«

»Und auch kein … Lieferservice fürs Jenseits. Ich kann nicht einfach einen Toten anrufen, mit ihm plaudern und ihn nach einer Lieferadresse fragen. ›Bitte legen Sie die

Leiche hinter den Schuppen, wenn niemand zu Hause ist.‹«

»Tut mir leid«, sagt Andy kleinlaut. »Was kannst du denn, äh, sehen?«

»Ich sehe seine Seele«, sagt Radka und zeigt mit dem Finger.

OMAR

Ein Flüchtlingslager auf einer der griechischen Inseln. Eine in den sterbenden Olivenhainen freigehackte Fläche für dreitausend Leute, wo nun zwanzigtausend und mehr eingepfercht sind. Die Olivenbäume gehen am Klimawandel zugrunde, an der ewigen Hitze und Trockenheit, aber jetzt ist Winter, und nachts fallen die Temperaturen deutlich unter null. Die Zelte vom UNHCR stehen auf Holzpaletten. Die einfachen Unterstände aus Planen und Brettern weiter draußen haben solchen Luxus nicht. Hier erfrieren andauernd Menschen auf dem kalten, nackten Boden. Hunderudel streunen umher.

Omar bleibt für sich. Es gibt kaum jemals Strom, und nachts fühlt man sich, als verschlänge einen die Dunkelheit, als griffe sie nach unvorsichtigen Reisenden und zöge sie in die Tiefe. Die Dunkelheit hier ist wie ein Ungeheuer aus alten Legenden, wie Scylla und Charybdis. Die Reise prüft einen jeden Tag von neuem, legt einem Steine in den Weg und gräbt einem Fallen, um zu sehen, ob man das praktische und moralische Zeug zum Durchkommen hat. Ohne Glück und Mut überlebt man diese Odyssee nicht. Wenn es jemals ein auserwähltes Volk auf dieser Welt gegeben hat, dann besteht es aus jenen, die es durch diese Prüfung durch Feuer, Wasser und Bürokraten schaffen. Hätten wir den gleichen Mut wie sie, würden wir sie in unsere Lieder und Geschichten schreiben.

Hinten in den Schatten des Lagers, hinter Müllbergen, so hoch, dass ein großer Mann nicht hinaufreichen kann, und den Ratten, die in Wellen daraus hervorpulsieren wie lebende Albtraumfluten, sind Männer mit Messern. Die Wut, die Langeweile, die Frustration, die Armut. Die ganze Nacht hindurch stolpern junge Männer und Jugendliche mit Stichwunden in die Zelte der freiwilligen Sanitäter. Die Frauen ziehen abends Kinderwindeln an, die sie wund scheuern. Sie pissen und scheißen sich lieber ein, als dass sie den Gang in die Dunkelheit zu den Klos wagen. Am Ersten jedes Monats, wenn die Insassen ihr winziges Taschengeld bekommen, geht dem Supermarkt neben dem Lager der Wein aus, und man hört die Schlägereien bis ins Morgengrauen. Bloß weil die Leute dasselbe Elend leiden, sind sie noch lange keine Verbündeten oder wissen sich zu benehmen.

Omar hatte einen Mitbewohner im Zelt, der ihm etwas für den Platz bezahlte, ein sympathischer Syrer, der sich mit der berüchtigten »Lagergrippe« ansteckte (einer Meningitis, wie die Sanitäter sagten) und in ein Krankenhaus gefahren wurde. Es hieß, der Syrer sei nach Athen gekommen, dort aus dem dritten Stock des Krankenhauses geflohen, indem er seine Bettlaken aneinanderknotete, und jetzt habe er einen guten Job als Kellner. Oder er habe sich als Pflegehelfer verkleidet und sei jetzt Automechaniker oder

Bauarbeiter. Je nachdem, wer die Geschichte erzählt. Aber in allen Varianten kann er gutes Geld nach Hause zu seiner Familie schicken.

Andere sagen, wenn sie einen in einer der großen Städte im Krankenhaus behandeln, dann müssen sie deinen Asylantrag bearbeiten oder, noch besser, deinen Antrag, in eins der reicheren Länder Europas weiterzureisen: Deutschland, Frankreich, England. Das verweigern die Behörden hier vor Ort einfach. Eine Zeit lang ist Omar durchs Lager gelaufen und hat sich von den Kranken anhauchen lassen, aber angesteckt hat er sich nie.

Dann hatte er noch einen Mitbewohner, einen schmalen Jemeniten, der sich für zwanzig ausgab, aber höchstens wie vierzehn aussah, und im Schlaf Schreikrämpfe hatte. Die Augen weit offen, die Glieder steif, brüllte es aus ihm raus wie aus den Tiefen der Hölle. Das Schlimmste war, dass er am Morgen immer behauptete, er habe durchgeschlafen und könne sich an nichts erinnern. Er warf Omar sogar vor, er würde sich das Ganze ausdenken, um den Preis in die Höhe zu treiben. Als Omar ihn rauswarf, war er stinksauer.

Also bleibt Omar jetzt für sich. Er bewegt sich viel durchs Lager, hält sich aus dem Gefüge der Bündnisse und Loyalitäten raus, das ewig im Wandel ist, während verschiedene Gruppen an Einfluss gewinnen und wieder verlieren, während ihnen die Leute zulaufen und sich wieder abwenden. Ab und zu arbeitet er bei einem Bauern, schleppt Steine und hackt Holz. Der Bauer ist ein netter Kerl. Er hat Omar auch ein paar Worte Griechisch beigebracht. »*Malaka*« ist das häufigste. Was heißt das?, fragt ein anderer Wanderarbeiter, ein großer, knochiger Sudanese. »Das heißt, ein Mann, der …«, sagt der hutzelige Grieche mit dem verbeulten Filzhut und lässt zur allgemeinen Belustigung die Hand am Schritt vor- und zurückrucken. *Malaka* scheint aber auch ein Kosewort zu sein, eigentlich benutzen sie es hier für alles. Sie sprenkeln es über ihre Sprache wie Salz über das Essen.

Das Meckern der Ziegen auf dem Hof wirkt beruhigend. Es erinnert Omar an zu Hause. Er will aber nicht lang bleiben. Er muss weiterziehen. Asha finden.

ASHA

Das Mädchen mit dem Hidschab heißt Marwa, und sie führt Asha durchs Gewirr der Vorstadtstraßen. Die Häuser erinnern sie an die Leute im Zug: unfreiwillig zusammengedrängt, während jeder so tut, als wäre er ganz allein. Die Augen stur geradeaus, die Schultern millimeterweit auseinander, als könnten sie sich einreden, das wäre das Leben, das sie sich immer gewünscht haben, wenn sie nur die Berührung vermeiden. Billige Holzzäune dazwischen. Winzige Grasstreifen davor, oftmals selbst die zubetoniert oder geteert. Mit so einer Welt rechnet man als Migrantin nicht, mit einer Welt des Platten und Nichtssagenden. Das sind nicht die Versprechen, mit denen man ins Boot klettert oder sich unter den Laster hängt, oder in Ashas relativ privilegiertem Fall in ein Flugzeug steigt. Die Banalität und Freudlosigkeit verstören sie weit mehr als der Mangel an Reichtum.

Sie fragt Marwa, warum die Leute ihre kleinen Grasflächen zubetoniert haben, anstatt dort Blumen oder Obst zu pflanzen, und ihre neue Freundin erklärt ihr mit der Stimme, die sie langsamen Kindern und Libertären vorbehält, dass sie es getan haben, weil sie da ihre Autos parken. Das versteht Asha, aber sie sieht auch den vielen freien Platz zum Parken an der Straße. Sie nimmt an, dass es um Macht geht. Etwas, was man niedertreten, beherrschen kann, und wenn es nur Gras ist.

Marwa ist ein lauter Mensch. Sie ist aus Hull (»eine Stadt im Norden, ziemlich scheiße«), aber ihre Familie stammt aus Ägypten, deshalb spricht sie Arabisch. Sie studiert Informatik, »stinklangweiliger Quark, Alter, ganz ehrlich, aber da sind nun mal die Jobs, verstehste?« Marwa hat lange, rot polierte künstliche Nägel und eine aufrührerische Lache, die klingt wie Gezänk im Vogelschwarm, und sie hat nichts gegen ein Abenteuer. Asha sagt ihr immer wieder, dass sie sie nicht selbst zum Auffangzentrum bringen muss, sie kann ihr den Weg doch einfach auf dem Handy zeigen, aber das kommt für Marwa nicht in Frage.

Die Häuser dünnen aus und werden verdrängt vom Peripheriegeröll der englischen Provinzstadt. Heruntergekommene Gartencenter. Zwielichtige Autowerkstätten mit ölversifften Vorplätzen. Industriescheunen aus Profilblech in grellen Farben, Inseln inmitten von Asphaltseen, unterteilt in weißgeränderte Kästen, wieder die britische Versessenheit auf Pseudoprivatsphäre. Große weiße Buchstaben an den Wänden: *B&Q. Sainsbury's. Poundland.* Asha weiß nicht, was in diesen Klötzen steckt, nur dass sie eine große Anziehungskraft auf die Leute hier ausüben, die mit schweren Taschen beladen stur zwischen ihren Autos und diesen Bauten hin- und herstapfen.

Allmählich bleiben auch diese Quader zurück, und das Auffangzentrum kommt in Sicht, dräut noch trostloser als auf den Bildern, umgeben vom Nichts, von Brachland mit vereinzelten Sträuchern und zerrissenen Plastiktüten. Der Stacheldrahtzaun steht höher und breiter da, als sie ihn sich vorgestellt hat, stellenweise hängen Kleiderfetzen darin, Reste von Anstaltspullovern, die lärmend im Wind flattern wie die Überbleibsel einer ruinierten Flagge. Ansonsten herrscht auffällige Stille. Gitterfenster mit dickem Glas. An den großen Stahltoren geht niemand ein oder aus. Nur ein paar Krähen kämpfen um einen Karton voller Hühnerknochen. Asha erschauert.

Zum ersten Mal verschwindet Marwas Lächeln. Sie wendet sich ihrer neuen Freundin zu. »*Habibti*, was genau willst du hier?«

CHERRY

»Seine Seele will den Körper nicht verlassen«, verkündet die Vorstadthaushälterin und Hexe.

Cherry würde sich nicht unbedingt spirituell nennen. Geführte Meditationen und Duftöle und Walgesänge haben ihr nie viel gegeben, und erst recht nicht die Forderung, sie solle ihr »Bewusstsein öffnen«. In den Wochen nach Liams Tod wanzte sich eine erstaunliche Anzahl von Leuten an sie heran und fragte sie verschwörerisch, ob sie an ein Leben nach dem Tod glaube. Schickte ihr Links zu diesem oder jenem Medium oder die E-Mail-Adressen von Freunden, bei denen irgendein spiritueller Lifehack »echt geholfen« habe. Das machte sie *wild*. Diese Feigheit. Diese Realitätsverweigerung. Klar, sie wurde mit der Realität auch nur fertig, indem sie sich mehrere Abende die Woche gnadenlos abschoss und langsam, aber sicher alle ihre wichtigen Beziehungen niederbrannte, aber wenigstens suchte sie keinen Trost in diesem verlogenen Heititeiti-Dünnschiss, in dem sich heutzutage anscheinend so viele Leute suhlen.

Aber Radka glaubt sie. Sofort und ohne zu hinterfragen.

»Als ich euch habe rasen sehen wie die Irren, wollte ich euch erst kräftig die Meinung geigen.«

»Danke.«

»Und ich wollte euch ganz bestimmt nicht verstecken. Aber dann habe ich seine Seele gesehen. Und der muss ich helfen.«

»Warum kann er denn nicht? Nicht fort?«

»Ich weiß es nicht. Das ist in jeder Kultur anders. Die Seele ist aus irgendeinem Grund unglücklich. Sie ist aufgewühlt, findet keinen Frieden.«

»Wegen der Art und Weise, wie er gestorben ist?«

»Gut möglich. Der häufigste Grund ist der, dass jemand eine richtige Bestattung braucht.«

Voll ungehöriger Freude über die Bestätigung fährt sie zu Jakubiak herum.

»Ich hab's dir doch gesagt! Ich wusste, dass er eine anständige Beerdigung braucht!« Er glotzt sie glasig an.

»Aber fürs Erste braucht er dringender etwas anderes«, sagt Radka. »Als Expertin für organische Chemie gesprochen. Und als jemand mit intaktem Geruchssinn.«

Sie kippt den Müllsack aus. Mehrere Großpackungen Maldon-Meersalz purzeln auf den Boden.

ROBERT

Robert packt. Er neigt zu übergenauer Vorbereitung. Fünf Unterhosen oder sechs? Wie viele T-Shirts? Braucht er einen zweiten Pullover? Zur Zahnbürste auch noch Rasierzeug? Er will ja nur ein, zwei Tage unterwegs sein. Auf jeden Fall keine Schuhspanner, das ginge zu weit.

Er seufzt. Er war lange nicht mehr bei einem Fall da draußen, einem Verdächtigen auf der Spur und hat den Kitzel der Jagd gespürt. Es ist überhaupt lange her, dass er über Nacht mal woanders war. Der Gedanke, dass er wieder zurück im Sattel ist, bloß jagt er diesmal *Cherry* …

Er packt eine Familienflasche Mundspülung ein, besinnt sich eines Besseren und nimmt sie wieder raus. Die Schlafzimmertür schlägt auf, und da steht Danielle, stämmig und unnachgiebig.

»Okay. Im Gefrierschrank liegen Mikrowellenmahlzeiten –«

»Nein.«

»Es dauert nur einen Tag, höchstens zwei. Mrs Hilton holt dich von der Schule ab, wenn –«

»Nein.«

»Ich muss sie finden. Was auch immer du von deiner Mutter hältst, Danielle, sie steckt in gewaltigen Schwierigkeiten, und ich lasse sie da nicht –«

Sie schwingt sich den Rucksack von der Schulter und stellt ihn wummernd ab.

»Ich komme mit.«

Jetzt muss Robert widersprechen.

»Nein. Keine Chance. Ich habe keine Zeit, auf dich aufzupassen –«

»Aufzupassen? Wer passt hier wohl auf wen auf? Ohne mich bist du doch aufgeschmissen.«

»Bei aller Liebe, du hast doch keine Ahnung von –«

»Ich verstehe sie besser als du, Dad.«

»Nein.«

»Und wie! Ich weiß, wie sie denkt. Wusste ich schon immer. Und wenn du meinst, dass ich dich allein loslasse, hast du sie nicht mehr alle.«

JAKUBIAK

»Verdammt gute Idee«, sagt Cherry mit einem Nicken. »Hätte ich selber drauf kommen müssen.«

»Was denn?«, fragt Andy misstrauisch.

»Wenn auch ein bisschen irre, es mit dem teuren Maldon zu machen.«

»Das hat bestimmt fünfzig Pfund gekostet«, lacht Radka. »Spülmaschinensalz wäre besser, aber wir haben keins da. Sie sind nie so lange hier, dass man die Spülmaschine anschalten müsste.«

»*Was* zu machen?«, schnaubt Jakubiak. Er weiß, dass etwas Unangenehmes kommt und dass die beiden sich über ihn lustig machen.

»Eine gängige Methode zur Konservierung einer organischen Probe im Labor ist die Immersion in einer Salzlösung. Der osmotische Zellwasserentzug verlangsamt den Zersetzungsprozess.«

»Sprecht. Englisch. Mit. Mir.«

»Wir massieren ihm Salz in die Haut ein, Andy. Damit er nicht verwest«, sagt Cherry fröhlich.

»Machen wir *nicht*.«

»Wir haben nicht die große Wahl. Er bläht sich schon auf. Du hast ja selbst gemerkt, wie er riecht. Merkt jeder. Wie Radka sagt, das ist das Beste, was wir für ihn tun können. In Anbetracht der Umstände.«

»Das funktioniert ausgesprochen gut. Und hemmt außerdem das Keimwachstum«, ergänzt Radka und grinst. Ihr Karrierewechsel stellt einen schmerzlichen Verlust für die Wissenschaft dar.

»Nein. Nein, nein, nein, nein, nein, nein. Nichts da.«

»Durch London zu kurven, während der Gestank aus dem Wagen quillt, ist wohl kein besonders schlauer Plan. Und für uns beide wird die Fahrt auch angenehmer. Eigentlich für uns alle.«

»Bist du *wahnsinnig*?«

»Die Frage habe ich schon tausend Mal gehört, und ich weiß immer noch keine gute Antwort, Kleiner.« Cherry beugt sich vor und spricht ernster weiter. »Ich bringe ihn seinen Leuten nicht in einem Zustand, in dem sie nicht stolz auf ihn sein können. In einem Zustand, in dem sie ihn nicht bestatten können. Vielleicht gibt es in seiner Kultur einen offenen Sarg. Vielleicht auch nicht. Auf jeden Fall soll er sich von seiner besten Seite zeigen.«

»Von seiner *besten Seite*?! Na klar, damit räumt er ab bei Tinder.«

»Alles gut, Andy. Echt. Geh wieder in die Küche und mach dir noch einen Tee. Radka und ich kümmern uns darum.«

Andy Jakubiak packt eine der großen Salzpackungen und schmettert sie in mächtiger Wut an die Wand. Sie explodiert in einem glitzernden Salzflockenschnee, der eine jahreszeitenuntypisch weihnachtliche Atmosphäre um sie drei erschafft.

»BEHANDEL MICH NICHT MEHR WIE EIN *KIND*, VERDAMMTE SCHEISSE!«, brüllt er.

Sein zorniger Schmerz hallt durch die Weiten der Tiefgarage und lässt die weißen Kristalle tanzen. Die Frauen verstummen.

»Meinst du, ich mache das nur, weil du mich bedroht hast? Meinst du, nur darum geht es mir? Dann wäre ich doch schon längst abgehauen. Dein Sohn hat sich umgebracht, du leidest schreckliche Qualen, du meinst, hiermit kannst du ein bisschen wiedergutmachen, oder was weiß ich, okay. Komplett wahnsinnig, aber ich kann es verstehen. Aber drehst du dich wirklich so krass um dich selbst, dass du nicht ein einziges Mal drauf gekommen bist, dass ich vielleicht irgendwie auch selbst etwas tun muss?!«

Als Cherry den Blick vom Boden hebt, sieht sie, dass Andy Jakubiak Tränen in den Augen hat. Sie hustet sanft.

»Tut mir leid, Andy. Echt. Ich war egoistisch. Das alles tut mir außerordentlich leid.«

»Ich möchte mich auch entschuldigen«, sagt Radka leise.

»Wenn wir das wirklich machen, dann los jetzt!« Er rempelt die beiden zur Seite und stapft auf das Auto zu. Er holt tief Luft, reißt die Tür auf, wuchtet die steife Leiche von der Rückbank und legt sie überraschend sanft auf den Boden. Dann schlägt er die Decke zurück.

Die drei keuchen. Sie können nicht anders.

Zum einen wallt der Hauch des Verfalls auf, der abstoßende Verwesungsgestank, der sofort den Brechreiz auslöst. Aber dann merken sie, was mit Omar passiert ist, seit sie ihn das letzte Mal gesehen haben. Der Körper ist aufgedunsen, die Haut hat sich weiter gelöst und gekräuselt, ist welk geworden wie altes Leder. Auch der Schimmer ist noch deutlicher geworden, während im Inneren die Zersetzung voranschreitet. Die steifen Glieder sehen nicht mehr aus, als gehörten sie einem Menschen. Sie erinnern Andy an die knorrigen Baumwurzeln, die er als kleiner Junge bei einem seiner wenigen Besuche auf dem Land seines Vaters gesehen hatte. Jahrzehnte vorher von den Bergen herabgespült, Überreste urzeitlicher Wälder und antiker Fluten. Gehärtet und verwittert, so lang nach ihrem Niedergang noch immer gequält, verdreht und umeinandergeschlungen.

Und doch wirkt der tote Junge in seiner Nacktheit, seiner absoluten Blöße verletzlicher und dadurch menschlicher als je zuvor.

Andy reißt eine der Salzpackungen auf, greift sich zwei Hände voll und massiert sie kräftig ein. Sofort muss er würgen. Die Haut des Jungen fühlt sich noch viel schlimmer an, als sie riecht. Geleeartig, glitschig und matschig wabbelt sie bei jeder Berührung, als würden darunter kleine, lebendige Quallen zucken. Immer noch wütend, winkt er die beiden Frauen heran, und auch sie machen sich an die Arbeit.

Nach einer kurzen Weile wagt Radka eine Empfehlung:

»Es wäre noch besser, wenn wir das Salz auch nach innen bringen. In die Körperöffnungen.«

»Was sein muss, muss sein«, spuckt Andy Jakubiak.

OMAR

Die größten Gefahren im Lager, noch größer als Gewalt und Übergriffe, sind Langeweile, Frustration und das stete Schwinden der Hoffnung wie bei einem Reifen, der allmählich die Luft verliert. Anstehen zum Essen, anstehen zum Waschen, anstehen zur medizinischen Versorgung. Das träge Warten lässt die Leute verkümmern. Man wird zu einem der Reglosen, der Passiven, der Verzweifelten, die den ganzen Tag mit gesenktem Kopf im Zelteingang sitzen, denen die Energie fehlt, aufzustehen und die Hilfsorganisationen zu belatschern oder die Asylbehörde, die aber auch nicht den Mumm haben, einzupacken und weiterzuziehen, denn »wer weiß, vielleicht ist es morgen ja so weit«.

Omar wird niemals einer von denen werden. Er bewahrt sich seine Hoffnung als das bei weitem wertvollste seiner wenigen Besitztümer. Also ist er bereit in der Nacht, als die Faschisten und Polizisten das Lager niederbrennen.

Die Polizisten sind vermeintlich da, um den »geschützten« Teil des Lagers zu bewachen, den Bereich der gefährdeten Personen, aber hauptsächlich erpressen sie Schutzgeld von den Leuten, bumsen die Frauen, die das Geld von ihnen annehmen, und starren mit hölzerner Feindseligkeit durch den Maschendrahtzaun, der sie vom Rest des Lagers abtrennt.

Doch während der letzten Wochen gab es neuen Besuch.

Besser genährte, besser gekleidete Männer, mit ihren Bomberjacken und schweren Stiefeln glatt und bedrohlich wie Gewehrpatronen. Diese Männer pirschen mit Ferngläsern am Zaun entlang, zeigen und machen sich Notizen. Sie sind das Ende einer langen Kette der Verachtung, der Vernachlässigung und Verleugnung.

Der Rest von Europa will Griechenland die Flüchtlinge nicht abnehmen, weil er glaubt, andere würden dadurch ermutigt nachzukommen. Der Rest von Griechenland will sie der Insel nicht abnehmen, weil er glaubt, andere würden dadurch ermutigt nachzukommen. Die Anwohner wollen nicht, dass ihre Insel zum Gefängnis wird, wollen sich nicht zu Wärtern einer endlosen humanitären Krise machen lassen. Und die Gewinner sind wie immer die Faschisten. In den kommenden Wochen wird man die Vorfälle der Nacht sechs Afghanen vorwerfen, aber jeder weiß, dass das Verarsche ist.

Die Feuer fangen klein an. Sie kommen eins nach dem anderen hervor wie Sterne am Abend, blinken wunderschön am Lagerfirmament, Diamanten in der Nacht. Kochfeuer sind offiziell verboten, aber ganz und gar üblich, also fallen sie niemandem auf. Omars Sinn für Bedrohungen ist aber so geschärft, dass er beim geringsten Zeichen anschlägt. Normalerweise sind es nicht so viele Feuer, denkt er. Normalerweise kochen nicht so viele Leute gleichzeitig.

Dann breiten sich die Brände aus, reichen einander mit Funken und Flammen zu, vereinigen sich. Die Feuer halten sich bei den Händen und springen vorwärts wie glückliche Kinder. Omar ist auf den Beinen, brüllt FEUER, FEUER, FEUER in jeder Sprache, die ihm einfällt, holt die Leute aus den Zelten, treibt und drängt sie weiter, während sie stolpern und nach ihren Kindern schreien und die im Moment der Panik zufällig gegriffenen Habseligkeiten fallen lassen. Unersetzbare Dokumente und gesprungene Töpfe sammeln sich im Matsch und werden zertrampelt. Die Flammen fauchen ihre Wut wie wilde Tiere, die ihre Herrschaft über dieses brennende, umnachtete Land verkünden. Und gegenüber der Wand aus Rauch und Hitze warten die kahlen Männer, schwingen Knüppel, schlagen und schmettern. Leute stürzen vor ihnen zu Boden und stehen nicht mehr auf.

Alles geht sofort in Rauch auf. Klapprige Holzverschläge lodern in Sekunden, und die Flammen züngeln gen Himmel. Plastikplanen schmelzen und sacken. Sengende Zelte blähen sich und fachen das Inferno an. Die Olivenbäume brennen vom Ansatz nach oben, zunächst gelinde, während sich das Feuer ins Kernholz frisst, dann flackern sie plötzlich in voller Höhe auf. Die Stämme stürzen wie von einer orangeroten Säge gefällt, und die Kronen rollen in schrecklichen Feuerrädern talwärts, sprühen Funken und säen neue Glutnester. Aber am gruseligsten ist der Lärm.

So etwas hat Omar noch nie gehört. Das Feuer *heult* wie ein Wolfsrudel, brüllt wie ein Raubtier, das sich siegreich auf die Beute stürzt, und zugleich klagt es wie in Trauer über den unwiederbringlichen Verlust von etwas Kostbarem. Es übertönt jede Sprache, jedes Geräusch. Den Wind im Rücken, das Gefälle auf seiner Seite, kann ein Feuer schnell werden wie ein olympischer Sprinter. Es kommt näher, die Flammen steigen höher und höher.

Alle rennen um ihr Leben.

12

MARWA

Asha sitzt auf dem schmalen Studentenbett, rutscht einerseits aus Unsicherheit, andererseits wegen der unebenen Matratze hin und her, während ihre neue Freundin mit voller Konzentration und langen Acrylfingernägeln auf die Tastatur eintippt. Asha weiß nicht so recht, was vor sich geht, aber sie versteht, dass Marwa einen Plan hat. Einen Plan, der sich in Leid gründet.

Marwas Cousine Nour, eine Queer-Aktivistin, die vor Sisis Verhaftungswelle nach dem Arabischen Frühling geflohen ist, wurde zwei Jahre lang in diversen Abschiebehaftanstalten Großbritanniens festgehalten und regelmäßig kreuz und quer durchs Land verlegt, meist ohne jede Vorwarnung. Marwa hat Nour besucht, wann immer sie sie finden konnte, aber das war nicht oft. Sie sieht sich die tränenbefleckten Briefe an, die ihre Cousine ihr auf ausgerissenen Seiten alter Schulhefte geschrieben hat, und ihr kommt wieder die Wut hoch – nicht bloß darüber, was Nour angetan wurde, sondern auch über Nours stures Beharren, dass das alles sicher nur ein Fehler sei, denn so sei Großbritannien doch in Wirklichkeit bestimmt nicht.

Doch zumindest eine Zeit lang schien sich alles gelohnt zu haben. Nour entsprach allen Bedingungen, sprang über unzählige Stöckchen. Sie hatte eine gute und sorgfältige Anwältin, wie sie weiß Gott nicht jeder hat. Noch eine letzte Anhörung für den Aufenthaltstitel. Nichts als eine Formalität, sagte ihre Anwältin. Noch der eine Stempel, das war alles.

Zwei Tage vor der Anhörung wurde Nour abgeschoben. Um fünf Uhr früh wurde sie schreiend aus ihrer Zelle gezerrt, man zog ihr einen Sack über den Kopf, fesselte ihr die Hände hinter dem Rücken und setzte sie mit einer unbekannten Anzahl weiterer Dissidenten des Arabischen Frühlings in einen Sonderflug von Stansted nach Kairo. Seitdem hat niemand mehr von Nour oder irgendeinem anderen Passagier dieses Fluges gehört. Es ist sehr wahrscheinlich, sogar ziemlich sicher, dass Marwa keine Cousine mehr hat.

Seit dieser Erfahrung ist Marwa mit dem Abschiebesystem Großbritanniens vertraut und ganz und gar bereit dazu, es mit allen erforderlichen Mitteln kaputt zu machen.

Es gibt nur eine Lösung. Asha kann das Auffangzentrum nicht betreten. Es ist viel wahrscheinlicher, dass man sie dort einsperrt, als dass man sie mit dem Typen sprechen lässt, zu dem sie will. Also muss er eben rauskommen. Oder rausgehauen werden.

Was nicht einfach klingt. Zum Glück ist Marwa einfallsreich, furchtlos und kennt vor allem die zentralen Lektionen auswendig, die die britische Gesellschaft ihren jungen

Leuten heutzutage einimpft: 1. Du bist allen scheißegal. 2. *Alles* ist Beschiss. 3. Glaub den Wichsern kein Wort.

Sie forscht nach.

ROBERT

Sie kommen an einem Friseur vorbei namens Crimping Ain't Easy. Keine Vorschrift in dieser kriminellen Misswirtschaft wird so strikt eingehalten wie die, dass jeder Friseurladenname einen schlechten Wortwitz enthalten muss, wobei dieser hier immerhin auf der Höhe der Zeit ist. Robert fragt sich, ob man zu irgendeinem besonderen Treffen einbestellt wird, wenn man sich seine erste Haarschneidemaschine kauft. Vielleicht hat in grauer Vorzeit einmal eine Frau ihren Salon ganz unschuldig Jenny's Hair genannt und wurde dafür auf dem Scheiterhaufen verbrannt.

Der Inhaber ist ein vierschrötiger Kerl, der sich den schlimmsten Haarschnitt in der Geschichte der Menschheit verpasst hat, wohl damit sich seine Kunden im Vergleich schöner fühlen. Es wird Rot, also hat Robert Zeit, sich den Mann in Ruhe anzusehen. Er trägt eine Silberlaméjacke und Leopardendruckstiefel mit Absatz in denselben Farben wie der Pseudo-Iro, auf den er grinsend zeigt, als hätte er gerade das Siegtor im Champions-League-Finale geschossen. Robert schüttelt den Kopf. Jedem Tierchen sein Pläsierchen.

Robert sieht sich noch mal Michaels Bleistiftzeichnung des geheimnisvollen Mädchens an, die er auf dem Armaturenbrett aufgestellt hat wie einen seltsamen Kompass. Immerhin hat Michael eine wahre künstlerische Ader. Doch leider ist diese von einem weißen Mann aus der Erinnerung nachgezeichnete Skizze eines Fotos eines ihm unbekannten schwarzen Mädchens auch schon Roberts einzige Spur. Objektiv betrachtet ist das glatter Wahnsinn.

Die Zeichnung selbst ist recht detailliert: Das Mädchen sieht wie ein richtiger Mensch aus, das Schild ist gut zu erkennen, im Hintergrund steht irgendeine Statue. Er wirft Danielle einen kurzen Blick zu, wie sie die Sache sieht, aber sie hat die Nase im Handy, seit sie losgefahren sind. Er schluckt seinen Ärger runter und auch die unvermeidlichen Klischees von der »Jugend von heute«.

»Was denkst du?«, fragt Danielle, ohne aufzuschauen.

»Warum alle Friseure immer einen blöden Wortwitz im Namen haben.«

»Vielleicht gab es da mal ein Treffen.«

Und Robert fällt wieder ein, wie sehr er seine Tochter liebt.

Bloß weiß er nicht, ob sie ihn auch liebt, oder zumindest nicht, wie sehr. Er weiß allgemein nie so recht, was Danielle denkt. Das weiß keiner. Sie sperrt alles in den großen unterirdischen Tresorraum ihres Herzens weg und schiebt den Riegel vor die gewaltige Stahltür, zu der außer Liam nie irgendwer den Schlüssel hatte. So war es schon immer, aber seit dem Tod ihres Bruders umso mehr.

Robert sieht sich ihr Profil an, während sie auf ihrem Handy herumwischt. Trotzig. Entschlossen. Stur, wie es jüngere Geschwister gerne sind, die immer übersehen wurden, im unfairen Schatten von Liams strahlender Sonne standen. Gehört wurde sie als Kind nur, wenn sie sich strikt geweigert, sich hingesetzt und »NEIN!!« gebrüllt hat. Und was für ein Organ sie hatte.

Cherry hat immer behauptet, dass Danielle sein Gesicht hat, und oberflächlich sieht er es auch, aber der Unterkiefer ist durch und durch Cherry, genau wie die Unverwüstlichkeit, die schlichte Weigerung, sich einschüchtern zu lassen. Robert weiß insgeheim, dass seine Seele eigentlich eher wir Lehm ist, dass er nachgibt, wenn man ihn zu großem Druck aussetzt. Danielles Seele erscheint ihm wie kilometerdicker massiver Granit, der jeden Ölbohrer von BP kleinkriegen würde.

Danielle nimmt die Zeichnung in die Hand, studiert sie einen Augenblick, wirft sie mit einem Schnauben zurück, vermutlich über ihr aussichtloses Unterfangen, und widmet sich wieder ihrem Handy.

»Was denkst du?«, fragt er.

Sie zuckt die Schultern. Netter Versuch, Dad. Aber mit Anklopfen kommst du nicht durch die schweren Stahltüren an ihr Herz. Da musst du dich geschickter anstellen. Auf den richtigen Moment warten. Schauen, ob es nicht irgendeinen Geheimweg gibt, von dem niemand weiß.

»Wo geht's hin?«

»London.«

»Ach nee. Und genauer?«

»Genauer fahren wir zu meinem alten Arbeitsplatz. Du weißt noch, oder? Als du klein warst?«, fragt er betont beiläufig, als Danielles Augen hervortreten wie bei dem Star einer Insektendoku mit David Attenborough, während er zeitgleich einem Gerüstbaulaster ausweicht, der spontan im absoluten Halteverbot stehen geblieben ist und plötzlich mit Vollgas rückwärtsfährt, was wohl nur damit zu begründen ist, dass auch am Lenkrad ein Gerüstbauer sitzt.

»Dein alter Arbeitsplatz heißt die Wache?«

»Richtig.«

Robert war immer schon ein guter Fahrer. Das Herz schlägt ihm nicht wegen des Lastwagens bis zum Hals.

»Die Wache, in der du körperlich angegriffen wurdest? Ja, die?«, hakt Danielle nach. Noch bevor sie fertig ist, ist er schon im Sitz herumgefahren.

»Wer hat dir das gesagt? Deine Mutter?« Danielle zuckt wieder die Achseln. »So war das nicht.«

»Okay. Meinetwegen.«

»So war es nicht.«

»Klar. Natürlich nicht. Deshalb musst du es ja auch immer wieder sagen.«

»Ich wurde nicht ›angegriffen‹. Ich bin kein Opfer.«

»Aber deshalb sind wir doch weg aus London, oder? Weil dir einer aufs Maul gehauen hat?«

»Wir sind aus vielen Gründen aus London weggezogen, Danielle. Wir wollten ins Grüne, bessere Schulen für euch –«

»Weil dir *ein Polizeikollege* aufs Maul gehauen hat?«

Es folgen mehrere Minuten Stille, während Robert die Augen strikt auf die Straße gerichtet hält und Danielles Blick sich wieder zu ihrem Handy senkt. Aber schließlich kehrt sie zu dem Thema zurück, das ihr keine Ruhe lässt.

»Wie konntest du das? Als Schwarzer? Dich für die ganze Scheißbullenpropaganda einspannen lassen?«

»*Darüber* willst du jetzt reden?«

Und in dem Moment bricht der Vulkan aus. Danielle springt so weit vom Sitz, wie es der Gurt erlaubt, wedelt im beengten Raum des Wagens mit den Armen, schreit, haut Robert die Autobrille von der Nase.

»Nein, du hast natürlich recht, reden wir *bloß* nie über *irgendwas*! Gott bewahre, dass wir in dieser Familie jemals was besprechen! Sitzen wir lieber weiter stumm da, stochern vor dem Scheißfernsehen in unserem Scheißessen rum und tun so, als würde von selber Gras über alles wachsen, solange wir bloß nicht zugeben, was für QUALEN wir alle leiden.«

»Danielle …«

»Es tut alles so weh, Dad.«

Auf einmal verschwimmt Roberts Sichtfeld, als würde er durch Regenschlieren gucken. Es nieselt, das muss es sein. Er stellt den Scheibenwischer an, aber es hilft nicht. Das Lenkrad wackelt ihm komisch zwischen den Händen. Er kriegt gerade so eine Antwort hervor.

»Ich weiß.«

»Und ich weiß, dass es bei dir auch so ist, dass der Schmerz dich immer wieder packt. Aber du gestehst es dir nicht ein. Sie schon. Sie weiß, was sie getan hat, und sie zieht eben jeden Wahnsinn durch, den sie braucht, um damit klarzukommen. Aber du machst nichts, damit du es auch nur selbst spüren lernst, und es macht mich krank, wenn ich das mit ansehen muss. Das tut mir unheimlich weh.«

Die Schlieren werden dichter. Robert muss ranfahren.

MARWA

So wie die Gefängnisse, in denen sie Nour festhielten, und überhaupt alles im öffentlichen Leben Großbritanniens ist das Auffangzentrum an unfähige Wichser outgesourct. Sogar an die spektakulär unfähigsten Wichser in der gesamten freien Wirtschaft, um genau zu sein, ein Titel, um den gerade ein Wettstreit von olympischen Ausmaßen herrscht. Es ist eins von den Unternehmen mit einem hässlichen Neologismus als Namen, das haarsträubend überfordert ist, aber sooft es auch Pässe und Transport, Gesundheit und Schulbusse versaubeutelt, es kriegt immer wieder die großen öffentlichen Aufträge von Ministern, die dann ein halbes Jahr später bei ebendiesem Unternehmen anheuern. Das ist vielleicht nicht toll, wenn man einen Wert auf ein funktionierendes Gemeinwesen legt, aber für Marwas Zwecke ist es gerade sehr praktisch.

Solche Unternehmen sind nämlich nicht nur beschissene Dienstleister, sondern auch superbeschissene Arbeitgeber, weshalb sie nur die allerbeschissensten Arbeiter anziehen. Mopsige Gestalten in Nylonuniformen, das Hemd weiß und die Seele braun, Leute, denen ihre jeweilige Aufgabe scheißegal ist, und so sie denn so etwas wie eine Weltanschauung besitzen, lautet sie »nach unten bedingungslos treten, nach oben bedingungslos buckeln«. Marwa braucht also einfach etwas Autoritäres, irgendeinen furchteinflößenden, offiziell aussehenden Schrieb von oben, der diese kleinen Schlägertypen so weit einschüchtert, dass sie Abdi Biles Zellentür aufmachen. Die Frage lautet, was genau. Sie denkt über etwas nach, was sie in der Uni gelernt hat.

Marwas Informatikdozent ist ein glatzköpfiger Schwanzlurch namens Steve Rowbotham. Steve Rowbotham meint, dass er mit seinem ekligen Bart die Platte wieder rausreißt, ist Manchester-United-Fan, obwohl er aus Leicester kommt, und sieht in Elon Musk einen der großen Heilsbringer der westlichen Zivilisation. Letzte Woche hat Steve eine Tirade über das Phänomen des »Typosquatting« losgelassen. Dabei verändern Betrüger minimal den Domainnamen eines Unternehmens, wechseln Buchstaben aus oder fügen ein Zeichen hinzu und registrieren unter diesem Namen eine neue Website. Von dieser Domain aus schicken sie dann Rechnungen, Passwortbestätigungsanfragen usw. an die Kunden des Unternehmens, von denen erstaunlich viele sich die Absender-E-Mail-Adresse nicht genauer anschauen. Klingt doch gut. Hier ist mein Geld.

Marwa fand das Ganze gar nicht mal so doof und ultrawitzig und speicherte es sich für später im Hinterkopf. Es hat seine Gründe, dass sie nicht die besten Noten im Kurs bekommt (andererseits fangen die meisten Internetkriminellen als Informatikstudenten an und merken dann erst, dass es sich als Wilderer viel leichter und einträglicher lebt denn als Wildhüter). Doch sogar sie rechnete in dem Moment nicht damit, ein paar Tage später selbst ins Typosquatting-Geschäft einzusteigen. Beeindruckende praktische Anwendung des Lernstoffs. Das kommt in ihre Bewerbungsmappe.

Dann recherchiert sie, wie die Gerichte funktionieren. Wer würde einen Abschiebehäftling entlassen und auf welcher Grundlage? Sie lernt schnell. Zwei Stunden später findet sie, dass sie einen guten Überblick über das Thema hat. Der Domainname für den Disziplinararm der Gerichte, der Freiheit gewähren und versagen kann, lautet *hmcts.gsi.gov.uk*. Verantwortlich für die Kommunikation mit einer Haftanstalt wäre ein Gerichtssekretär.

Minuten später hat sie den Domainnamen *hmcts-gsi-gov.org.uk* registriert, die unsichtbarste Veränderung, die ihr eingefallen ist, und einen E-Mail-Account dazu eingerichtet. Es ist ein bisschen zeitaufwendiger, aber nicht weiter schwierig, einen relativ überzeugenden Mirror der Originalwebsite zu basteln, falls sich jemand durchklickt. Nicht alle der Links dort führen irgendwohin, aber sie glaubt nicht, dass irgendwer sie überprüfen wird.

Als besonderen Spaß registriert sie die neue Seite unter dem Namen Steve Rowbotham, falls hinterher irgendwer nachschaut, und dann setzt sie eine Anordnung im unerträglich großkotzigen Stil seiner E-Mails auf, um sie dann an die Abfertigung des Auffangzentrums zu schicken.

Von: steve.rowbotham@hmcts-gsi-gov.org.uk
An: Die zuständigen Stellen

Sehr geehrte Damen und Herren,
um mich kurz persönlich vorzustellen, ich bin der soeben berufene leitende Gerichtssekretär und mit Fragen bezüglich der Abschiebehäftlinge in Ihrer Anstalt betraut.
(Sie löscht das *Ich freue mich auf eine gute Zusammenarbeit!*, erst das Ausrufezeichen, dann die ganze Zeile, weil sie ihr zu weiblich klingt.)

Ich schreibe in dringender Angelegenheit bezüglich des Insassen (hier schreibt sie in Großbuchstaben Abdi Biles echten Namen, den er Asha am Telefon verraten hat).

Hiermit teilen wir Ihnen gemäß Artikel 475, Abschnitt 7, Absatz 5 der jüngsten anzuwendenden Gesetzgebung mit (Marwa überlegt, ob sie den ganzen Mist in den Gesetzestexten nachschlagen soll, aber das wäre reine Glückssache, und es geht ja nur darum, diese Vollpfosten einzuschüchtern, indem sie sich in höchst verbindlichem Ton auf etwas beruft, wovon sie keine Ahnung haben), *dass diese Sache nun zugunsten des Insassen entschieden wurde und er mit sofortiger Wirkung das Aufenthaltsrecht im Vereinigten Königreich erhält* (ein schmerzhaftes Zucken geht Marwa durchs Herz, als sie sich vorstellt, ihre Cousine hätte so einen Brief erhalten. Zu spät, viel zu spät).

Besagter Insasse ist unverzüglich (klassische Rowbotham-Formulierung) *aus der Abschiebehaft in die Gewähr* (das Wort hat sie aus einer amerikanischen Polizeiserie, und sie weiß nicht, ob es hier hundertprozentig passt oder ob sie das hierzulande überhaupt so machen, aber scheiß drauf, es klingt so schön streng) *des zuständigen Sicherheitspersonals zu überstellen.*

Bitte setzen Sie sich alsbald (noch ein klassischer Rowbotham) *mit mir in Verbindung, sollten Sie weiterer Klärung bedürfen.*

Mit freundlichen Grüßen
Stephen Rowbotham, MSc, PhD, EE (Marwas Mobil-

funkprovider), *BSE* (eine krasse Kuhkrankheit, von der ihr ihr Vater mal erzählt hat)
Leitender Sekretär
www.hmcts-gsi-gov.org.uk

Das müsste funktionieren. Zumindest bei der Art Mensch, die in einem privatisierten Gefängnis arbeitet.

Und jetzt die Uniformen. Auf die freut Marwa sich schon. Sie hat sich vielleicht von der Familie zu einem Informatikstudium drängen lassen, aber ihre erste Liebe in der Schule war das Theater. Sie ist eine natürliche Schauspielerin. An der Winifred Holtby Academy in Hull schwärmt man bis heute von ihrer Julia.

Sie googelt nach einem Kostümverleih.

DANIELLE

Aus dem Niesel ist jetzt richtiger Regen geworden, der klassische britische, der unwillkommen und mit klammen Händen bleibt wie der letzte Besoffene bei einer Party, und ihre Körperwärme lässt in dem kleinen Café am Straßenrand die Scheiben beschlagen. Danielle wischt sich durch die letzten Fenster auf ihrem Handy, legt es dann mit dem Bildschirm nach unten ab und rubbelt mit dem Ende ihres schlabberigen Flanellhemds die Scheibe frei.

Eigentlich steht sie nicht auf Flanellhemden, klassische Dad-Klamotten, erst recht nicht auf welche, die nicht gut sitzen, aber bei dem hier ist es anders. Es ist nicht etwa schlabberig, weil sie etwas zu verbergen hätte, sie mag ihren Körper mehr oder weniger, sondern weil es Liams Lieblingshemd war. Deshalb zieht sie es kaum jemals aus.

Sie schaut raus in die Welt. Nach einer Weile setzt sich ihr Vater gegenüber hin und wischt sich mit der Serviette den Mund ab. Sie streckt eine Hand aus und legt sie auf seine.

»Besser?«

»Mir geht's gut. Ich brauchte nur einen Augenblick.«

»Musst dich nicht entschuldigen.«

»Ich entschuldige mich nicht. Ich erkläre.«

»Okay.«

Ihr Dad trinkt von seinem Kaffee und sieht sie an, als wäre er nicht gerade froh über diesen Rollentausch, in dem er sich Lebenstipps von jemandem abholt, der noch überhaupt nicht gelebt hat, von seiner siebzehnjährigen Tochter. Das kann sie verstehen. Aber sie hat lange genug darauf gewartet, dass er es von selbst kapiert.

»Auch du darfst leiden. Nicht nur sie allein.«

Robert wischt sich das Gesicht ab. Er glüht vor Scham. Wie er hinten über dem Klo gehangen hat, während irgendwer an die abgeschlossene Tür klopfte, ihm Salzwasser das hilflose Gesicht runterlief, sich ihm der Magen umdrehte und krampfte, er alles runterspülte, was er die letzten Tage gegessen hatte, aber immer noch eine schreckliche klare Flüssigkeit kam, wie er es von Heroinabhängigen nach dem ersten Hit gehört hatte. Alles ganz und gar außer seiner Kontrolle. Und jetzt ist ihm, als wäre ein Panzer, eine schützende Schale fortgerissen, und darunter ist alles nackt und wund und brennt höllisch.

»Das gefällt mir ganz und gar nicht, Dani, das kann ich dir sagen.«

Danielle nimmt ihn bei beiden Händen.

»Das nennt man Menschsein, Dad. Probier es mal.«

Er will es mit einem Lachen abtun. »Woher willst du das denn wissen? Du bist doch erst siebzehn.«

Sie lässt seine Hände fallen wie heiße Kohlen und zeigt ihm wieder ihr Todesstarren. Kurz hat er richtig Angst vor ihr. Sollte ein fünfzigjähriger Ex-Bulle Angst vor seiner eigenen Tochter haben?

»Um deine Frage zu beantworten …«

»Ja?« Sie beugt sich vor. Er hat noch nie darüber gesprochen.

»Ich bin zur Polizei gegangen, weil das ein ehrbarer Beruf war, darauf hat deine Oma bestanden, denn ich sollte nicht herumbummeln und bloß irgendwie mein Geld zusammenkriegen. Ich sollte etwas machen, wo niemand sagen konnte, wir gehören nicht hierher, wir leisten nicht unseren Teil. Ich war zwar nicht schlau genug, um Arzt zu werden oder Anwalt wie dein Onkel, aber das konnte ich: Leute einschätzen. Vorhersehen, was sie machen. Leuten helfen. Und ich finde nicht, dass das alles in allem etwas Schlechtes ist.«

»Leuten helfen?! Bei den verdammten Bullen?!«

»Das habe ich zumindest versucht. Im Beruf. Andere Kollegen vielleicht weniger.«

»Was ist mit Mark Duggan? Chris Kaba? Azelle Rodney?« Sie könnte immer weitermachen, aber er unterbricht sie.

»Davon hätte es noch viel mehr gegeben, wenn ich nicht da gewesen wäre. Todsicher.«

»Oder vielleicht sind sie mit noch mehr Sachen durchgekommen, weil sie dich als Feigenblatt hatten?«

»Ich kann dir Fälle nennen. Sachen, die ich verhindert habe.«

»Ich kann dir Fälle nennen. Peter Foster.«

»Wer ist das?«

»William Kean. Timothy Brehmer.«

»Die kenne ich nicht.«

»Wayne Couzens.«

»Oh.« Den kennt er natürlich.

»Das sind alles Polizisten, die Frauen ermordet haben, Dad. Und dann haben deren Scheißkollegen noch die Frauen vermöbelt, die eine Mahnwache für die Frau gehalten haben, die Wayne Couzens *im Dienst* ermordet hat, während er *bei seinen Londoner Polizeikollegen* als ›The Rapist‹ bekannt war. Und jetzt sag mir mal, warum diese Liste *noch* weniger bekannt ist als die erste.«

Seine Wangen werden heiß. Darüber hat er noch nie so recht nachgedacht, weil es ihn nicht persönlich betrifft, und das ist ihm peinlich.

»Weißt du, was die Regierung einem als Frau empfiehlt, wenn man meint, dass man vielleicht gleich von einem Polizisten im Dienst ermordet wird? Man soll einen verdammten *Bus* ranwinken!«

Hat Dani erst mal losgelegt, ist sie nicht mehr aufzuhalten. Er rührt kräftig in seinem restlichen Kaffee, sagt aber nichts.

»Und ich bin beides, verstehst du das? Mich kriegen sie von beiden Seiten.«

»Klar verstehe ich das.«

»*Wirklich?* Dieses Land macht mir eine *Scheißangst*, Mann! Alle, die ich respektieren soll, alle, die mich beschützen sollen – die Polizei, die Regierung –, die führen sich auf, als ob sie mich hassen und tot sehen wollen. Und das tut echt nicht gut im Alltag. In einer Gesellschaft zu leben, die einen hasst. Vor allem, wenn der eigene Vater daran beteiligt ist oder war. Und was mit meiner Scheißmutter ist, davon haben wir noch gar nicht geredet!«

»Was ist denn mit ihr? Mit euch beiden? Sie stand dir doch immer so nah. Näher als Liam.«

CHERRY

Sie hämmert an die Tür.

Sie hämmert noch mal an die Tür.

Liam macht nicht auf.

Cherry ist unvorstellbar erschöpft, Gesicht und Uniform sind voller Blutspritzer, die zu kleinen schwarz-roten Rubinen verkrustet sind, und sie weiß, dass sie eigentlich vorher duschen sollte. Einen Tee trinken. Verschnaufen. Auf einer abstrakten, rationalen Ebene weiß sie eigentlich, dass sie keinen Grund hat, sich auf ihren Sohn einzuschießen, dass das, was er durchmacht oder *behauptet* durchzumachen, nicht diese unfassbare Wut wert ist, diesen unendlichen Zorn. Aber sie kann nicht anders.

Heute wieder drei Tote. Drei Neue auf der Liste derer, die es nicht geschafft haben, denen sie nicht gerecht geworden ist, eine Liste, von der sie sich bestenfalls an die letzten drei Tage erinnern kann, doch sie weiß, wie lang sie ist.

Ein Siebenundfünfzigjähriger packte sie am Arm und flehte sie mit wildem Blick durch den Atemschlauch an, ihn nicht sterben zu lassen, draußen warteten seine Kinder auf ihn, er sei spät Vater geworden und alleinerziehend, und er könne sie nicht zurücklassen, weil sie sein Ein und Alles seien, er müsse sie nach Hause bringen, das habe er ihnen versprochen. Drei Stunden später starb er, und Cherry musste es seinen beiden Kindern beibringen, vierzehn und zwölf, die tatsächlich draußen im Wartebereich saßen, seit ihr Vater am Abend vorher mit einer Sauerstoffsättigung von 73 eingeliefert worden war. Ihr Vater würde sie nicht nach Hause bringen. Nie wieder.

Eine demenzkranke Siebenundachtzigjährige, die sich im Krankenhaus mit dem Virus angesteckt hatte, nachdem sie sich an einer Pfanne schwer verbrannt hatte, schrie aus voller Brust, wehrte sich mit erstaunlicher, sehniger Kraft und riss sich die Intubation raus. Sie mussten die Frau sedieren, um den Schlauch wieder einzusetzen, und auch dagegen kämpfte sie an, und als sie ihn schließlich wieder drinnen hatten, war sie tot. Eine Gnade. Cherry weiß es nicht mit Sicherheit, aber es kam ihr vor, als hätte die Frau nicht mit *ihr* gerungen, sondern mit irgendeinem schlimmen Trauma aus der Vergangenheit. Cherry tippt auf eine Vergewaltigung. Was für ein Tod.

Die Blutspritzer auf Cherrys Gesicht und Uniform stammen vom rausgerissenen Intubationsrohr der alten Dame. Als die ganze Scheiße angefangen hat, hat Cherry sich ausgiebig geduscht, bevor sie das Krankenhaus verlassen hat, peinlich genau jede Virusspur weggeschrubbt, jedes Zeichen dessen, was sie durchgemacht hat. Danach hat sie sich immer umgezogen und sorgfältig geschminkt, um ihre Familie so klar von den Schrecken der Arbeit zu trennen wie möglich.

Doch jetzt will sie sie nicht mehr sauber abschirmen, jetzt will sie nicht mehr die zusätzliche Last der Lüge schultern, alles wäre »normal«, will kein Abendessen und keine höfliche Unterhaltung mehr machen. Während der Fernseher tröstende Banalitäten murmelt, wo doch eine halbe Stunde vorher noch unaussprechliche Qualen und Chaos und Leid herrschten. Warum ertrinkt ihr Leben in alldem, während die drei mit einer Tasse Tee im Bett hocken und an Zoom-Calls teilnehmen? Schon seit Monaten wächst Cherrys Verbitterung.

Der dritte Tote war ein dreiundzwanzigjähriger Junge. Ein semiprofessioneller Fußballer, der zwei Wochen vorher auf dem Junggesellenabschied eines Kumpels war. Ein kleiner Husten, nicht mehr, und dann der Schock des plötzlichen Absturzes nach ganz, ganz unten. Er ist mit dem wild starrenden Schrecken über seine eigene Vergänglichkeit gestorben, an die er vorher noch nie gedacht hatte, wofür es auch niemals einen Grund hätte geben dürfen. Selbst jetzt passiert es nicht oft, dass jemand in dem Alter stirbt, und wenn es passiert, erschüttert es das ganze Krankenhaus.

Aber Cherry ist nicht erschüttert. Sie ist *stinksauer*. Sie ist bis in jede Faser ihres Körpers ausgelaugt, kann gerade noch so einen Fuß vor den anderen setzen, während sie die Flure entlang durch tiefgrüne Unterwassermüdigkeit watet, aber während der Heimfahrt pulsiert bald das Adrenalin der Wut in ihren Adern.

Wie kann ihr Sohn es wagen, ihr kerngesunder, geliebter Sohn in seinem gemütlichen Bett, in seinem gemütlichen Haus, wie kann er es wagen, sich so gehenzulassen? Klar haben sie seinen Unikurs abgesagt. Seinen Teilzeitjob auf Eis gelegt. Na und? Wo ist das verdammte Problem? Beides wartet doch noch auf ihn, wenn die ganze Scheiße vorbei ist. Der andere Junge hat nicht so ein Glück gehabt. Liam hat sein Leben noch vor sich. Hatte der andere auch, aber jetzt ist er tot, und Liam igelt sich unter seiner Bettdecke ein, und die Wut pocht Cherry durch die Adern, und sie hämmert und hämmert und hämmert bei ihrem Sohn an die Tür, und sie weiß, dass sie damit aufhören muss, aber sie kann nicht.

DANIELLE

Danielle weiß von alldem nichts. Als Danielle ihre Zimmertür aufmacht, sieht sie bloß ihre Mum wahnsinnig und glupschäugig und noch in ihrer Uniform, die voller Corona ist und voller Blut von irgendwem, wie sie auf die Tür ihres Bruders einprügelt. Ihre Mutter, die nie da ist, während sie anderen im Haus eingesperrt sind, wo ihnen die Decke auf den Kopf fällt. Die nichts für sie drei übrighat, wenn sie denn mal nach Hause kommt, weil sie sich ganz und gar für irgendwelche Unbekannten verausgabt hat. Die sie alle dauernd wegen nichts anscheißt, die das große Opfer spielt, die so tut, als wollte sie keine Gegenleistung für all die »Opfer«, die sie bringt, die aber von ihnen dreien all ihre Aufmerksamkeit und Liebe und Wertschätzung peinlichst einfordert. Was für ein *Ego* die Kuh hat. Danielle findet das absolut zum Kotzen.

Den ganzen Tag lang hat Danielle versucht, ihren Bruder aufzubauen. Liam ist eine wunderbare Seele, hat unglaubliches Talent, ist aber von Natur aus zerbrechlich, unbeständig wie eine reaktive Verbindung (Danielle ist das einzige schwarze Mädchen im A-Level-Chemiekurs. Eigentlich mag sie Chemie gar nicht mal, aber sie macht eben gerne Sachen, die keiner von ihr erwartet). Er braucht eine Struktur, an der er sich festhalten kann. Ohne die Uni und seinen Job droht er abzurutschen.

Also haben sie Pläne geschmiedet, was er machen kann, während alles zu und aus und abgebrochen und beendet ist. Distanziertes Hanteltraining mit Freunden im Park. Ehrenamtliche Online-Nachhilfe für benachteiligte Kinder. Die waren ganz begeistert von ihm. Sie haben Termine ausgemacht. Eine Routine, eine Ordnung für das Chaos der Welt, ein Gegenmittel gegen die Verzweiflung. Und jetzt ist *sie* wieder da und will alles in die Scheiße reiten.

Es hat chemische Ursachen, wieso kapieren ihre Eltern das nicht? Sind sie wirklich so von vorgestern? Bloß weil andere leiden, heißt das doch nicht, dass wir es nicht auch tun. Und bei einem chemischen Ungleichgewicht kann man sich eben nicht einfach »zusammenreißen«. Sie arbeitet doch selbst im Krankenhaus, verdammte Scheiße.

Also kommt Danielle aus ihrem Zimmer und stellt ihre Mutter lautstark zur Rede, die natürlich ebenso laut reagiert. Und schließlich macht Liam seine Zimmertür auf. Irgendetwas an seinem mitleiderregenden Aussehen – das Gesicht blutleer wie bei einem hängenden Kadaver, einem sündenmüden Teufel, dunkle Augenringe – lässt ihre Mutter richtig aufdrehen. Sie brüllt Liam an. Er schreit zurück. Danielle stimmt ein. Und das bringt ihren Vater die Treppe hoch.

Ihren Vater, der ihrer Überzeugung nach in seine eigene Depression abgerutscht ist. Fernseher an, Lautstärke hoch. Ist die letzten Monate viel grauer geworden. Und zwischen ihren Eltern passiert etwas, vor ihren Augen findet ein ungreifbarer Wandel statt, während er sie beruhigen will und sie den Flammenwerfer ihrer Wut auf ihn umschwenkt. Ein Machtwechsel, denn ihre Mutter zehrt vom Schmerz und Leid der Familie wie ein Sukkubus, und ihr Vater schrumpft, schmilzt dahin und zieht sich wieder nach unten zurück.

Und deshalb schlägt Danielle ihrer Mutter ins Gesicht.

Ihr Vater zieht die Hände von ihren zurück und richtet sich auf.

»Du hast ihr ins Gesicht geschlagen?«

»Mm-hmm.«

Er sieht ihr lange direkt in die Augen, und sie glaubt, dass er sie gleich irgendwie bestrafen wird, aber dann wendet er sich ab und schüttelt den Kopf.

»Das hat sie nie gesagt.«

»Wie edel von ihr.«

»Dani …«

»Was?«

»Ach … Alle leiden, okay? Alle.«

»Ich weiß.«

»*Wirklich?*« Einen langen Moment sieht er tief in ihr Inneres. »Manchmal muss man gerade dann an andere denken, wenn es am meisten wehtut.«

»Das habe ich. Ich war genauso sauer auf dich wie auf sie, weil du dich verpisst hast. Aber dir habe ich vergeben.«

»Wie edel von dir«, sagt er und macht sie recht passabel nach, wofür er aus irgendeinem Grund keine Gabel im Auge kassiert.

»Bei dir konnte ich wenigstens sehen, dass du leidest.«

»Was meinst du denn, warum sie das alles hier macht?« Das trifft Danielle wie ein rechter Haken in den Solarplexus, denn auf einmal muss sie die Welt und ihre Mutter aus einer leicht verschobenen Perspektive sehen. Sie lehnt sich zurück und schaut schmollend weg.

Ihr Vater grinst trocken. »Bin ich das wirklich?«

»Was?«

»Grauer geworden?« Er versucht übertrieben, sich im freigewischten Fenster zu sehen, aber es ist schon wieder weitgehend beschlagen.

»Just for Men gibt es im dritten Gang, Daddy, inklusive Bürstchen, mehr sag ich nicht.«

Jetzt lachen sie. Robert klimpert mit dem Löffel eine Melodie auf dem Tassenrand und schließt mit einem MG-Rattern ab, mit dem er sich missbilligende Blicke von den zwei Damen am Nebentisch einhandelt. Er zieht Michaels Zeichnung aus der Innentasche.

»Meine alte Wache ist die nächste bei dem Straßenschild, die noch offen ist. Da sind auch Leute, die mich mögen. Und ich glaube, sie können uns das Mädchen finden helfen, und damit auch deine Mutter, bevor es andere tun. Das ist der Plan. Okay?«

Danielle zuckt die Achseln. »Keine Ahnung, Dad.«
»Was, keine Ahnung?«
»Ich glaube, es ginge auch besser.«
»Was soll das heißen?«
Sie nimmt ihr Handy und zeigt es ihm.

13

MARWA

Danny Hodges starrt noch einmal das Blatt an. »Ganz sicher?«

»Klar, Kollege. Steht doch alles da, oder?« Der Junge vor ihm kratzt sich die Achselhöhle. Er ist kaum über zwanzig. Mit Soul Patch und Ringen in beiden Ohren steht er schief da, kaut Kaugummi und glotzt über Dannys Schulter ins Leere. Was für eine Respektlosigkeit. Sieht aus, als hätte er die Uniform aus dem Kostümverleih, verdammte Axt. Diese Securityfirmen werden von Tag zu Tag schlechter.

Die Windelkopftrulla daneben tritt vor. *Ihre* Uniform sieht aus, als hätte man sie als Stripperin für den billigsten Junggesellenabschied aller Zeiten angeheuert. Was ist hier eigentlich los? Tut doch wenigstens so, als würdet ihr den Job ernst nehmen. Sie tippt auf das Papier.

»Es steht alles überdeutlich in der Anweisung. Wir haben nicht viel Zeit, wenn Sie ihn also zügig abfertigen würden, wären wir Ihnen dankbar.«

In ihren Augen liegt ein stählerner Schimmer, der keinen

Widerspruch duldet. Sie sieht wie eine Ausländerin aus, klingt aber ganz und gar nach Hull. Danny ist aus Grimsby. Grimsby und Hull vertragen sich nicht, die Gründe liegen im Nebel der Zeitalter verborgen, haben aber todsicher mit Fisch zu tun. Mit Kabeljau. Danny gefällt das alles überhaupt nicht.

»Ich schaue nach. Warten Sie hier.«

Er macht auf dem Absatz kehrt und lässt die beiden »Sicherheitskräfte« im Empfangsbereich allein. Als er weg ist, tritt Marwa Eric kräftig an die Wade.

»Au! Was soll das denn?«

»Gib dich mal ein bisschen professionell, ja? Steh gerade und schluck das Scheißkaugummi runter!«

Eric ist Marwas Immer-mal-wieder-Freund, also eigentlich immer und überall, wenn sie zusammen sind (was Eric nicht im Kopf hat, hat er in der Hose), aber das sind sie eben nur während des Semesters, und nicht, wenn Marwa in den Ferien nach Hause fährt. Ihre Familie ist ziemlich streng und wäre überhaupt nicht erfreut. Über einen Weißen im Allgemeinen und über Eric im Besonderen, und ehrlich gesagt kann sie es ja verstehen. Sie würde ihn ja abschießen, aber die Länge kriegt sie sonst nur bei Subway, und das Geld ist knapp.

Marwa hätte Eric eigentlich lieber nicht mitgenommen, aber sie hat schon geahnt, dass selbst eine weiße Dumpfbacke besser ankommt als sie allein. Die Uniformen haben sie gestern ausgeliehen, als Marwa das Logo und den Briefkopf für die fiktive Securityfirma fertig hatte, als deren Mitarbeiter sie auftreten. Es gab nur noch das »Er & Sie Police StrippoMatic Set«, das nicht gerade ideal und allgemein ziemlich hirnrissig ist. Warum sollten sich *beide* als Strippolizisten anziehen? Ihre Uniform liegt deutlich enger an, als ihr lieb ist, vor allem in dieser Umgebung, aber damit war wohl zu rechnen.

Eric stellt sich gerade hin und schluckt das Kaugummi. Er mag Marwa wirklich gerne. Eines Tages möchte er ihre Familie kennenlernen. Er glaubt, dass er ihnen mit der Zeit ans Herz wachsen würde.

Danny Hodges kehrt mit Donnerblick zurück.

»Scheint alles korrekt zu sein. Die Anweisung ist im System.«

»Okay, wenn Sie dann also –«

»Ich habe bloß noch nie von euch gehört«, sagt Hodges misstrauisch.

»Wir sind neu.« Marwa, entschieden, abweisend.

»Neu?«

»Also, nicht alt?« Eric will helfen. Hodges kneift die Augen zusammen.

»Warum holt ihr ihn ab?«

»Steht in der Anweisung, er hat einen Aufenthaltstitel bekommen«, sagt Miss Scharia-Hull.

»Das geht nicht so schnell.«

»Tja, diesmal schon.«

»Und wenn, dann werden sie nicht an einen Sicherheitsdienst übergeben. Dann können sie einfach gehen.«

»Vielleicht ist er ja gefährlich. Aber eigentlich ist das ja nun wirklich nicht Ihr Problem, Officer. Soll ich in meinen Bericht schreiben, dass Sie sich der Anweisung widersetzen?«

Marwa und Hodges starren sich lange an, bis sie das eine flüstert, was die Pattsituation lösen kann.

»Die Fische gehören uns.«

»Was?«

»Sie sind aus Grimsby, ja? Das ist unser Kabeljau. Und jetzt her mit dem Insassen.«

Die Krämpfe, die über Danny Hodges' Gesicht zucken, während er sich beherrscht, die Schlampe nicht zu erwürgen oder spontan zu explodieren, sind ein wunderbarer Anblick. Aber was soll er schon machen? Er weiß, dass irgendetwas im Busch ist. Aber die Anweisung ist im System. Und Leute wie Danny leben für das System. Sie würden eher sterben, als das System zu verraten.

Hodges verschwindet eine Ewigkeit, während der Marwa fast die Nerven verliert und schreiend wegrennt, aber schließlich kommt er mit einem kleinen, stämmigen Typen im Schlepptau wieder, der eine gewisse kämpferische Selbstsicherheit ausstrahlt und im Licht blinzelt wie einer, der zu lange im Trüben festgehalten wurde.

Abdi Bile wird in Marwas Gewähr überstellt, wie in den amerikanischen Polizeiserien.

BARRATT

Freddie Barratt ist stinksauer. Er hat einen überaus respektlosen Termin bei seinen Vorgesetzten hinter sich. Erboste Stimmen und besorgte Gesichter. Anschuldigungen gebrochener Versprechen und nicht erbrachter Leistungen. Der letzte Dünnschiss. Freddie liefert immer, was er verspricht. Wie Domino's. Besser eigentlich, denn letzte Woche musste er über eine Stunde auf seine Pizza warten, und als sie dann endlich kam, war sie kalt, und die Extra-Jalapeños fehlten.

Es ist doch nicht seine Schuld, dass diese Kuhdorf-Streifenhörnchen keinen Wagen verfolgen können. Oder dass dieser einfach so vom GPS-System verschwindet. Sich in Luft auflöst und auch Stunden später nicht wieder zu sehen ist. Das ist ein Riesenproblem. Das war Freddies Ass im Ärmel.

Bei dem Termin war viel davon die Rede, Freddie solle die Ermittlung abgeben, die Sache gerate »außer Kontrolle«. Man müsse Sonderermittler von außen anfordern. Von einer Sonderermittler*in* im Besonderen war die Rede. Eine leise Ehrfurcht in den Stimmen seiner Vorgesetzten, als sie von ihr redeten. Worte wie »aufsteigender Stern«, »knallhart« und »macht keine Gefangenen« fielen. Patricia irgendwas.

Freddie hat Patricia Irgendwas gegoogelt. Natürlich schwarz. Bindestrichnachnamen, beide meterlang, keinen kann er aussprechen. Braucht garantiert fünf Minuten, wenn sie irgendwo was unterschreiben muss. Bei ihrem Interview im POLICE-Magazin ewiges Gewese, wie stolz sie auf ihre nigerianisch-ghanaischen Wurzeln ist.

Das machen die doch alle nur, um ihn zu ärgern, oder? Wo bleibt Freddies Interview in der POLICE? Und was wäre, wenn er dann erzählt, wie stolz er auf *seine* Wurzeln ist, auf zehn Generationen weißer Briten, die ihrem Land treu gedient haben und jetzt anscheinend weniger hierhergehören als Patricia Bindestrich und ihre nigerianisch-ghanaischen Verwandten, die erst vor fünf Minuten hier angekommen sind? Er kann es sich schon denken.

Gallenbitter kommt ihm die Wut hoch, seine alte Freundin und Gefährtin, wahrscheinlich sein vertrautestes Gefühl, auf das er sich am meisten verlassen kann.

Alles in Ordnung, Freddie. Es gibt immer noch eine Antwort. Der schlauste Kerl weit und breit hat immer noch einen Trick auf Lager.

Er greift wieder nach seinem Telefon.

JAKUBIAK

Andy Jakubiak würgt trocken in die Küchenspüle, die größer ist als die Wanne in jedem Hotelzimmer, in dem er je übernachtet hat, auch wenn sich seine Erfahrung auf Premier Inn und Travelodge beschränkt. Endlich machen seine Innereien ihrem Namen Ehre und bleiben drinnen, also hebt Andy den Kopf.

Sein Blick fällt auf Radka, die in einem Kühlschrank wühlt, in den man im Londoner Tarifbereich 2 wahrscheinlich Bett, Klo und Dusche stopfen und das Ganze dann für 1500 Pfund pro Monat vermieten würde. Sie holt eine Box von etwas heraus, das aussieht wie ein großer Klumpen winziger Augäpfel. Gierig stopft sie sich einen großen Löffel von dem Gruselschleim in den Mund, dann noch einen. Sofort muss Andy wieder würgen.

»Wie kannst du jetzt *essen?!*«, fragt er ungläubig, als er seine Eingeweide wieder im Griff hat. Cherry sitzt mit grünlicher Blässe und skeptischem Blick auf einem Hocker.

Radka zuckt die Achseln. »Wir sind eben verschieden. Ich habe nun mal Hunger gekriegt.«

»Was ist das denn überhaupt?«

»Chiasamen. In Milch gequollen.«

»Was?«

»Die Speise der alten Azteken.«

»Kein Wunder, dass die ausgestorben sind.«

»Das dürfte eher an den Pocken und am Kolonialismus gelegen haben.«

»Tja, ganz so unschuldig sieht mir der Fraß da nicht aus.«

»Ehrlich gesagt, würde ich mir auch lieber was von KFC holen, aber Fiona erlaubt es nicht im Haus.«

Radka löffelt die Box in erstaunlicher Geschwindigkeit leer und lehnt sich zurück. »Gut, wer möchte einen Tee?«, fragt sie wieder, ganz gewissenhafte Gastgeberin, und noch bevor sie fertig gesprochen hat, sagt Andy: »Drei Stück Zucker. Vier. So viele, wie ihr dahabt, eigentlich.«

Erst als die drei bequem zusammen am Mahagonitisch sitzen, wenn auch jeder in seiner eigenen Zeitzone, und ihre zuckerschweren Tees beidhändig umrühren, fragt Radka endlich: »So, und jetzt?«

Cherry legt mit ihrer Rede los, aber schon bevor sie richtig in Fahrt gekommen ist, unterbricht Andy sie.

»Nein«, sagt er deutlich.

»Was soll das heißen? Wir –«

»Ich habe nachgedacht«, sagt er, und ein Lächeln, so warm und unaufhaltsam wie der Sonnenaufgang, zieht über sein Gesicht. Zum ersten Mal in seinem Leben wird Möchtegernermittler Andy Jakubiak gleich wirklich etwas ermitteln.

»Sag schon«, drängt Cherry, bei der auch schon ein vorfreudiges Lächeln erstrahlt.

Entschlossen klatscht er die Hände auf den Tisch wie einen Straight Flush.

»Die anderen Flüchtlinge.«

DANIELLE

»Angefangen habe ich mit einer Bilder-Rückwärtssuche«, sagt Danielle.

»Okay«, erwidert Robert und nickt wissend.

Danielle muss grinsen. »Du hast keine Ahnung, was das ist, oder?«

»Also, nun ja, das ist doch … Sag noch mal.«

»Bilder-Rückwärtssuche heißt, dass man der Suchmaschine ein Foto von jemandem gibt, um mehr über ihn rauszukriegen. Identität, Kontaktdaten und so weiter.«

»Das geht?«

»Äh, klar? Wie hast du denn als Bulle Leute aufgespürt?«

»Kontaktpersonen angerufen, Überwachungsvideos gesichtet, Adressen abgeklappert.«

»Okay, Opa. Seit den Siebzigern hat sich hier so einiges geändert. Es gibt da mehrere Suchmaschinen. Am besten ist wohl TinEye.«

»Aber musst du da nicht … etwas … also, eingeben …«

»Hochladen.«

»Das Bild selbst? Um danach zu suchen?«

»Genau.«

»Tja«, sagt Robert, zufrieden, dass er die freche Welle des technischen Fortschritts zurückgeschlagen hat. »Das haben wir aber nicht.«

»Deshalb habe ich mit einer Beschreibung angefangen und mich von da aus zurückgearbeitet. Das ist ein anderer Schritt, andere Seite, das musst du nicht alles wissen. Auf jeden Fall hat es mir einen Haufen Bilder ausgespuckt, und die kann man natürlich weiter filtern. Hier sind die Ergebnisse von TinEye, Bing, Yandex und Google.«

Sie zeigt ihm verschiedene Fenster auf ihrem Handy. Ihm klappt der Kiefer runter.

»Dann gibt es noch den SocialMapper, der durchsucht die Facebook-, LinkedIn-, Instagram- und Twitter-Accounts der Leute nach passenden Bildern, und noch was anderes, was ich noch nie benutzt habe, was aber ganz gut aussieht«, sie wischt zügig über weitere Seiten, als wäre sie eine hochbezahlte Security-Agentin und nicht eine Siebzehnjährige, die gerade für die A-Levels lernt, »das heißt aus irgendeinem schrägen Grund KarmaDecay und gibt einem die Quellen von Fotos und auch Zeichnungen bei Reddit und anderswo.«

Sie lehnt sich lässig zurück, während er sie mit großen Augen ansieht.

»Was denn?«

»Woher weißt du das alles?«

»Das weiß jeder in meinem Alter. Auf jeden Fall jede, die schon mal von einem Jungen geghostet wurde. Und du kannst dich drauf verlassen, dass deine Bande da noch weit mehr auf Lager hat.«

»Ex-Bande.« Robert klappt den Kiefer wieder hoch und rutscht etwas nach vorne. »Also hast du sie gefunden? Du weißt, wer sie ist?«, fragt er und kann seine Begeisterung nicht verbergen.

Pause. »Nein«, gibt Danielle zu, es scheint ihr aber nicht großartig leidzutun. »Das ganze Zeug klappt nur, wenn sie das Bild irgendwo in den sozialen Medien hochgeladen hat. Wenn sie da nicht mitmacht oder ihm das Bild nur per Direktnachricht geschickt hat oder so, können wir nichts machen. Also, ich zumindest nicht.«

Robert schüttelt den Kopf und übernimmt etwas gönnerhaft wieder die Führung des Gesprächs.

»Tja, Dani. Ich staune. Ich bin ehrlich sehr beeindruckt. Danke für all deine harte Arbeit. Wenn wir auf der Wache sind, musst du das unbedingt … Was ist denn so witzig?«

»Dad?«

»Ja.« Ein wenig vorausschauende Demut liegt in seiner Stimme.

»Was kannst du auf der Zeichnung noch sehen?«

JAKUBIAK

»Welche anderen Flüchtlinge?«, fragt Cherry.

»In dem Boot saßen in der Nacht noch sechs andere Männer.«

»Woher weißt du das?«, fragt sie, und weil in Andys Zügen Scham und Abwehrhaltung ringen, hebt sie beschwichtigend die Hände. Für Vorwürfe ist jetzt nicht mehr die Zeit. »Ich meine –«

»Weil am nächsten Morgen sechs Männer ins Auffangzentrum gebracht wurden. Die Küstenwache hat sie eingesammelt. Und drinnen sind sie dann ausgeflippt. Es waren die anderen von dem Boot. Haben über einen Mord gebrüllt und den Wachen Barratt beschrieben. Deshalb sind wir ja in die Leichenhalle gefahren, weil Barratts Kumpel ihn angerufen und ihm gesagt hat, dass wir in der Scheiße stecken und die Beweise beseitigen müssen.«

»Ja. Okay. Vielleicht stehe ich gerade auf dem Schlauch, aber wie soll uns das helfen? Sollen wir vielleicht zum Auffangzentrum fahren und mit ihnen reden?«

»Sie haben sicher telefoniert. Mit Anwälten, Freunden, Familie. Und irgendwer hat garantiert auch das Mädchen angerufen. Todsicher. Wenn der Junge sich so an ihrem Foto festgekrallt hat, hat er auch den anderen von ihr erzählt.«

»Gut. Aber –«

»Ich war schon mal da drinnen. Es gibt nur ein einziges Kartentelefon. Und sie führen Buch, wer wann welche Nummer angerufen hat. Wir besorgen uns die Nummern, die die sechs angerufen haben, dann sehen wir nach, auf welchen Namen und Adresse die Nummern angemeldet sind. So findet die Polizei heutzutage meistens Leute. Es gibt eine Datenbank. Dann suchen wir uns die Nummer raus, die dem Straßenschild am nächsten ist.« Er tippt auf das Foto. »Und dann haben wir sie.«

Cherry plustert die Backen auf. »Andy. Alter. Ich will das Ganze ja nicht schlechtmachen, aber das klingt mir jetzt doch ein bisschen –«

»Du hast gefragt, ob mir was Besseres einfällt, als dämlich durch die Gegend zu kurven.«

»Also, ich würde es jetzt nicht unbedingt –«

»Das hier ist was Besseres. Leihst du mir mal dein Handy, bitte?«, sagt er zu Radka. »Ich rufe im Auffangzentrum an.«

»Wissen die da denn nicht, dass du –?«

»Unwahrscheinlich. Die verschiedenen Behörden reden eigentlich nicht miteinander. Aber sicher bin ich erst hinterher.«

Er streckt die Hand aus. Er hat sich entschieden. Radka wirft Cherry einen Blick zu, zuckt die Achseln, holt das Handy raus, gibt die PIN ein und reicht es ihm. Er nimmt es an und dreht sich auf einmal schüchtern weg.

»Tut mir leid, ich muss damit in ein anderes Zimmer. Ich muss … Ich muss anders reden.«

Andy verschwindet. Cherry und Radka legen sich die Hand aufs Herz und strahlen.

»Wie süß.«

»Wahrscheinlich auch ein bisschen rassistisch. Aber wirklich süß. Ach, übrigens«, sagt Cherry. »›Ich möchte mich auch entschuldigen‹?«

»Was?«

»Als wir da unten waren.« Sie zeigt in Richtung Garage. »Da hast du ihm gesagt: ›Ich möchte mich auch entschuldigen.‹ Woher kommt das?«

Radka glotzt sie ungläubig an. »Hast du noch nie *Thelma & Louise* gesehen?«

»AAAH!«, kreischt Cherry Bristow.

Ihr Vater, der ehemalige Topermittler, hält sich die Zeichnung so nah vor die Augen, dass er mit der Nase anstößt, dann dreht er das Bild erst in die eine, dann in die andere Richtung. Sie will sich das Kichern verkneifen, schafft es aber nicht ganz.

»Krass, ich hätte dich als Polizistin so was von in die Tasche gesteckt. Wenn ich nicht auch ein soziales Gewissen hätte.«

Er schaut angesäuert. »Keiner mag Besserwisser.«

»Vor allem nicht, wenn sie es wirklich besser wissen.«

»Du nervst. Das ist irgendeine Statue.«

»Genau, irgendeine Statue. Mit irgendwelchen Werkzeugen in der Hand.« Sie wischt zum vorigen Fenster zurück und gibt ihm das Handy mit der siegreichen Reserviertheit einer Schachgroßmeisterin, die den König des Gegners normalerweise nicht *ganz* so schnell umhaut.

»Genauer sind es die Hilfsmittel eines Architekten. Es gibt eine App namens Visual Search, mit der man nach Gegenständen in Bildern suchen kann. Aber ich hätte es auch so rausgefunden. Ganz so viele Statuen werden in Nordwestlondon schon nicht stehen.

Das ist Thomas Parker Jackson, Dad. Der hat damals in der Gegend alles Mögliche gebaut. Wer hätte geahnt, dass Statuen von reichen, toten weißen Männern doch mal ihren Nutzen haben?

Die von Thomas steht auf jeden Fall an der Jackson Street in NW10.«

JAKUBIAK

Cherry und Radka haben den Plot ihres Lieblingsfilms schon mit ohrenbetäubender Lautstärke fast zu Ende durchgespielt, als Andy wieder in den Raum stürmt, die ohnehin schon prominente Brust vor Stolz noch weiter geschwellt.

»Das ging ja schnell.«

»Einer von ihnen ist schon draußen.«

»Im Ernst?«

»Der Typ, mit dem ich geredet habe, hätte sich ein Bein ausgerissen für mich. Fand das Ganze höchst verdächtig. Die Entlassung. Wollte mir helfen, ihn aufzuspüren. Hat seine Anrufe nachgesehen. Es gab nur einen.«

Er hält den beiden Radkas Handy entgegen. Google Maps ist offen.

»Der Anschluss ist gemeldet an einer Adresse in der Jackson Street, NW10. Ein äthiopisches Restaurant. Das Mädchen heißt Asha.«

Dritter Teil

14

ASHA

Der Wind peitscht durch die dünne Jacke, die sie sich von Marwa geliehen hat, und wickelt den Stoff um sie wie ein gerissenes Segel um einen Mast. Das Salz brennt ihr im Gesicht. Der kalte Regen hat sie bis auf die Haut durchnässt, und sie zittert. Sie darf nicht krank werden. Wie kann sie dann arbeiten?

Sie schaut sich nach dem stämmigen Typen um, der ein paar Meter vom Ufer zurücksteht, halb der Straße zugedreht, der gestikuliert und Asha endlich zum Gehen drängen will, aber zu feige ist, es ihr ins Gesicht zu sagen. Ihre klare, saubere, alles verzehrende Wut auf diesen Mistkerl kommt wieder hoch. Asha hockt sich hin und sieht sich ausgiebig die Steine an (wie kann so etwas ein *Strand* sein?!). Vielleicht war Omar ja hier. Vielleicht ist er genau hier aus dem Meer gekrochen, erschöpft, aber lebendig, exakt an dieser Stelle. Vielleicht wurde er hier von freundlichen Fremden gerettet und an einen sicheren, warmen Ort gebracht. Vielleicht wurde seine Leiche hier …

Nein. Daran denkt sie nicht. Nicht, solange sie es nicht unbedingt muss.

Andächtig steckt sie einen der Steine in die Tasche. Aus dem Augenwinkel sieht sie Abdi Bile die Arme aufgebracht in die Höhe reißen. Das freut sie.

Aber bald erlischt die kleine Freudenflamme wieder in Wind und Regen. Ehrlich gesagt weiß sie selbst nicht, was sie hier macht, außer Abdi Bile zu bestrafen. Sie hat genug geweint. Sie hat auf Marwas schmalem Studentenbett geschluchzt und geschluchzt, in den Armen ihrer Freundin gezittert und gebebt, bis Marwas Hemd durchnässt und die billige Kostümfarbe verlaufen war, sodass sie beim Verleih ihren Pfand nicht mehr wiederbekommt.

Aber jetzt sind die Tränen raus. Und nachdem sie ein paar Leute am Ufer angesprochen hatten, einen Typen mit Segelboot und zwei örtliche Fischer, ob ihnen vielleicht jemand aufgefallen war, der wie Omar aussah, musste auch Marwa weg. Zu einem Seminar, Eric schleifte sie mit, und sie versprach noch einmal, zu tun, was sie konnte, Asha müsse sie nur anrufen. Aber was können sie denn noch tun? Marwa hat ihr von der Küstenwache erzählt, aber nie im Leben kann Asha sich an die Staatsgewalt wenden, an Männer in Uniform. Es ist ja jetzt schon viel zu riskant, wie sie hier am Ufer herumstehen und Passanten ansprechen, die sonst wer sein und für sonst wen arbeiten könnten.

Widerwillig geht sie wieder auf Abdi Bile zu, der vor kaum verhohlener Wut und Angst bebt und natürlich auch vor Kälte zittert.

»Wir müssen los.«

»Dann geh.«

»Wir sind hier auf freier Fläche. Die können uns meilenweit sehen. Die Männer vom Gefängnis suchen nach mir.«

»Ich brauche einen Beweis.«

»*Wofür?*«

»Einen Beweis für das, was du mir erzählt hast.«

»Wie willst du den denn bitte finden?!«

Sie zuckt die Achseln. »Vielleicht gebe ich einen Menschen eben nicht so schnell auf wie du«, sagt sie, und sie weiß, wie sehr ihm das wehtut.

Sein Gesicht verzerrt sich vor Wut, er reißt den Mund auf und streckt die Zunge raus. Die Spitze ist sauber abgetrennt wie mit dem Hackmesser. Die weiche Masse dort pulsiert leicht.

»Ich wollte sie nicht fortlassen. Die Leute, die uns gerettet haben. Selbst als ich taub war vor Kälte und meine Zähne so klapperten, dass ich mir ein Stück von der Zunge abgebissen habe. Ich habe sie immer wieder Kreise fahren und nach ihm suchen lassen. Omar ist tot.«

Sie zuckt wieder die Achseln und geht an ihm vorbei.

»Wann hast du ihn denn das letzte Mal gesehen?«, ruft er ihr spöttisch nach. Die Spitze verhakt sich in ihrem Rücken und hält sie an. »Vielleicht kennst du ihn gar nicht mehr richtig. Ich war letzte *Woche* noch bei ihm.«

Sie dreht sich um, und ihr ist anzusehen, wie tief sie getroffen ist. Asha hat ihre Gefühle nie gut verbergen können. »Er war mein bester Freund«, sagt Abdi Bile.

ABDI BILE

Ein halbverfallenes Gebäude am Rande Roms. Irgendeine Fabrik, schon ewig geschlossen und verlassen. Immigrantenwellen aller Altersklassen, Verfassungen, Religionen und Nationen kommen und gehen. Manche wohnen schon seit Jahren hier, während sie durch die sieche italienische Bürokratie treiben, im System steckenbleiben wie Fettklumpen in einem kranken Herz, gefangen in diesem Zwielichtleben, halb in der Welt, halb in der Dunkelheit.

Die Sudanesen mit ihren Bergen an imitierten Handtaschen und falschem Schmuck, ausgebreitet an Straßenecken des *centro storico* auf riesigen Decken, die sie im Handumdrehen aufklauben können, wenn die Bullen kommen, um wie Zeichentrickeinbrecher mit gewaltigen Beutesäcken zu türmen. Die Touristen, die mit ihnen handeln und sich an diesem kleinen bisschen Macht aufgeilen. Ein Leben an den Rändern, ein Leben immer auf der Flucht. Nie eine Sekunde Ruhe, kein Ort, an den man gehört.

Mit so etwas gibt er sich nicht ab. Er will, was anscheinend jeder hat, der hier geboren wurde. Er ist achtzehn und glaubt in seiner naiven Arroganz, dass er alles haben kann, was er im Fernsehen sieht, denn wenn die nicht wollten, dass wir es kriegen, würden sie es uns ja nicht zeigen, und außerdem kann er das alles ganz allein schaffen.

Also mauert er sich in einer Ecke dieses verfallenden Drecklochs hinter Zinnen aus altem Sperrholz von der Müllkippe ein. Er blendet die Ratten aus, die über seine Beine krabbeln und springen wie wilde Kinder, lehnt sich an den bröckelnden Beton und weist jeden Rat und jedes Hilfsangebot zurück. Es gibt hier zwar viele Somalier und Äthiopier und Eritreer, manche sogar ganz aus der Nähe seines Dorfes, aber wer weiß schon, was die wollen? Sein Geld? Seinen Arsch? Lieber die Fäuste oben und die Wertgegenstände am Mann halten.

Auf seiner Reise sind ihm schon Sachen passiert, vor allem während der Zeit in Libyen, in Al Mabani, »den Gebäuden«. Sachen, an die er sich weigert zu denken, Sachen, deren Erinnerung er sich nicht leisten kann. Ein großer, schwarzer Strudel dreht sich in seinem Inneren und droht, ihn einzusaugen und zu vernichten, sobald er diese Erlebnisse zur Kenntnis nimmt. Doch auch so haben die Gebäude ihn gebrandmarkt, von ihnen hat er die unerbittlichen Wutanfälle und das tiefe Misstrauen gegenüber Fremden.

Aus Al Mabani operiert die libysche Küstenwache. Sie ist die am besten organisierte und ausgerüstete Schmugglerbande der Welt. Sie erhält nämlich jedes Jahr zweistellige Millionenbeträge von der EU, um die Flüchtlingsströme mit *allen* Mitteln aufzuhalten. Dort halten sie Migranten fest und foltern sie in spektakulär blutrünstiger und kreativer Weise, zumindest bis diese Migranten das Geld für ein Ticket übers Meer auftreiben. Denn anders als die europäischen Länder, die sie bezahlen, ist die libysche Küstenwache nicht dumm. Von der einen Seite lassen sie sich dafür bezahlen, die Migranten aufzuhalten, von der anderen Seite dafür, sie zu befördern. Als Mittelsmann verdient man immer am besten.

An diesem Abend ist die Stimmung in der alten Fabrik besonders unheimlich. Angespannt und absonderlich ist es hier immer, ob nun nach dem Regen das Wasser in algengrünen Strömen die Wände runterläuft, ob man sich über die von örtlichen Freiwilligen verteilten mageren Essensspenden streitet oder sich mit der Polizei oder den Rechten prügelt, die beide genau zu dem Zweck permanent draußen kampieren. Einer der Freiwilligen hat gesagt, Italiener seien immer die gewesen, die gehen, die auf der Suche nach einem besseren Leben übers Meer fahren, und nicht die Gastgeber für andere, und die Umgewöhnung fiele ihnen schwer. Aber heute Abend fühlt es sich aufgewühlter, gefährlicher an als sonst. Irgendwo wird gleich ein Streichholz geworfen.

Ein großer Drahtiger mit federndem Gang kommt lässig auf ihn zu. Er ist seit ein paar Tagen hier. Charismatisch. Fühlt sich wohl in seiner Haut. Lockeres, schiefes Grinsen, der Körper knochig und kantig wie ein Bündel gesammelter Stöcke. Auch Somalier.

»Die Wahlen, Mann. Die sind das Problem.«

»Was für Scheißwahlen denn, was willst du?«

»Ganz ruhig, Bruder. Ich bin nicht dein Feind. Die italienische Regierung wird gewählt.«

»Mir doch egal. Verpiss dich.«

Der drahtige Kerl lässt sich neben ihm auf den Boden rutschen, als hätte er ihn eingeladen. Er mustert ihn, und das Grinsen wird breiter.

»Weißt du, wie du aussiehst? Wie Abdi Bile. Der Läufer. Genau so. Also, im Gesicht. Ansonsten bist du schon ein bisschen zu fett.«

»Leck mich!«

»Doch, im Ernst, genau das gleiche Gesicht.«

»Ja, und du siehst aus wie nach einem Schlaganfall.«

»Das ist nett gemeint! Wer will denn nicht wie Abdi Bile aussehen? Der große Held meines Vaters.«

Unter all der Heiterkeit zieht bei dem Typen der Geist einer tiefen Trauer vorüber. Er streckt die Hand aus.

»Schön, dich kennenzulernen, Abdi Bile. Ich bin Omar.«

Und schon hat Abdi Bile einen neuen Namen und einen neuen Freund.

»Und was war jetzt die ganze Scheiße mit irgendwelchen Wahlen?«

»Die anderen hier sagen, dann geht es immer los. Die Wichser ganz oben wollen zeigen, wie hart sie sind, und deshalb hauen sie uns aufs Maul.«

Der frischgetaufte Abdi zuckt die Achseln, aber seine Burgmauern wirken schon ein bisschen dünner als vorher.

»Und was soll ich jetzt deiner Meinung nach machen?«

»Gar nichts, Bruder. Vielleicht ein bisschen die Augen offen halten. Zu zweit haben wir es leichter.«

»Vielleicht ist das ja auch bloß Gerede.«

»Kann sein. Hast du schon gegessen?«

Omar holt etwas von seinem Essen rüber. Vorsichtig greift auch Abdi in seinen Vorrat. Sie teilen. Sie vergleichen ihre Reisen. Omar beißt die Zähne zusammen, als Abdi von den Gebäuden erzählt. Er hat die andere Route genommen, durch die Türkei (»Krank da, absolutes Irrenhaus«). Hat es bis an den neuen Zaun an der ungarischen Grenze geschafft (»Komplett Bekloppte da oben, Vollnazis«), aber als da alles von Schwerbewaffneten bewacht war, ist er umgekehrt und hat es auf einer anderen Strecke über die Adria nach Italien versucht. Die französische Grenze bei

Ventimiglia ist eine bekannte Schwachstelle, die je nach politischer Lage geöffnet und geschlossen wird.

Omar holt ein laminiertes Foto hervor, bei dem das Plastik sich schon stellenweise abpellt. Ein schönes Mädchen, dem die Locken lang über den Rücken fallen, ein Lächeln so breit wie der Ozean. Asha. Das Mädchen, das er liebt, und mit dem er sich in London treffen wird. Die Eifersucht erwischt Abdi urplötzlich. Er hat nichts und niemanden, zumindest nicht so.

Dieses Fehlen trifft ihn wie ein Schlag in die Magengrube. Das überspielt er mit Spott.

»Laminiert? Alter, in welchem Jahrhundert lebst du eigentlich?«

Omar küsst das Foto. »Mit einem Handy kann alles Mögliche passieren. Verloren. Geklaut. Ins Wasser gefallen. Wir fahren übers Meer, okay? Und zack, sind all die Fotos und Erinnerungen weg. Bei einem laminierten Foto kann das nicht passieren. Plastik bleibt, Bruder.«

Später sinkt Abdi in einen unruhigen Schlaf, heimgesucht von Albträumen. Gewaltige Maschinen fräsen vor ihm die Erde auf, graben tiefe Gräben und Löcher, die ihn von einem Ziel fernhalten, das er nicht sehen kann. Donnerndes Getöse, während sie sich unaufhaltsam auf ihn zuarbeiten und ihm den Boden unter den Füßen beben lassen.

Als er tranig aufwacht, ist das Rütteln echt. Omar hat ihn an beiden Schultern gepackt.

»Aufstehen. Los.«

Aus dem Flur kommen Schreie, Krachen und Bersten, Stiefelgestampfe. Instinktiv greift er hinter das Sperrholz nach seinen Habseligkeiten, aber Omar zerrt ihn weg.

»*Jetzt.*«

Sie laufen los. Hinter ihnen schreit eine junge Frau in panischer Angst. Knüppel treffen auf Fleisch. Glas klirrt.

Sie kommen in einen anderen Bereich, einen langen, niedrigen Raum. Hier war die Polizei schon. Die Leute kriechen allein oder zu zweit über den dreckigen Betonboden, halten sich den Kopf und ächzen. Ein schreckliches Stöhnen jenseits der Schmerzen, als kämpften sie um ihre Seele. Man sieht noch, wo sie überrascht wurden, denn in säuberlichen Abständen von etwa einer schlafenden Körperbreite sind Blutflecken auf dem Boden, wo man ihnen den Schädel eingeschlagen hat. Abdi wird schlecht.

Eine Phalanx Polizisten kommt durch die andere Tür. Eine moderne römische Legion, die Körperpanzer matt und wuchtig, während die Visiere schimmern wie Insektenaugen, dazu schwere Schilde und Schlagstöcke. Die Polizisten sehen sie und stapfen im Gleichschritt vor.

»Hier lang.«

Omar schubst Abdi durch einen Spalt, den er noch gar nicht gesehen hatte, und schon steht er auf einer wackligen Feuertreppe. Die plötzliche Nachtluft und der Schwindel vier Stockwerke über dem Boden lassen Abdi die Knie weich werden und ihn an rostigen Streben Halt suchen. Scheppernd laufen sie runter Richtung Sicherheit, während große Stangen mit blätternder Farbe sich bedrohlich biegen und die ganze Konstruktion furchteinflößend ins Wanken kommt, als die Polizisten über ihren Köpfen ins Freie krachen und die Verfolgung aufnehmen.

Noch drei Etagen. Zwei.

Die letzte Treppe runter, und da stehen unten zwei Bullen, die Helme ab, und rauchen. Die sich drücken oder vielleicht Nachzügler zusammentreiben sollen. Hastig greifen sie nach ihren Knüppeln und stürmen die Treppe hoch. Abdi ist vorne. Er erstarrt und will zurückweichen, aber von oben stampft die Phalanx nach, und die Stufen werden unter dem Gewicht umhergeworfen wie eine Nussschale auf hoher See. In der Falle. Der erste Polizist ist direkt vor ihm, das schmale Nagergesicht zeigt geifernd die Zähne. Er hebt den Schlagstock. Abdi Bile reißt den Arm hoch, kneift die Augen zu und erwartet das Unausweichliche.

Es gibt ein Wummern, aber er spürt nichts. Er öffnet die Augen. Omar hat die Hand vor dem Mund, und das Blut läuft zwischen den Fingern durch. Er hat den Hieb abgefangen. Den Schlag, der für Abdi gemeint war. Er spuckt dem Bullen Blut und Schleim und Zahnsplitter ins Gesicht.

Eine große Wut packt Abdi wie keine, die er je gespürt hat. Noch nie hat jemand einen Schmerz empfangen, der ihm gegolten hatte. Noch nie hat jemand ihm bewiesen, dass er sein Vertrauen verdient.

Er treibt dem geifernden Bullen die Faust ins Auge. Der stolpert zurück. Es passiert wieder. Und wieder. Aus dem tiefen Ozean der Wut in seinem Inneren bricht ein wilder Strom aus Schlägen und Tritten empor, Abdi wird fast zum losgelösten Beobachter, während sein Körper eine Lawine der Gewalt auf die beiden Polizisten einkrachen lässt, die ihr nichts entgegenzusetzen haben. Sie weichen zurück, stolpern, stürzen überkopf. Ein Korridor in die Freiheit öffnet sich. Die gepanzerte Phalanx zwei Etagen höher, nein, eine, kommt näher.

Die beiden sprinten zwischen den gefallenen Polizisten hindurch in die sichere Dunkelheit.

ROBERT

»Warum habt ihr überhaupt Kinder gekriegt?«

Sie sind auf der M25, und Danielle fährt die schwere Artillerie auf. Im Wagen ist der Erste Weltkrieg ausgebrochen, bloß weniger schlammig und ohne die anstrengenden Gedichte: Explosionen donnern, Splitter fliegen ihm um die Ohren. Robert fühlt sich reif fürs Lazarett. Aber immerhin reden sie, sind ehrlich miteinander wie wohl seit Monaten, vielleicht Jahren nicht mehr.

»Du willst keine Kinder?«

»Scheiße, nee. Kinder, okay, das sind laute, strunzdumme, egozentrische, selbstsüchtige kleine Scheißer, die Frauen den Körper kaputt machen.«

Robert macht dicke Backen und reißt die Augen auf. Klare Meinung.

»In dem letzten Punkt hast du wohl recht.«

»Die sind wie winzige Tory-Abgeordnete, bloß lacht keiner, wenn man sagt, man will sie umbringen.«

Alter Schwede. Jetzt hat sie die Atomsprengköpfe rausgeholt.

Robert wirft seiner Tochter einen Blick zu. Streitlustig das Kinn rausgestreckt, in dem Moment das Spiegelbild ihrer Mutter. Die Liebe rollt durch ihn wie Donnergrollen, gefolgt von so unkontrolliertem wie unerwartetem Lachen. Mit Tränen in den Augen sinkt er aufs Lenkrad, jetzt, wo die Anspannung und der Schmerz der letzten Monate auf der Cafétoilette rausgekotzt sind, hat sein gurgelndes Keckern wieder Platz.

»Was? Was ist denn bitte so witzig?«

»Winzige Tory-Abgeordnete??!!«

»Ich mein's ernst!«

Danielle verschränkt die Arme und will empört über das Gelächter ihres Vaters schmollen, aber bald ist auch sie davon überwältigt, und ihr Widerstand löst sich in der gemeinsamen Heiterkeit. Zwei Autobahnkreuze lang johlen und wiehern sie immer wieder.

»Ist doch wahr, ey!«

»Mann …«

Bei der Raststätte Cobham beruhigen sie sich allmählich so weit, dass sie das Trainingsgelände des widerlichsten Rassistenvereins der Welt einstimmig ausbuhen können. Nichts bringt anständige Menschen so zusammen wie der Hass auf den Chelsea FC und die dumpfen Wichsfrösche, die sich mit ihm gemein machen. Robert und Danielle sitzen eine Weile einträchtig da und genießen das meditative Schnurren der Reifen auf dem Asphalt.

»Als ich in deinem Alter war, habe ich es auch so gesehen. Das mit den Kindern. Wenn auch vielleicht nicht ganz so radikal.«

»Klar, aber hat die Welt gebrannt, als du in meinem Alter warst?«

»Hast ja recht.« Robert kratzt sich am Hals. »Es kann nicht leicht sein für euch. Über so etwas solltet ihr euch keine Sorgen machen müssen. Über die Zukunft. Ihr müsstet einfach leben können.«

»Konnte ich noch nie einfach so, glaube ich. Überhaupt nicht.«

»Im Ernst?«

»Bei der ganzen Scheiße hier? Wie denn?« Eine Pause. »Konntest du das?«

»Schon.«

»Wann?«

»So in deinem Alter, würde ich sagen. Bisschen älter. In der Raverzeit.«

»Raverzeit?! Du warst ein richtig echter Oldskool-Raver?«

»Aber hallo!«

»Du?! Mein Dad? Im Undercover-Einsatz, oder was?«

»Bevor ich zur Polizei kam. Dafür habe ich gelebt.«

»Am Arsch.«

»Pass bloß auf! Zwei Jahre lang habe ich quasi hier draußen gelebt. Rund um die Ringautobahn. Das kommt alles wieder, wann immer ich hier entlangfahre. Die Raves waren immer hier in der Gegend am Ende irgendeiner kleinen Straße oder draußen auf dem Feld.«

»Wie war das so?«

»Tja.« Roberts Lächeln über all die Erinnerungen erstrahlt in unwiderstehlicher Wärme wie ein Sonnenaufgang am Strand. »Wir haben hier irgendwo an einem der Rastplätze gehalten, Hauptsache, es gab ein Telefon, und dann haben wir im Dunkeln gewartet. Unzählige Autos, manchmal Hunderte, die alle auf das Signal lauerten, die Nachricht, wo die Crew alles aufgebaut hatte. Die Leute saßen auf den Motorhauben, haben gekifft, sind von einem Wagen zum anderen gegangen und haben sich vorgestellt:

»Hey, Alter, wo kommt ihr denn her?«, Flyer verteilt für den nächsten Rave, billiges E angeboten und ranziges Speed …«

»Dad!«

»Was?«

»Ich will von deinen Drogenexperimenten nichts wissen!«

»Willst du die Geschichte jetzt hören oder nicht?«

Danielles ungläubig-verschlagenes Grinsen lässt vermuten, dass sie die Geschichte auf jeden Fall hören will, egal was sie sagt, also erzählt Robert weiter.

»Die Zivilisten starrten, und wir starrten zurück, fühlten uns wie eine andere Spezies, Besucher von einem aufgeklärteren Planeten. Wir redeten von Stämmen und Freiheit. Denn wir hatten den Schlüssel. Alle Grenzen fielen. Alle Angst verflog. Die Erleichterung und Hoffnung und Freude. Thatcher hatte sich endlich verpisst, und jetzt würde die Welt für alle besser werden.«

Auf einmal hat Robert Tränen in den Augen und einen Kloß im Hals. Wegen einer Party vor vielen Jahren. Peinlich. Er blinzelt und schaut weg und hofft, dass es Danielle nicht auffällt.

»Erzähl weiter«, sagt sie und hat es natürlich gemerkt.

»Die Vorfreude. Die ungeahnten Möglichkeiten, das Gefühl, nicht mehr gefangen zu sein, frei zu sein. Das war das Beste, die Momente vor dem Rave selbst. Und dann rief der eine, der die Nummer der Crew hatte, von der Telefonzelle aus an, Handys gab es ja noch nicht, und dann hatte er die Info und ist aufs Autodach gestiegen und hat das Ziel *rausgebrüllt*, und wir haben zurückgegrölt wie die großen Krieger, und dann ist jeder wieder ins Auto gesprungen, und der Riesenkonvoi zog los, die Landstraßen entlang oder durch die Industriegebiete, bis wir das Feld oder die Lagerhalle gefunden hatten, wo die Sache diesmal abging. Und da passierten dann alle möglichen unglaublichen Sachen, die mich in vielerlei Hinsicht zu dem gemacht haben, der ich heute bin. Und auf einmal ging wieder die Sonne auf, und man lag im Gras und hat mit Leuten, die man liebte, die einem wichtig waren, das rotorange Schimmern aufsteigen sehen und gemeint, es kann niemals wieder etwas Schlimmes geben. Nie wieder.«

Danielle sagt nichts, und er späht zu ihr rüber, und sie sieht ihn mit solchem Staunen und auch ein bisschen Ehrfurcht und solchem Schmerz an, so einem offensichtlichen Bedürfnis nach der Hoffnung und dem Zugehörigkeitsgefühl, die er damals hatte, dass er ihre Hand nimmt, die sie nicht mal wegzieht.

»Was haben die Bullen davon gehalten?«, fragt sie schließlich.

»Das alles habe ich in meiner Bewerbung nicht groß breitgetreten.«

Sie fahren noch eine Weile so Hand in Hand weiter, schauen beide mit neuen Augen aus den Fenstern und sehen noch den matten Schimmer der Magie unter den KFCs neben der Straße, unter den geschredderten Reifen und zerdepperten Rücklichtern, die Spuren der verlorenen Freude unter dem Schmutz des Alltags.

»Ich hab deine Mutter auf einem Rave kennengelernt«, fügt Robert beiläufig hinzu.

»WAAAS?«, kreischt Danielle und wirft seine Hand weg.

»Willst du wissen, was sie als Erstes zu mir gesagt hat?«

»Bah, NEIN! Auf keinen Fall!«

Sie starrt aus dem Fenster. Etwas Düsteres legt sich über sie wie ein feiner dunkler Nebelschleier. Sie spricht leise.

»Hättest du trotzdem Kinder gewollt, wenn du es gewusst hättest?«

»Was?«

»Dass eins sterben würde. Dass Liam sich umbringen würde.«

Robert starrt eine Weile geradeaus.

»Man denkt nicht darüber nach, was schieflaufen könnte. Man malt sich nur das Schöne aus.«

»Aber hätte es deine Sicht geändert?«

Robert schaut seine Tochter ernstlich überrascht an.

»Nein, natürlich nicht. Man geht das Risiko ein. Jede Liebe ist ein Risiko, das man eingeht. Sonst wäre es ja keine Liebe, oder? Dann wäre sie bedeutungslos.«

Sie sieht ihn an, und ihre Lippen beben. Er zwinkert ihr zu, blinkt, verlässt die Ringautobahn, den ehemaligen Ort der Hoffnungen, der Träume von einer besseren Zukunft, und schwenkt auf die M4.

CHERRY

Sie sind wieder unterwegs, aber ein paar Sachen haben sich verändert. Zum einen haben sie sich umgezogen, was bitter nötig war nach allem, was sie körperlich und auch seelisch durchgemacht haben. Cherry ist nun geschmackvoll gekleidet in einer (okay, etwas engen) Designerjeans und einem so schicken wie praktischen Merinopullover. Beides zusammen hat mehr gekostet als eins von Cherrys Monatsgehältern. Radka geht nicht davon aus, dass Fiona die Sachen vermissen wird. Jakubiak war wegen seiner Muskelmasse etwas schwieriger zu versorgen, aber schließlich hat er eine Trainingshose vom Tennislehrer bekommen und eins von Alasdairs japanischen Selvedge-Denim-Shirts in »loose fit«, das bei ihm so eng anliegt, dass es aussieht wie irgendein abgefahrenes Jeans-Bondage-Oberteil.

Andy hat ein bisschen gegoogelt und herausgefunden, wo in ihrem Wagen die GPS-Einheit sitzt. Er hat Cherry versichert, dass er den Telematikkasten selbst entfernen kann, aber aus dem Plan wurde nichts, als sie ihn mit einem russischen YouTube-Video mit dem Untertitel »Black Box Ausbau nur kleiner Schaden bei Auto« erwischt hat. Und überhaupt wäre es immer noch der Wagen gewesen, nach dem die Polizei sucht. Also haben sie sich für eine andere Lösung entschieden.

Cherry kam es zwar erst kontraproduktiv vor, in ihrer Lage mit einem glänzend pinken Faltdachcabrio herumzufahren, aber Radka hat sie überzeugt. Zum einen sei das genau die Art Auto, die sie brauchten. Wenn jemand in einem Wagen sitzt, der »SCHAUT MICH AN!« schreit, dann kann er ganz offensichtlich nichts zu verbergen haben. Außerdem hat der Zweisitzer einen erstaunlich geräumigen Kofferraum, und nur da liegt die mittlerweile in haufenweise alte Laken gewickelte Leiche wirklich sicher, wenn man ihren Zustand und Geruch bedenkt. Wieder meldeten sich Cherrys vertraute Schuldgefühle, als sie Andy den armen Jungen unter die Klappe zwängen sah. Nicht mehr lange, mein Lieber. Wir sind bald da. Wir lassen dich nicht im Stich.

Radka winkt ihnen fröhlich nach und freut sich schon auf das Riesendonnerwetter, wenn Fiona nach Hause kommt und ihren kleinen Flitzer nicht mehr findet, den Alasdair nie gemocht hat. Es schmerzt Cherry, Radka im Rückspiegel kleiner werden zu sehen. Sie kennt sie zwar erst ein paar Stunden, kann sie sich aber jetzt schon als wahre Freundin vorstellen. Und ab einem Alter von vielleicht neun Jahren ist es doch eigentlich unmöglich, noch so jemanden zu finden. Sie hatten so einen Riesenspaß beim Anprobieren von Fionas Sachen, die Cherry im Laden nicht mal anrühren würde, um bloß keine Kaffeeflecken oder irgendetwas darauf zu hinterlassen. Sie musste daran denken, wie sie und ihre Freundinnen früher mit elf, zwölf Jahren die Kommode ihrer Mutter plünderten, wenn die Eltern aus dem Haus waren.

Und jetzt sitzt sie in einem Cabrio (das Verdeck zu, sie ist ja nicht bescheuert), eine Gangsterqueen auf der Flucht durch die Badlands, äh, Südostenglands. In einem Land, das sich je nach Verkehr in etwa vier Stunden durchfahren lässt, ist ein Roadmovie ziemlich schwierig zu inszenieren, aber sie hat sich ihr Leben lang noch nie so sehr wie in *Thelma & Louise* gefühlt wie jetzt. Bloß sind sie zu dritt im Wagen, und einer ist tot.

Jakubiak schaut aus dem Fenster, den Kopf in die Hand gestützt, sagt nicht viel, und eine Weile macht sie sich Sorgen, er könnte sich die ganze Sache anders überlegen, aber auch da unterschätzt sie ihn.

»Was hättest du anders gemacht?«, fragt er leise.

»Was? Hierbei?« Sie zeichnet mit der Hand einen Kreis im Auto und lacht. »Keine Ahnung, vielleicht *alles*?«

»Bei deinem Sohn.«

Uff. Das ist ein Schlag in die Magengrube. Sie lehnt sich zurück. Sie will die Antwort nicht überstürzen.

»Warum fragst du?«

»Ich mache mir bloß Gedanken. Was ich hätte machen können. Bei meinem Vater.«

Und auf einmal fühlt sie sich diesem Mann zugetan, diesem Jungen, wie sie es nie im Leben für möglich gehalten hätte.

»Das ist etwas ganz anderes, Andy.«

»Warum?«

»Wie alt warst du, als du ihn das letzte Mal gesehen hast?«

»Elf«, sagt Andy Jakubiak verlegen, als wäre es seine Schuld.

»Du warst noch ein Kind.«

»Klar, aber wenn ich –«

»Du warst ein Kind. Du hast nichts falsch gemacht. Dein Vater hatte die Sache in der Hand. Er war der Erwachsene. So wie ich.«

»Aber –«

»Wozu er sich entschieden hat«, und sie strauchelt und kämpft und reißt sich zusammen, »was *er* getan hat, ist nicht deine Schuld. Es ist nicht deine Schuld, und es hat mit an Gewissheit grenzender Wahrscheinlichkeit überhaupt nichts mit dir zu tun.«

»Vielleicht war ich nicht gut genug. Nicht schlau genug, lieb genug.«

»Vielleicht kommt es dir besser vor, dir das einzureden,

weil du dich ihm dann in irgendeiner kranken Weise näher fühlst, aber die Verantwortung liegt nur bei uns. Den Erwachsenen. Und keinem anderen. Und um deine Frage zu beantworten, das hätte ich anders machen sollen. Ich hätte nicht vergessen sollen, dass Liam zwar eins achtundachtzig groß und County-Champion auf 800 Meter war und manchmal eine kolossale Nervensäge, dass er aber trotzdem innen drin immer noch mein kleiner Junge war.«

Andy schaut aus dem Fenster und wendet sich ihr nicht mehr zu, und sie hört ihn leise weinen. Sie überlegt, ob sie ihm die Hand auf die Schulter legen soll, aber das scheint ihr gleichzeitig zu viel und zu wenig.

Also fährt sie weiter.

An einem stillen Autobahnkreuz queren sie leise die M25 und beginnen die Schleichfahrt durch die dürre Heide Südlondons, anfangs die grünen, baumbestandenen Teile, dann allmählich vertrauteres Gelände. Cherry hat sich für die indirekte Route entschieden, statt direkt auf die Adresse zuzuhalten. Sich anzupirschen. Für den Fall der Fälle. Und vielleicht sehnt sie sich auch nach einem Blick auf ihre alte Gegend, vielleicht will sie den Geist ihres Vaters beschwören, ihr bei ihrer Mission beizustehen.

Hier ist Cherry aufgewachsen, aber alles hat sich stark verändert. Der Süden ist wahrscheinlich noch mehr als jeder andere Teil Londons von den Kräften des Kapitals übernommen worden. Er war einmal eine aufgegebene verbotene Zone für alle rechtschaffenen Mitglieder der Bourgeoisie, ein bedrohlicher weißer Fleck auf der Landkarte, also überließ man ihn glücklicherweise sich selbst, aber die letzten Jahrzehnte wurde Südlondon einer Erschließung nach militärischer Schockmethode unterzogen. Bombenteppiche aus Zwangsräumungen und Immobilienverkäufen, durch das Agent Orange der Gentrifizierung seiner natürlichen Lebensformen beraubt. Vertreibung, Zerstörung von Gemeinschaften und Gebäudesprengungen von Ausmaßen, die man sonst nur in der Endphase eines Krieges sieht.

Die Anreize waren finanziell, aber die Motivation war Kontrolle. Die Staatsgewalt hätte die widerspenstigen, renitenten schwarzen Arbeiterkreise in Brixton und Loughborough Junction selbst mit einem Panzer nicht aus ihren Häusern gekriegt, wenn sie denn so dumm gewesen wäre, in einem aufzukreuzen. Doch der Markt, der fabelhaft feindselige Markt, bewerkstelligte es quasi ohne Gegenwehr. Und der Unterschied, die Verwandlung, ist außerordentlich. Südlondon war mal eine arme Stadt. Eine radikale Stadt, mit ihrer Geschichte vertraut, trotzig und verächtlich fletschte sie bei der geringsten Provokation die Zähne. Und jetzt ist sie wie jede andere auch ein Ort voller Menschen, die sich vor allem mit materiellen Dingen beschäftigen. Und das ist für Cherry eine Tragödie.

Es ist komisch, wieder hier zu sein. Sie fühlt sich gleichzeitig zu Hause und wie in einer anderen Welt. Heruntergekommenes und Reiches reihen sich aneinander. Müde Kebabläden, bei denen die Buchstaben abblättern neben strahlend neuen Restaurants mit Klugscheißernamen wie »You Know, That Little Italian Place?«. Minicabfirmen mit vergitterten Fenstern, erschöpfte Fahrer, die auf dem Lenkrad schlafen, und daneben Autohändler mit teuren Geländewagen davor, glatt und massig wie fangfrischer Lachs.

Das Vertraute und das Fremde, das Heilige und das Profane. Als sich kurz nacheinander Leute nach ihr umdrehen, ihr hinterherpfeifen und witzigerweise auch manche den Daumen runter zeigen, fällt Cherry wieder ein, in was für einem Auto sie sitzt.

Plötzlich reißt etwas auf der Straße sie aus ihren Überlegungen. Leute. Massenweise wütende Leute.

ASHA

»Wir wissen doch nicht, dass er tot ist«, sagt Asha zum zwanzigsten Mal. Sie schüttelt Abdi Bile ab und stürzt sich in die Menge, die immer dichter wird, während in dieser belebten Straße voller Pubs und Clubs und Bars der Abend beginnt. Genau hier will Abdi nicht sein. Getrieben von Feindseligkeit und Wut stapft Asha weiter, das gebrochene Herz zeitweilig von Narbengewebe zusammengehalten, wobei sie nicht weiß, wohin sie will, nur, dass sie wie ein Hai ertrinkt, sobald sie anhält.

Abdi holt sie ein und hält sie zurück. Mit flammendem Zorn fährt sie herum.

»Lass mich los!«

»Meinst du, ich habe nicht *alles* unternommen?«

»Ich weiß nicht, was du gemacht hast. Ich kenne dich nicht.«

»Du bist respektlos.«

»Lass meinen *Arm* los.« Sie reißt sich los. Fasziniert von dem ungewöhnlichen Streit brüllt einer der Trinkenden: »Zeig's ihm, Kleine!«

»Meine Familie hat sich viel Geld hierfür geliehen«, knurrt Abdi.

»Na und?!«

»Fast ein Jahresgehalt. Dazu Schafe und Ziegen verkauft. Das muss ich ihnen wenigstens zurückzahlen.«

»DANN GEH!!«, schreit sie. Andere Feiernde drehen sich nach ihnen um. Panisch wedelt Abdi mit der Hand, damit sie leise ist, aber sie gehorcht nicht.

»Du hast dich von mir rausholen lassen!! Dabei hättest du es mir auch einfach am Telefon sagen und mir viel Zeit und Geld und Schmerz ersparen können! Jetzt bist du frei! Also geh arbeiten und schick deiner Familie ihr Scheißgeld!«

»Kann ich nicht«, murmelt er.

»Wieso nicht?! Ich brauch dich nicht! Ich bin kein hilfloses Mäuschen.«

»Du bist alles, was ich noch von ihm habe.«

Plötzlich bleibt sie stehen.

»Er hat mir das Leben gerettet. Ich konnte seins nicht retten, also muss ich mich um alles kümmern, was ihm lieb war.«

In Ashas Augen zeigt sich ein neues Verständnis. Und dann passiert etwas Schlimmes.

Sie stehen vor einem Pub. Einem scheunengroßen Laden, keiner bescheidenen Schankstube, sondern einem puren Saufhaus, Teil einer berühmt-berüchtigten Kette, die einer rechten Dumpfbacke mit spektakulär schlechter Meinung von seinen Gästen gehört, der diese sich nur zu gern würdig erweisen. Einer britischen Institution, die speziell darauf ausgerichtet ist, einen so schnell wie möglich besoffen zu machen, sodass sie einem eigentlich gleich einen Schlauch zum Bierfass reichen könnten. Das Fußballspiel läuft, es ist laut, und die Stimmung ist rau.

Zwei besonders trinkfreudige Gäste stehen an der Stufe über Ashas Kopf. Der eine, ein Maurergehilfe, dessen Gehalt gerade auf hundertvierzig Pfund pro Tag erhöht wurde (»Was für ein Glückstag!«) und der seit zehn Uhr früh sein Bestes tut, es alles auf einmal zu versaufen, stößt betrunken seinen Kumpel an, der kichert und nickt und ihn herausfordert. Der Maurergehilfe streckt den Arm aus und zerrt Asha an den Haaren.

Sie schreit, so laut sie kann.

Abdi folgt dem einzigen Instinkt, dem er vertraut. Der Führung seiner Fäuste. Die Blutfontäne aus der Nase des Maurergehilfen ist beeindruckend, als hätte jemand eine Hochdruckleitung aufgedreht. Sie spritzt durch die Luft wie ein scharlachroter Springbrunnen, bevor sie geräuschvoll auf den Bürgersteig und in Ashas Haare klatscht.

Sie schreit wieder.

Zwei Polizisten sind auf der anderen Straßenseite unterwegs. Eigentlich sind es bloß Community Support Officers, allseits verschriene Hilfspolizisten, aber das können Asha und Abdi nicht wissen. Denn auch diese tragen Warnwesten und fette Abzeichen. Und selbst die beiden Hobbybullen folgern aus der Kombination von Frauenschreien, Gewalt und spritzendem Blut messerscharf, dass irgendetwas los ist. Polizeiinstinkte der Extraklasse.

Sie nehmen die Verfolgung auf.

15

Nennen wir sie Romilly.

Romilly könnte ebenso gut Martha oder Olivia heißen oder Julian oder Philip oder sogar Humam oder Shaistah oder Femi oder Ronke. Das spielt eigentlich keine Rolle. Es gibt viele Romillys aller Größen und Farben, doch gemeinhin nur einer bestimmten Klasse.

Romilly war auf einer guten, aber nicht gänzlich elitären Privatschule und danach an einem der weniger perversen Cambridge-Colleges. Romilly ist ein anständiger Mensch. Sie möchte auf der Welt etwas Sinnvolles tun, aber zugleich will sie auch eine Küche nach Maß und eine Karriere, und diese beiden Sachen sind nun mal ganz und gar unvereinbar. Aber das weiß sie noch nicht. Als sie also sieht, wie sich ihre Kommilitoninnen bei Großbanken bewerben (Geldwäsche), bei Großkanzleien (Imagewäsche) und bei Goldman Sachs (Goldman Sachs), rümpft sie die Nase und folgt ihrem Gewissen. Sie bewirbt sich für das Absolventenprogramm im Staatsdienst und wird angenommen. Sie macht sich gut. Außerordentlich gut sogar. Deshalb kann sie sich ihre Behörde aussuchen, als es so weit ist.

Und weil sie ein anständiger Mensch ist und gern etwas Sinnvolles machen würde, und weil sie *keine* Ahnung hat, wie es da wirklich ist, entscheidet sie sich für das Home Office.

Und von da an geht es stetig bergab.

Das britische Innenministerium ist anders als die anderen. In der endlosen Barbarei des Zeitalters der Austerität führen eigentlich alle Ministerien Krieg gegen die Menschen in ihrem Zuständigkeitsbereich, kürzen und streichen und machen ihnen das Leben so schwer wie möglich, selbst wenn die Staatsdiener lieber das Gegenteil tun würden. Aber trotzdem ist man zum Beispiel als Staatsdiener im Bereich Bildung von Leuten umgeben, die Bildung allgemein befürworten. Ist man im Bereich Gesundheit unterwegs, arbeitet man mit Leuten zusammen, die Gesundheit durchaus als Motivation ansehen.

Aber das britische Innenministerium ist anders. Um es nicht unnötig kompliziert zu machen, HASST DAS BRITISCHE INNENMINISTERIUM EINFACH JEDEN. Jeder ist eine Bedrohung. Jeder ist eine Gefahr für die nationale Sicherheit oder ein Schwindler, der »das System austricksen« will, oder wenigstens jemand mit Verbindungen zu »kriminellen Banden«. Und vor allem ist jeder ein potenzielles Risiko eines Titelseitenalbtraums in der *Daily Mail*, der stets mit einem Riesenanschiss von der Ministerin geahndet wird. Also scheiß auf alle, das spart Zeit. Orwells Maxime vom »Stiefel, der für immer auf ein menschliches Gesicht stampft« ist bekannt, ja? Das ist das neue Logo des britischen Innenministeriums.

Aus Romillys Perspektive ist das keine ideale Arbeitsumgebung.

Und dann wäre da noch die Innenministerin selbst. Sie hat braune Haut. Auch ihre Vorgängerin war eine Frau mit brauner Haut. Denn auch wenn Konservative alle durch und durch brutale, gierige Clowns sind, stellen sie sich in Sachen Identitätspolitik weit weniger dumm an als die Politiker der Mitte.

Die vorige Ministerin kam jeden Morgen um halb acht zur Arbeit, manchmal noch in der kugelsicheren Weste mit dem Aufdruck HOME SECRETARY in fetten weißen Großbuchstaben von der Migrantenrazzia der letzten Nacht. Die Ministerin hatte Ziele auf ihren Whiteboards und Tortendiagramme auf dem Laptop für Festnahmen, Verwahrungen und Abschiebungen. Die Menschen, die mit diesen Zielen gemeint waren, wurden aber nicht Migranten oder Flüchtlinge genannt, nicht mal Menschen, sondern »Bestände und Ströme«.

Wurden die Ziele nicht erreicht, und das wurden sie nie, denn sie waren wahnsinnig und unmöglich, dann schrie die Ministerin herum und schmiss mit Markern und Kaffeebechern und Tackern und beschimpfte alle als Arschlöcher und faule Socken und Verräter. Eine offizielle Ermittlung befand sie des Mitarbeitermobbings in nicht weniger als drei Fällen schuldig, was selbst für diese Regierung ein Rekord ist. Der Einzige, der als Konsequenz seinen Job verlor, war der Ermittlungsleiter. Das ist England.

Die neue Ministerin ist auf wundersame Weise irgendwie noch schlimmer, auch wenn sie nicht denselben Hang zu schusssicherer Kleidung hat. Schlechter als die Umfragewerte des Innenministeriums ist nur die Moral der Mitarbeiter. Romilly hat mehrfach um eine Versetzung ersucht, doch die anderen Ministerien nehmen keine Flüchtlinge mehr auf. Welche Ironie.

Raus geht es also nur nach oben, und nach oben geht es nur, wenn man die Ziele erfüllt.

Als Romilly also einen Anruf von einem Mann mit einem Ruf für informelle, verschwiegene, nicht offiziell dokumentierte Polizeiarbeit bekommt, einem Polizisten, mit dem sie noch nie geredet, von dem sie aber schon *einiges* von der Border Force gehört hat, will sie eigentlich gar nicht drangehen. Aber dann fällt ihr das gute weiße Hemd ein, das von grüner Markertinte ruiniert ist, und der blaue Fleck darunter. Widerwillig und mit schlechtem Gefühl hält sie das Telefon in den Fingern wie einen Beutel Scheiße, den sie gleich in die Tonne schleudert, und nimmt das Gespräch an.

»Mr Barratt.«

»Freddie, bitte.«

»Was kann ich für Sie tun?«

»Tja, Liebes, jetzt, wo du es sagst: Du könntest mir bei einer Sache helfen, die auch sehr in deinem Sinne sein dürfte.«

Freddie Barratt umreißt die Lage. Er ist einem großen Menschenhändlerring auf der Spur. Tentakel über das ganze Land. Reif für die Nachrichten, Riesenzahlen. Er hat eine heiße Spur (es ist unfassbar, wie viel von ihrem Alltagsvokabular die Leute aus schlechten Fernsehserien übernehmen, denkt Romilly) in einem gewissen Londoner Stadtteil. Er sagt ihr, wo, und beschreibt die Art von Migranten, die er sucht. Seiner Erfahrung nach Eritreer, vielleicht Somalis. Äthiopier auch möglich, aber weniger wahrscheinlich.

Was hat sie denn über diese Gruppen in dem Stadtteil in ihrer Datenbank stehen? Vereine. Organisationen. Restaurants und andere typische Arbeitsplätze.

Und wenn es losgeht, lässt er auf jeden Fall dem Innenministerium den Vortritt. Türen einrammen, Festnahmen, die ganze Bande kreischend an den Haaren nach draußen schleifen. Die Anerkennung, die Zeit vor der Kamera, die Zahlen, das kriegt alles sie. Er macht es nur für die Genugtuung, dass die Sache sauber zu Ende gebracht wird.

Er würde aber gerne dabei sein. Bei den Festnahmen. Aus rein beruflichen Gründen.

Romilly meint, den widerwärtigen Atem des Kerls durchs Telefon riechen zu können. Sie schaut vom Schreibtisch auf und sieht einen der 24-h-Nachrichtenkanäle, die die Ministerin im Büro laufen lässt. Ein aufgedunsener Mann mit Rettungsweste, obwohl er auf dem Trockenen steht, beschreibt die Ankunft von Flüchtlingen an der britischen Küste wie ein gelangweilter Kammerjäger, der einem unglücklichen Wirt beibringt, dass die Ratten wieder da sind. Aus dem Büro der Ministerin dringen wütende Schreie und Glasklirren.

Resigniert tippt sie auf ihrer Tastatur.

ROBERT

Die dunkle Wolke, unter der Robert die Londoner Polizei verlassen hat, scheint sich verzogen zu haben. Sein Angreifer, der extravagant beschnäuzerte Detective Superintendent, den alle als »das Walross« kannten, hat vor einigen Jahren das

Zeitliche gesegnet. Das Walross war ein knallharter Ulster Unionist und ehemaliger Vollstrecker der alten nordirischen Polizei. Seine zwei Lieblingsthemen waren die Abneigung gegenüber der »unnatürlichen Vermischung verschiedener Volksgruppen« und der Tag, als er Sargträger für Keith Blakelock war. Robert war der einzige Schwarze in seiner Einheit. Es lief nie gut, aber als Cherry einmal unangekündigt vorbeikam und Robert zum Mittagessen abholte, war der große Krach nur noch eine Frage der Zeit.

Doch die schweren Schritte des Walrosses hallen nicht mehr wider auf den blankpolierten Fluren der Wache. Es gibt immer noch ein paar Ältere, deren Gesichter dichtmachen, als sie Robert unerwartet sehen, aber viel häufiger sind ein breites Lächeln, eine ausgestreckte Hand, Umarmungen und ein allgemeines Gefühl, dass ein Unrecht wiedergutgemacht werden muss. Danielle, die er quasi hinter sich herschleifen musste, staunt, wie bekannt, respektiert und beliebt ihr Vater hier ist. Und Robert spürt sich selbst wachsen und erblühen wie eine welke Pflanze, deren Wurzeln man in kühles Wasser getaucht hat, denn er ist wieder an einem Ort, wo er weiß, was er zu tun hat, wer er ist, wo er eine Bestimmung hat.

Er fragt nach einem Typen namens Charlie, und irgendwann stehen sie vor einer imposanten Tür. Robert verkrampft ein bisschen und zögert, bevor er anklopft.

»Ja?«

Er lächelt, als er die Stimme hört, was Danielle nicht versteht, denn es ist eine Frauenstimme. Er öffnet die Tür. Eine brünette Frau sitzt hinter einem Schreibtisch. Roberts Lächeln verschwindet.

»Tut mir leid, ich suche –«

»Robert!«

»Charlie?«

Die Frau sprintet herüber und springt Robert in die Arme. Er lacht und fängt sie auf. Sie schlingt ihm die Arme um den Hals. Danielle fallen die Augen fast aus dem Kopf.

»Magenbypass-Operation!«, kreischt die Frau. »Das hättest du vor zehn Jahren nicht geschafft, was?«

»Nicht, ohne mir beide Arme zu brechen, nein«, sagt Robert. Die Frau gibt ihm eine sanfte Ohrfeige. »Du siehst toll aus«, fügt er hinzu.

»Du auch. Wie immer.«

»Nicht, dass du nicht auch schon … immer …«

Danielle hustet leise. Robert setzt die Frau wieder ab.

»Danielle, das hier ist Charlie Maserati, eine ehemalige Kollegin. Charlie, das hier ist Danielle. Meine Tochter. Ich weiß nicht, ob du dich noch an sie erinnerst.«

»Aber natürlich.« Die Frau mustert Danielle wie eine Bäuerin, die ein Tier auf seine Abstammung hin begutachtet. Sie hält die Hand hüfthoch. »Als ich dich das letzte Mal gesehen habe, warst du noch so klein.«

»Faszinierend«, erwidert Danielle trocken. »Und das ist auf keinen Fall Ihr echter Name.«

Charlie greift auf den Schreibtisch und zeigt Danielle ihren Dienstausweis. In schwarzen Großbuchstaben neben dem kaum wiederzuerkennenden Foto derselben Frau, bloß mit Dreifachkinn und gummiweichen Zügen, steht der Name CHARLIE MASERATI.

»Offiziell Charlotte, meine Eltern sind aus Italien, und

mein Ex-Mann hat mich gemästet. Nur mit Prozenten auf Sportwagen kann ich leider nicht dienen.«

»Ex-Mann?« Robert zieht eine Augenbraue hoch.

»Darüber reden wir später.« Charlie legt den Ausweis zurück.

»Hast du extra um das Büro vom Walross gebeten?«, fragt Robert, sieht sich um und findet nichts als schlechte Erinnerungen.

»Sonst wollte es keiner. Du weißt ja, wie abergläubisch Polizisten sind.«

Robert zuckt verwirrt die Achseln.

»Wusstest du das nicht?« Sie tätschelt den Schreibtisch wie einen braven Hund. »Genau hier ist er abgeklappt. Herzinfarkt beim frischgebrutzelten Frühstück. Das Maul voll Knusperspeck.«

»Er hätte es so gewollt.« Die beiden kichern wie Schulkinder.

»Am nächsten Tag habe ich mich für den Bypass angemeldet. Und den Ex in die Wüste geschickt. Selbst ich merke es, wenn die Frau ganz oben mir einen Wink mit dem Zaunpfahl gibt. Also, mein Freund: Was verschafft mir die Ehre?«

»Wir suchen jemanden. Ich dachte mir, vielleicht kannst du uns helfen.« Robert faltet Michaels Zeichnung auf. »Was hast du in der Gegend um die Jackson Street, NW10, an Restaurants, Bars, Spelunken, alles, wo eine Illegale gegen Bargeld arbeiten würde?«

Charlie sieht sich das Bild genau an. Auffälligerweise fragt sie nicht, wer das Mädchen ist und warum sie sie finden wollen. »Wer hat das gezeichnet?«

»Ein Bekannter von meiner Frau.«

»Sucht der einen Job? Unserem Zeichner hat ein Räuber den Kiefer gebrochen, weil er meinte, auf dem Bild von der Verhandlung sieht er dämlich aus.«

»Im Ernst?«

»Sah er ja auch. Aber er ist nun mal dämlich, das kann der Zeichner auch nicht rausreißen. Wir haben ihn im Bus erwischt, nachdem er ein Wettbüro an der High Street überfallen hatte. Das wäre ja noch nicht mal schlimm, bloß fährt der Bus eben genau an der Wache vorbei. Wir mussten ihn nur ranwinken. Wenn du gerade achteinhalbtausend erbeutet hast, dann leiste dir doch wenigstens ein Uber. Aber egal«, sagt sie und tippt auf Michaels Meisterwerk. »Was sagen wir? Somali? Eritreerin? Äthiopierin vielleicht?«

»Damit würde ich anfangen, genau.«

»Direkt an der Jackson Street selbst gibt es auf jeden Fall einen Äthiopier. Ich schau mal nach, was da noch so ist.«

Charlie tippt auf ihrer Tastatur. Als Robert sich vorbeugt, um besser sehen zu können, gönnt Charlie sich einen Blick auf seinen Arsch. Danielle erwischt sie. Charlie merkt es und zwinkert ihr zu. Zu ihrer eigenen Überraschung reagiert Danielle mit einem Grinsen.

»Es gäbe auch noch eine andere Person von Interesse, die wir gerne finden würden«, sagt Robert geradezu beiläufig, vergeblich um Normalität bemüht.

»Ach ja? Wen denn?«

»Äh, Cherry. Meine Frau.«

Charlie richtet sich auf und starrt ihn an.

»Da musst du mich jetzt doch mal ein bisschen aufklären, Robert.«

Er seufzt. »Womit fange ich an?«

Das Telefon auf ihrem Schreibtisch klingelt. Sie greift danach.

»Ja?« Knappe, dringende Kommandos vom anderen Ende. Ihr Gesicht verändert sich. »Scheiße.«

CHERRY

»Eine Demo«, vermutet Andy unsicher, aber Cherry weiß gleich, dass es nicht stimmt. Sie war schon auf vielen Demos. Auf Antikriegsmärschen mit ihrer Mischung aus heiterer Höflichkeit und der Anspannung, die eigene Komfortzone zu verlassen, wie eine Garden Party der Church of England, auf die man der Abwechslung halber diesmal auch die Hells Angels eingeladen hat. Lauter seriöse Bürger mittleren Alters, die Tee aus ihren Thermoskannen schlürfen und sagen: »Na, so viele Leute können sie doch *wirklich* nicht mehr ignorieren«, egal, wie oft sie es doch tun.

Aber das hier ist etwas anderes. Etwas ganz anderes. Ein reißender Strom von Menschen jeglicher Geschlechter und Ethnien, fast alle jung, ergießt sich auf die Hauptstraße, als wäre ein Wasserrohr gebrochen (was die Anwohner dank Southern Water ebenfalls gewohnt sind). Kein einziges geistreiches Plakat in Sicht. Stattdessen ein wüstes, heiseres Brüllen, emporgereckte Fäuste und ein brodelnder, rachedurstiger Ärger, den man im Wind schmeckt. Rohe, unverfälschte Wut, nebelhaft heranreifender Zorn, der seine Form sucht, seine Art, sich auszudrücken. Hier geht es nicht um das, worum es gerade geht. Sondern um etwas

Langjähriges, das aus der dunklen Tiefe aufsteigt, von den Unterdrückten und Niedergetrampelten, und es wird nicht mit dem heutigen Anlass enden.

Manche Mädchen haben Tränen in den Augen. Bei anderen sind die Gesichter wutverzerrt. Jungs boxen in die Luft oder schlagen die Faust in die Handfläche. Der Verkehr ist zum Erliegen gekommen, während mehr und mehr Leute rund um die Autos auf die Straße sprudeln. Ein, zwei Hupen sind zu hören, aber die meisten Südlondoner erkennen Ärger, wenn sie ihn sehen, und behalten die Hände bei sich.

Ein geradezu höfliches Klopfen an Cherrys Fenster. Ein hübsches schwarzes Mädchen mit Tattoos und noch jungen Dreads winkt und lächelt inmitten ihrer Freunde. Cherry lächelt zurück und lässt das Fenster runter.

»Da vorne kommst du nicht durch. Zu viel Leute.« Das Mädchen zeigt in die grobe Richtung der anschwellenden Flut. »Versuch zu wenden, wenn du kannst.«

Cherry fällt auf, wie jung sie alle sind. Mit ihren glatten Gesichtern und frischgeschlüpften Körpern sehen sie kaum dazu imstande aus, die erdrückende Last zu tragen, die die Gesellschaft auf ihnen abgeladen hat. Sie wirken, als müssten sie darunter zusammenbrechen. Hätte sie in dem Alter *all das* ertragen? Sie bezweifelt es, dabei hält sie sich für einigermaßen hart im Nehmen.

Sie erinnert sich an die Sachen, die ihr damals so wichtig und groß vorkamen und die völlig verblassen neben der ganzen Scheiße, mit der diese Generation fertigwerden muss: der verbrennende Planet, der tiefe Hass, den die Älteren ihnen entgegenbringen, und das Versprechen einer aussichtslosen Zukunft, in der sie für immer und ewig vom globalen Dark Money und seinen politischen Lakaien gefickt werden.

»Was ist denn los?«

»Sie haben Matthew umgebracht.«

Das Gesicht der jungen Frau ist weniger voll Wut als voll einer tiefen Traurigkeit, die über sie hinausgeht. Einer Traurigkeit, die weit hinter diesen Vorfall und diese Jugendlichen zurückreicht, die Generationen weit zurück ihre Wurzeln im fruchtbar stinkenden Mist der britischen Geschichte hat. Und dann erzählt das Mädchen Cherry schnell, was passiert ist.

In der Nähe gab es ein Gemeinschaftszentrum. Ein warmer Platz für Leute, die sich das Heizen nicht leisten konnten. Warme Mahlzeiten für Leute, die sich kein Essen leisten konnten, teils aus Spenden, teils vom Containern. Englischkurse und Spoken-Word-Abende von zugegeben fragwürdiger Qualität. Das Ganze ging auf einen Typen namens Matthew zurück, eine örtliche Berühmtheit, wie man sie nur in Südlondon findet. Sah ein bisschen aus wie der Rapper von Arrested Development damals. Groß, fette Brille, wellige Dreads, ein Strich in der Landschaft. Keine dreißig. Eine gute Seele, die einfach nur ein bisschen helfen wollte.

Bloß hätte es das Zentrum gar nicht geben dürfen. Rein rechtlich. Es war in einem verlassenen Jobcenter (ein großer Schritt in die richtige Richtung in Sachen Bürgerfreundlichkeit) auf einem Grundstück, das Investoren schon eine Weile im Auge hatten. Matthew und seine Leute hatten um Aufschub gebeten, Fördergelder beantragt, um mitbieten zu können, beim Stadtrat um Hilfe ersucht, aber die wichtigen Ratsmitglieder arbeiten alle für die Immobilienentwickler. Also kamen gestern während des Bingoabends (den besonders die älteren Jamaikanerinnen schätzen, es war rappelvoll) die Bullen in Kampfmontur reingestürmt. Matthew hat sich ihnen mit erhobenen Händen gestellt.

Sie behaupten, er wäre über einen Schuttrest gestolpert und hätte sich das Genick gebrochen.

»Aber wir haben das hier«, sagt das Mädchen und reicht Cherry durchs Fenster ihr Handy. Auf einmal bemerkt Cherry, wie viele der Jugendlichen auf ihre Handys starren oder sie herumreichen und in wütender Anklage auf den Bildschirm zeigen.

Sie erträgt nicht mehr als ein paar Sekunden von dem Video. Die zappelnden Gliedmaßen, das Gezerre, die Polizisten, die ihre falschen Alibis brüllen, und die ängstlich empörten Stimmen alter Kirchgängerinnen, die schreien: »Er kriegt keine Luft! ER KRIEGT KEINE LUFT!«, das ist alles so ein Schock und zugleich so schrecklich vertraut, dass aus ihr die letzten Tage und die letzten Jahre in Sturzbächen hervorbrechen. Sie kneift die Augen zusammen und streckt das Handy wieder nach draußen, ohne hinzusehen. Das Mädchen macht sich Sorgen.

»Alles gut! Alles gut! Es tut mir so leid, ich wollte nicht –«

»Geht schon wieder.« Cherry hat sich gefangen. Sie lächelt das Mädchen an. »Alles gut. Es war nicht deswegen. Also, schon auch, aber … Es ist einfach so viel, oder? Es ist einfach alles … so viel.«

»Verdammt viel«, erwidert das Mädchen und lächelt zurück.

»Viel Glück«, sagt Cherry und meint es ernst.

»Danke«, sagt das hübsche Mädchen. »*Sehr* schickes Auto übrigens.«

»Danke. Ist geklaut«, erwidert Cherry trocken, und das Mädchen lacht sich kaputt.

Ein plötzliches Hämmern ans andere Fenster. Jakubiak zuckt zusammen. Ein Finger zeigt auf seinen Kopf. »Bulle!« Noch ein Hämmern. Ein geiferndes Gesicht.

»Ey! Du da! Du siehst wie n Bulle aus!«

Jakubiak will das Fenster runterlassen, aber Cherry reißt seinen Arm weg. Jemand in der Masse, die jetzt um den Wagen fließt, schleift das Gesicht weiter. Ein »Lass ihn, Alter« verschwindet im Wind.

Cherry legt den Rückwärtsgang ein und fährt los.

ROBERT

Es ist seltsam anzusehen ohne Ton und in Schwarzweiß. Fern, unwirklich wie ein alter Film. Aber laut Zeitstempel war es vor zehn Minuten. Die Heckscheibe zerbricht, als die Flasche mit dem brennenden Lappen durchfliegt. Danach passiert eine seltsame Weile nichts, während die Gewalt innen gärt und sich Zeit lässt.

Dann bersten die Seitenfenster wie von weichen Fäusten ausgeschlagen. Flammen schleichen durch das geborstene Glas wie junge Tiger aus der Höhle. Erst zaghaft, dann mit wachsender Überzeugung und Kraft, lecken mit rauem Zucken am Lack, ziehen die Krallen über die Karosserie, eine ausgelassene Kraftprobe in Orange und Schwarz. Menschenhände schaukeln den brennenden Wagen hin und her und versorgen das Feuer mit Luft. Die Flammen schlagen höher. Die Windschutzscheibe bricht heraus. Das Polizeiauto wird zum Feuerball.

Danielle johlt und schreit. Robert reißt den Kopf herum und starrt sie böse an. Charlie legt ihm die Hand auf den Arm und verkneift sich ein Kichern. In Anbetracht der Umstände sollte sie wirklich nicht lachen, die Lage ist ernst, aber das Mädchen ist so was von seine Tochter. Die Leute treten vor der Hitze der Flammen zurück, die mit ausgefahrenen Krallen siegreich in den Himmel fauchen. Die Leute laufen, der Wagen ist auf einmal allein, isoliert. Dann explodiert der Motor.

Charlie hält das Video an. Sie lassen das Bild ein paar Sekunden sacken.

»Wo war das?«, fragt Robert.

»Neasden.«

»Neasden?! Ich hätte gedacht, vielleicht Harlesden, Stonegate Estate oder so.«

»Mittlerweile auch gentrifiziert. Mehr oder weniger.«

»In Neasden ist doch seit Anfang der Achtziger nichts mehr passiert.«

Sie zuckt die Achseln. »Heute anscheinend schon.«

»Du hattest doch gesagt, der Mann ist im Süden getötet worden. Dieser Matthew.«

»Richtig.«

»Warum ist das denn jetzt im Westen los? Und dann auch noch in Neasden, verdammte Scheiße.«

»Pass bloß auf«, schimpft Danielle mit einem Grinsen.

»Da unten ist es noch viel schlimmer, wie ich höre«, sagt Charlie. Wieder klingelt ihr Telefon. Sie hebt ab, hört aber gar nicht hin. »Ich rufe sofort zurück.« Sie legt es ab. Es klingelt wieder, scheinbar noch dringlicher.

London ist eine deutlich unterteilte Stadt, weniger seit der Gentrifizierung, aber doch immer noch in separate Zitadellen aufgespalten. Nord, West, Ost und besonders Süd, abgetrennt durch den Fluss, aber vor allem durch lokale Loyalitäten, regionale Feindschaften, uralte Klüfte. Bis heute verbringen manche Leute ihr Leben, ohne ein einziges Mal den Fluss zu überqueren. Streitereien zwischen den Postleitzahlen sind immer noch gängig, Zank über arbiträre Verwaltungseinheiten, ein Problem, dem die Behörden begegnen, indem sie so viele Armensiedlungen wie möglich zwangsräumen und die Häuser an Investmentfonds verscheuern. Konflikte und Proteste bleiben lokal. Normalerweise springen sie nicht vom einen Viertel zum nächsten, und erst recht nicht über weitere Strecken und größere Gebiete.

Irgendetwas ist kaputt. Etwas Seltsames ist im Gange.

Charlie und Robert sehen sich an. »Es könnte ziemlich gefährlich werden da draußen«, sagt sie.

Robert trifft eine Entscheidung. Er winkt Danielle heran. »Dann beeilen wir uns mal lieber.«

Charlies Telefon hat nicht aufgehört zu klingeln. Sie hebt ab, und ein drängender Wortschwall sprudelt heraus. Sie versucht nicht, Robert aufzuhalten. Aber als er ihre Tür schließt, sagt sie: »Robert. Bitte sei vorsichtig.«

Immer noch grinsend sagt Danielle ein paar Schritte später: »Die gefällt mir.«

»Halt bitte die Klappe, Danielle.«

MARWA

Das Handy in der Hand sitzt Marwa da und wartet auf den Beginn ihrer Informatikvorlesung. Nach den ganzen Abenteuern kommt es ihr komisch vor, wieder in der banalen Sterilität des Hörsaals zu sitzen. Sie lässt den Blick über die fleckige Tafel und die quietschenden Sitze schweifen, die hochgeklappt geronnene Stalaktiten aus uralten, aber irgendwie immer noch klebrigen Kaugummis offenbaren, und fragt sich, ob sie das Ganze vielleicht nur geträumt hat. Gut möglich. Sie hat Asha gerade das vierte oder fünfte Mal geschrieben, aber sie hat nicht geantwortet. Marwa macht sich Sorgen.

Ihr Dozent kommt reinstolziert. Glatzensteve, der gerne auftritt, als würde er gleich eine hammermäßige Venture-Capital-Gesellschaft in Silicon Valley starten und nicht Erstsemester an einer popligen Küstenuni unterrichten, die sich mit den Gebührenzahlungen der chinesischen Studenten über Wasser hält, die kaum ein Wort Englisch sprechen und ganz offensichtlich von ihren Eltern als menschliche Geldwäschevorrichtungen missbraucht werden.

Er zeigt Marwas Sitznachbarin Emma eine Fratze, die auf ein schweres Hämorrhoidenleiden schließen lässt. Wahrscheinlich hält er diese für ein gewinnendes Lächeln, aber Emma macht sich klein und vergräbt das Gesicht in Marwas Ärmel. Steve hat Emma nächtliche E-Mails unzweideutiger Natur geschickt, bei denen man durch den Computerbildschirm die Fahne von billigem Whisky riechen kann, die Emma aber nicht gemeldet hat, weil sie sich vor seiner Rache fürchtet.

Durch die offene Tür kommen eine Polizistin und ein Polizist rein. Marwa erstarrt, und das Herz schlägt ihr bis zum Hals. Sie schaut nach der Feuertreppe, aber die ist seit Ewigkeiten verrammelt, wie es sich bei einer billigen Ramschuni gehört. Sie macht sich auf ihrem Sitz ganz klein und will sich in Luft auflösen.

Steve sieht die beiden kommen und grinst. Er fragt sich, wegen welchem seiner Studenten sie hier sind. Es wäre zu geil, wenn es wegen des Kopftuchmädchens mit der großen Klappe wäre. Das täte der mal gut. Nervös sieht sie auf jeden Fall aus. Die scharfe Blondine wird schon nichts wegen seiner unüberlegten, whiskyseligen Mails gesagt haben, dazu ist sie nicht der Typ, da ist er sich sicher, deshalb kam sie für ihn ja überhaupt erst in Frage. Wer nichts wagt, der nicht gewinnt.

»Steve Rowbotham?«

»Hier! Um wen geht es? Die Muslimin?«

»Bitte?«

»Wenn Sie es bitte schnell über die Bühne bringen könnten, ich habe hier eine Vorlesung zu –«

»Kommen Sie bitte mit, Sir? Sie sind festgenommen.«

Während die beiden Steve Rowbotham abführen, der der staunenden Emma wütende Zeichen gibt, nimmt Marwa die Hand vom Mund und bricht in unkontrolliertes Lachen aus.

ASHA

Erschöpft lehnt sie den Kopf an das feuchtkühle Glas. Sie verschnaufen noch von ihrer Flucht vor den Hilfspolizisten, die sie im Gewühl zwar bald abgeschüttelt hatten, aber auf einmal ist Asha überwältigt von all der Anspannung, all den Schrecken der letzten Tage. Ist sie wirklich erst vor einem Tag hier draußen angekommen? Sie sieht ihr Spiegelbild im Fenster des nächtlichen Zuges an, und es kommt ihr vor, als wäre sie Jahre gealtert. Leer, schlaff, ganz grau im Gesicht. Sie wendet sich ab und starrt lange auf den Tisch.

Der Schwung, die Energie, die Begeisterung, die sie bisher getragen haben, schwinden allmählich, und etwas Ernsteres, Folgenreiches tritt an deren Stelle. Das gefällt ihr überhaupt nicht. Es war doch alles so ein Abenteuer. Irgendwie war es alles noch nicht echt. Es war alles Erleichterung und Befreiung und Traum, und sie hat überhaupt noch nicht richtig über die Zukunft nachgedacht. Wie lange sie bleiben wird. Wie ihr Leben sein wird. Wird sie in zwei, drei, fünf Jahren immer noch Geschirr sauber kratzen und sich vor der Polizei verstecken? Wie wird es ihr dann gehen?

Sie muss an Khadijas Verbitterung denken, wie sehr sie die Nase voll von dem Schattenleben hat, und sie erschauert. Sie mag Sharp Tooth sehr, aber sie will nicht werden wie sie. Kein Platz in dieser neuen Welt, aber ihre Leute werfen ihr vor, dass sie sich nicht erkenntlich zeigt. Undankbarkeit ist der größte Frevel eines Migranten. Undankbarkeit für Fünfzehn-Stunden-Tage und endlose Anrufe, dass deine Tante krank ist und dein Cousin zur Schule will und die Tiere hungern, und kannst du bitte mehr Geld schicken? Mehr, mehr, mehr. Dieses Halbleben, in dem die einzige Wirklichkeit die nächste Schicht und die nächste Überweisung sind. In der steten Angst vor dem Hämmern an der Tür, der Razzia im Morgengrauen, die man sich in dunklen Stunden aber geradezu herbeisehnt.

Das ist das Leben der Gewinner, der Überlebenden der großen modernen Odyssee der Migranten, und wenn man sich zu ihnen zählen darf, kann man doch gefälligst mal danke sagen.

Und natürlich kommen all diese neuen, finsteren Gedanken nur von einer Sache.

»Er ist tot, oder?«, murmelt sie, den Blick immer noch auf die Tischplatte gerichtet, sodass Abdi Bile sie nicht versteht.

»Hmm?«

Sie sieht ihm in die Augen. »Omar ist tot.«

Er hält ihrem Blick stand. »Ja«, sagt er bloß. »Ist er wohl.«

Sie streckt sich trauervoll über den klebrigen Plastiktisch und legt das Kinn auf die Hände. Sie spürt die Tränen kommen, aber es ist eigentlich zu groß, um darüber zu weinen, vor allem hier. Sie muss ihren Schmerz an einen leisen, abgeschiedenen Ort mitnehmen und ihn in kleine Stücke herunterbrechen, die sie mit der Zeit schlucken und verdauen kann, wie es die großen Schlangen tun.

»Ich muss seine Mutter anrufen. Und seine Schwestern. Dann können sie für ihn zumindest die Sure Ya-Sin und das Janaaso lesen.«

»Wie viele Schwestern hat er denn?«

»Drei.«

»Und der Vater ist tot.«

»Mmmm.«

Er presst die Lippen zusammen. Er weiß, wie schwer es für sie alle wird.

»Eine der Schwestern wird gehen müssen. Vielleicht alle«, sinniert Asha. Dann: »Ich habe ihn im Stich gelassen, oder?«

»Du? Was zum Teufel hättest du denn machen sollen?«, fragt er beinahe grob, wie vor den Kopf gestoßen.

»Ich weiß nicht. Ich wünschte, ich hätte mehr gesagt.«

»Wann?«

»Als ich das letzte Mal mit ihm geredet habe. Bevor er ins Boot gestiegen ist. Aber er hat gesagt, das bringt Unglück.«

»Wir wollten gerade los.«

»Ich weiß.«

»Die Flut kam.«

»Das hat er gesagt. Aber –«

»Es ist schwer, ein Boot voller Männer gegen die Flut aufs Meer zu kriegen. Aber er meinte auch wirklich, dass es Unglück bringt. Zu viel Angst vor der Reise zu haben. Dann könnten schlimme Sachen passieren. Er wollte dich sofort anrufen, wenn wir wieder an Land waren.«

Sie nickt mit wundem Herzen, aber dankbar für die winzigen Krumen, den Hauch einer Erinnerung. Dann sagt sie kaum hörbar: »Es tut mir leid.«

»Was?«

»Ich sage es nicht noch mal. Mehr kriegst du nicht.«

»Was tut dir leid?«

»Ich habe alles an mich gerissen. Den ganzen Schmerz.

Ich habe ihn mir gekrallt und dir keinen gelassen. Du warst sein Freund.« Sie starrt aus dem Fenster. Es regnet wieder.

Er sagt erst nichts. Dann: »Okay, aber ich hab mich auch von dir aus dem Dreckloch raushauen lassen.«

Sie lacht. »Genau, du Arsch!«

»Ich hätte dir auch alles am Telefon erzählen können. Ich hätte dich nicht so ausnutzen müssen.«

»Was hättest du denn sonst machen können, verdammt noch mal?« Sie äfft seine Machostimme nach. Er zuckt die Achseln, gibt sich hart wie eh und je, aber sie merkt, dass er dankbar ist, zumindest anteilige Vergebung zu bekommen. Und auch sie ist ihm zum ersten Mal dankbar. »Ich wusste nicht, dass du dich seinetwegen um mich kümmerst. Danke.«

»Was soll ich sonst tun? Du bist alles, was von Omar auf der Welt übrig ist.«

»Sag das nicht.«

»Wieso nicht?«

»Es tut weh.«

»Sorry.«

»Und es setzt mich unter Druck. Ich kann nicht für ihn leben. Nur als ich selbst.« Eine Pause. »Was machst du jetzt? Wenn wir in London sind?«

»Arbeit suchen. Die Polizei meiden.«

»Vielleicht gibt es etwas bei mir im Restaurant. Ein Koch ist gerade gegangen. Du kannst Zelalem fragen. Meinen Chef. Er ist ein Schwein, aber eigentlich okay.«

»Danke.«

Der Regen prasselt heftiger ans Fenster. Der Zug rattert weiter durch die Dunkelheit.

CHERRY

Die Feuer sind überall. Helle Blüten orangefarbener Flammen. Ein riesiges, als sie über den Fluss kamen, Cherry weiß nicht, wo genau, vielleicht in Bermondsey oder Richtung Wapping. Hoffentlich irgendetwas, was Rupert Murdoch gehört hat. Dichte Rauchschwaden ziehen die Themse entlang. Dunkle Schleier schlängeln sich um die Glastempel der City wie eine invasive Tierart, beschmutzen die Finanzherrschaft, die dieses Land schon so lange vergiftet. Friedhofsfinsterer Nebelefeu, der die Festungsmauern des alten Regimes einreißen will.

Sirenengeheul überall. Mannschaftswagen voller grimmiger Gesichter rasen erst in einer Richtung über die Brücken, dann rauschen sie Augenblicke später wieder zurück, mit Blaulicht und Horn, und die Autos können ihnen kaum Platz machen. Straßensperren und Umleitungen. Leitkegel und Blinklichter. Staus und Unfälle. Panische Gestalten in Warnwesten, die die Arme hier- und dorthin fuchteln. Der überwältigende Eindruck, dass alles außer Kontrolle ist. Und Cherry Bristow fährt mit einem knallpinken Cabrio und einer Leiche im Kofferraum durchs Herz des Ganzen.

Endlich halten sie vor dem äthiopischen Restaurant. Die Banalität des Ladens schockiert sie. Der Heilige Gral ist nichts als ein umgebautes Reihenhaus an einer schmutzigen, hektischen Straße mit einer Handvoll gedeckten Tischen hinter einer verschmierten Fensterscheibe. In der Nähe brennt ein kleineres Feuer, in einem Container, wie es aussieht, aber die Kirche ein paar Straßen weiter ist in den Rauch eines größeren gehüllt. Schreie wehen herüber. Sirenen.

Als Cherry aussteigt, hastet ein kleiner, fettiger Mann mit Sperrholzbrettern, Hammer und Nägeln aus der Tür, um ein Fenster zu verrammeln. Als er sie sieht, lässt er alles fallen, stapft auf sie zu und wedelt nachdrücklich mit dem Finger.

»Wir haben geschlossen.«

»Ich –«

»Kein Essen. Geschlossen. Da!« Er zeigt auf ein weißes Schild im Fenster. Als sie sich nicht sofort regt, will er sie in einer plötzlichen Panik zurück zum Auto drängen.

»Sie gehen jetzt. Weg!«

»Lassen Sie mich los!«

Jakubiak steigt aus dem Wagen wie ein hungriger Bär aus der Winterhöhle. Der Mann lässt sofort von ihr ab und tritt zurück. Cherry nutzt die Gelegenheit, um vernünftig mit ihm zu reden.

»Wir suchen ein Mädchen namens Asha.«

Der Mann legt einen gewissen Mut an den Tag. Er unterbricht seinen Rückzug und antwortet mit erneutem Fingerwedeln.

»Nein. Keine Asha.«

»Sie arbeitet hier.«

»KEINE ASHA. Bitte. Sie gehn jetzt. Sie gehn.«

Eins der schmutzigen Fenster über dem Restaurant wird aufgerissen, und ein Mädchen steckt den Kopf raus. Einen glücklichen Augenblick lang glaubt Cherry, dass sie es ist, aber die Gesichtsform ist falsch und die Ausstrahlung viel bissiger. Der Mann brüllt ihr etwas zu, aber sie gehorcht nicht.

»Schnauze, Zelalem«, sagt das Mädchen auf Englisch. Sie wendet ihre Aufmerksamkeit Cherry zu. »Was wollen Sie?«

»Bist du Asha?«

»Ich bin Khadija.«

»Aber du kennst Asha? Sie arbeitet hier?«

Der Mann brüllt wieder, erstarrt aber unter Khadijas Basiliskenblick. Sie sieht wieder Cherry an und überblickt die Szene: die getriebene Frau, der Muskelmann, der pinke Sportwagen, der ganz und gar nicht hierherpasst. Sie versteht. Sie nickt.

»Ist sie da?«, fragt Cherry. Das Mädchen schüttelt den Kopf, schickt sie aber nicht fort.

»Was wollen Sie mit ihr?«

»Wir haben etwas, das sie sehen muss.«

16

DANIELLE

Es ist das Tollste, was Danielle jemals gesehen hat.

Die Menschenmenge ist ein riesiger Zitteraal, der pulsiert und vor Leben und Wut knistert. Blitze zucken aus ihm hervor, lassen die getroffenen Teilnehmer vor Kraft erschauern und die Polizisten vor Angst, während sie gegenüber in ihren Mannschaftswagen kauern und sich nicht trauen einzuschreiten. Ein lebendiger Organismus, der sich sekündlich vervielfacht wie Zellen unter dem Mikroskop, zu etwas anwächst, das er selbst nicht erahnen kann, das über die althergebrachte Evolution hinausgeht. Er ist Frankensteins Monster mit Bolzen im Hals und Prickeln in den Adern, bloß nicht so hässlich, sondern wunderschön, und überhaupt viel mehr als die Summe seiner spontan zusammengeschusterten Teile. Das schöne Monster lässt die neu entdeckten Muskeln spielen, die Bänder und Sehnen schnalzen, es spürt seine Macht und seine Widerstandsfähigkeit. Es fragt sich, was es ist und was es in Zukunft sein kann.

Der Stiefel ist vom Nacken. Der Arm von der Kehle. Die Kette ist zerschlagen, die Leine abgeworfen.

Es fühlt sich an wie in der Achterbahn oben am Berg, wenn es mit einem Ruck ins Ungewisse geht: berauschend und mitreißend, während einem voller Angst und Adrenalin und Freude der Magen in der Luft hängt. Die Leute schauen sich ungläubig an, beinahe schüchtern, sehen einander in einem neuen Licht, als neue Menschen. So treten wir sonst nicht miteinander in Verbindung. So sehen wir uns sonst nicht, als wunderbare Ergänzungen statt als Bedrohungen, denn normalerweise sind wir eingesperrt in unsere jeweiligen Gefängniszellen, in denen wir aufstehen und ackern und klotzen, um vielleicht eines Tages mal groß rauszukommen. Wir sind abgeschnitten vom Blutkreislauf der menschlichen Verbundenheit. Und wird dieser wiederhergestellt, tut es erst mal ein bisschen weh, wie ein tauber Arm, auf dem man falsch gelegen hat.

Danielle dreht und dreht sich im Kreis, will es alles erleben, hungert nach Offenbarung, giert nach Erleuchtung. Dunkler Rauch und der stechende Gestank von brennendem Plastik und Metall. Unwirkliche Momentaufnahmen, wie Halluzinationen. Knoten wabernder Menschenschatten mit Feuern in der Hand. Ein gebrochenes Wasserrohr, das munter sprudelt. Ein Mann, der auf dem Stumpf einer gestürzten Straßenlaterne steht, einer jubelnden Menge zubrüllt, ganz in Schwarz gekleidet mit einer seltsamen Schnabelmaske wie im venezianischen Karneval. Ein Pestdoktor, der den Staat von einer langwierigen Krankheit befreien will. Der Egel ansetzt, um das Blut von den dunklen, melancholischen Säften des Endphasenkapitalismus zu befreien.

Sie hört einem Babel an Streitgesprächen zu. Manche sind banal, grob – wo gibt es was zu plündern, und wie kommt man damit durch –, denn in jeder Revolutionswelle treiben auch Opportunisten und Gauner, mithilfe derer die Mächtigen das Ganze verunglimpfen. Aber es gibt auch wichtigere Diskussionen, konstruktive, philosophische. Brennen wir nieder oder bauen wir auf? Was kommt zuerst? Geht das eine ohne das andere?

Momente wie dieser, Risse in der Wand, Systemlücken, in denen auf einmal Wandel möglich ist, sind nie vorbereitet. Sie ragen plötzlich aus der Geschichte hervor wie Monster im Dunkeln, unerwartet und furchterregend, und sie müssen eingefangen und gezähmt werden wie wilde Mustangs, damit man sie in die Zukunft reiten kann, bevor sie verschwinden, bevor die stählernen Zellentüren wieder zuschlagen. Doch was macht man zuerst? Und wie entscheidet man, was aus uns werden soll?

Ein schöner Junge mit goldenen Augen löst sich mit seinen Freunden aus dem wirbelnden Tosen. Die Freunde streben weiter, doch der schöne Junge sieht Danielle an und hält einen Moment inne.

»Alles klar?«, sagt er.

»Alles klar?«, sagt sie.

Instinktiv tritt sie einen Schritt vor. Eine starke Hand packt sie am Arm. Ihr Vater. Als sie wieder hinsieht, ist der schöne Junge fort.

ABDI BILE

Das hier ist *nicht* das London, von dem man Abdi Bile erzählt hat. Wo er sein Vermögen verdienen wollte. Zum einen steht schon mal so ziemlich alles in Flammen. Asha und er glotzen ungläubig aus dem Zugfenster, dichte schwarze Rauchfahnen ziehen in den dunklen Himmel, und die roten und blauen Lichter der Polizeiautos kreischen vor und zurück wie Drohnen um einen zerschmetterten Bienenstock, panisch und heimatlos. Und über allem steht seltsam ruhig der goldene Herbstmond.

Ihr Zug kommt nach vielen Verzögerungen als einer der letzten an. Die Behörden halten jeglichen Verkehr auf: Personen im Gleis, heißt es, Feuer auf den Schienen. Wilde Gerüchte über Unfälle, blutige Prügeleien und Messerangriffe in Zügen jagen durch den Bahnhof wie Plastiktüten im Sturm. Doch Prêt à Manger und Oliver Bonas haben noch offen, und die Leute stellen sich geduldig für ihre Flat Whites und Duftkerzen an. Eine schräge Zusammenkunft von Ordnung und Panik.

Als sie den Bahnhof verlassen, müssen sich Abdi und Asha durch eine Mauer anzugtragender Pendler drängeln, die von Bahnmitarbeitern und Polizisten in Warnwesten von den Bahnsteigen ferngehalten werden. Der Schrecken in den Besserverdienergesichtern, die weiß rollenden Augen und feuchten Schreie erinnern Abdi Bile an die eher der Mittelklasse zugehörigen Migranten, die er auf seiner Reise getroffen hat. Vor allem die wohlhabenden städtischen Syrer: aus einem behaglichen Leben gerissen und in ein Chaos geworfen, auf das sie nicht im Geringsten vorbereitet waren, emotional noch weniger als praktisch. So etwas passiert natürlich mal, die Welt ist hart. Aber es passiert doch nicht *Leuten wie uns*. Aber warum sollte es das nicht? Abdi rümpft verächtlich die Nase.

Sie kämpfen sich durch und kommen auf die Straße, um den langen Weg zu Ashas Arbeitsplatz anzutreten, der vielleicht auch Abdis werden könnte. Ein paar Straßen weiter lodert ein gewaltiges Feuer, große rote Wagen schießen blind Wasserfontänen in die Richtung, aber trotzdem drängen sich weiße Männer mit blauen Anzügen und pinken Hemden um den Pub an der Ecke, ein Bier in der einen, ein Handy in der anderen Hand. Was ist das hier alles?

Ashas Handy klingelt. Ihr Gesicht erhellt sich, als sie rangeht. Abdi Bile schaut woandershin, hört ein Keuchen und etwas zu Boden fallen. Als er wieder hinsieht, ist Asha schon zehn Meter vor ihm und sprintet so schnell sie kann, pflügt durch die Menge, dass die Leute auf die Straße stolpern.

»Asha! ASHA!«

Zwanzig Meter. Dreißig. Wenn er nicht sofort losläuft, verliert er sie.

Abdi sammelt das gesprungene Handy auf, steckt es in die Tasche und läuft hinterher.

ROBERT

»*Lass es*«, sagt Robert.

»Ich hab doch nichts gemacht«, beteuert Danielle wenig überzeugend.

»Doch. Bleib bitte bei mir. Wenn du allein losziehst, finde ich dich nie wieder.«

Er steht da und versucht die Lage zu überblicken. Nach all den Jahren polizeilicher Ausbildung und Erfahrung kommt ihm bei der … Sache hier die Galle hoch. Er war schon bei solchen Unruhen im Einsatz (wenn auch noch nie bei einer von dieser Größenordnung), hat auch ein paarmal Gewalt eingesetzt, wenn die Vorgesetzten es für die öffentliche Sicherheit als notwendig erachteten. Er findet das nicht richtig – Sachen kaputt hauen, anderen das Leben schwermachen. Es gibt andere Wege, seinen Unmut auszudrücken, seinen Widerspruch.

Doch dann schaut er seiner Tochter in die Augen und sieht ein ekstatisches Leuchten, das weit über den üblichen Hang rebellischer Jugendlicher hinausgeht, dem System den Mittelfinger zu zeigen. Das auch nicht allein mit dem unmittelbaren Kick der besetzten Straße zu tun hat. Aus Danielles Augen strahlt das Licht der Gerechtigkeit. Das Licht der Wahrheit. Er denkt zurück an die Raves rund um die Ringautobahn. An die tiefe Überzeugung, die sie damals alle teilten, dass eine bessere Welt im Kommen war. Das musste sie, denn sie alle erschufen sie genau da an Ort und Stelle. Und vielleicht ist das jetzt das Gegenstück, das Beste, was die jungen Leute heute aus der Welt machen können, die man ihnen gegeben hat.

Auch Robert selbst ist ganz aufgewühlt. Neulich hat er von einem Gletscher an einem Berg gelesen, der berühmt für seine Kletterunfälle ist. Dort schmilzt jetzt das Eis und spuckt die ewig eingefrorenen Leichen von Entdeckern und Bergführern und -steigern aus, die teilweise noch so frisch aussehen wie am Tag ihres Unglücks, nur eben in den Klamotten von vor fünfzig, siebzig oder hundert Jahren. Genauso ist es mit Roberts Seele. Er spürt in sich gewaltige Eismassen knirschen, langsam zu Wasser werden, lang getragene Lasten freigeben und destabilisieren, was er immer für fest und dauerhaft gehalten hatte.

Zum Beispiel die Sache heute mit Charlie. Er mochte sie schon immer und sie ihn auch, das war beiden von Anfang an klar, Magenbypass oder nicht. Natürlich war aus beruflichen wie privaten Gründen nichts zu machen. Aber heute war da etwas, was es vorher noch nicht gegeben hatte und was er auch mit Cherry schon lange nicht mehr erlebt hatte. Selbst in den schlimmsten Zeiten nach Liam kam es für Robert nie in Frage, den festen Halt seiner Ehe aufzugeben. Loyalität war ihm schon immer das Wichtigste. Aber es sind Dinge geschehen, Cherry hat Sachen gesagt, nicht mal in diesem jüngsten Wahnsinn, sondern banalere, aber dennoch schmerzhafte, über die er jetzt nachdenkt, die er jetzt spürt … Knirschend verschieben sich in ihm die Eisschollen.

Doch wie kann er Charlie jemals klarmachen, dass es nicht wegen der Operation ist? Denn das wäre peinlich, wenn sie glauben würde, dass er nur wegen ihres Gewichtes damals nicht …

Etwas rauscht an ihm vorbei, ein Mädchen mit langen, wippenden Locken. Robert sieht ihr Gesicht nicht. Danielle schreit und rennt ihr hinterher. Mit ein paar großen Schritten holt er seine Tochter ein.

»Ich hab dir doch *gesagt*.«

Ein stämmiger Kerl etwa in Liams Alter stößt mit ihnen zusammen, strauchelt, richtet sich wieder auf und läuft weiter dem Mädchen nach. Danielle zerrt wütend an Roberts Arm, reißt sich los und gestikuliert den beiden hinterher.

»Das ist sie. Das *ist sie.*«

Robert fallen die Augen fast aus dem Kopf. Beide sprinten sie los.

CHERRY

Zu viert, Cherry und Jakubiak, Khadija und Zelalem, heben sie Omars unter Laken verborgene Leiche aus dem Wagen. Der Gestank ist selbst hier draußen unerträglich, aber niemand beschwert sich. Selbst Zelalem gibt sich feierlich. Jakubiak wirkt zielbewusst, fast brüderlich. Khadija laufen die Tränen über das Gesicht.

Cherry richtet sich auf. Eine Gestalt sprintet die Straßen entlang auf sie zu, Kopf hoch, die Arme pumpen. Solide Technik, kommt Cherrys Urteil von ganz früher. Könnte die Schultern ruhig ein bisschen lockerer lassen. Noch bevor Cherry das Gesicht erkennt, weiß sie, dass es das Mädchen von dem Bild ist. Eine immense Last hebt sich von Cherrys Schultern, und sie kann wieder frei atmen. Die Knie werden ihr weich, und Tränen schießen ihr in die Augen. Auch die anderen halten inne und schauen in dieselbe Richtung.

Dann klappt Cherry der Kiefer runter und sie reckt den Hals. Wie eine irre 4×400-Meter-Staffelläufergruppe, der alles egal ist, rasen ein stämmiger Typ in Liams Alter und hinter ihm Cherrys Tochter und ihr Mann Asha hinterher. Sie rauschen auf sie zu, so schnell sie ihre Füße tragen.

Cherry kriegt den Mund nicht zu und wartet stocksteif, bis sie alle da sind.

ASHA

Inna nahnu nuhyii al-mauta wa naktubu ma qaddamu wa atharahum wa kullu schai'in ahsainhahu fi imam mubiin.

»Siehe, wir erwecken die Toten wieder zum Leben und schreiben auf, was sie früher taten und was sie hinterließen. Und alles haben wir genau erfasst in einem klaren Hauptbuch.«

Omars Leiche ist auf Esstischen aufgebahrt. Die Fenster sind verrammelt, die Außenwelt ist so weit ausgeschlossen wie möglich, und Kerzen und Weihrauch verleihen dem Gastraum des Restaurants ein wenig Sakralatmosphäre. Aber vor allem der Gesang lässt die Szene zumindest ansatzweise heilig wirken. Der Imam rezitiert die Sure Ya-Sin, die von Schöpfung und Wiederauferstehung handelt. Besonders betont er die Wiederherstellung des Lebens.

Wa ayatun lahum al-ardu al-maitatu ahyaynaha wa akhradschna minha habban fa minhu yakulun. Wa dscha'alnaa fiha dschannaatin min nakhilin wa a'anaabin wa fadschdscharnaa fiha min al-uyuun.

»Ein Zeichen ist für sie die tote Erde. Wir belebten sie und ließen Korn aus ihr wachsen, sodass sie davon essen können. Wir machten auf ihr Gärten aus Palmen und Weinstöcken und ließen Quellen auf ihr sprudeln: auf dass sie von all ihren Früchten essen.«

Die Männer waschen Omars Körper mit warmem Wasser aus großen Schalen. Wie erwartet nimmt Abdi Bile die Sache in die Hand, gibt Männern, dreimal so alt wie er, Anweisungen und poltert in die Küche und mit neuen Handtüchern wieder zurück, als würde er schon seit Jahren hier arbeiten. Asha lächelt, denn jetzt weiß sie, warum Omar sich mit ihm angefreundet hat. Abdi hat eine lange Weile dagestanden und mit ebenso trockenen Augen in Omars trockene, nichts sehende Augen hinabgestarrt, dabei aber den toten Jungen mit solcher Kraft an der Schulter gepackt, als wollte er sie abreißen. Dann hat er genickt und sich ans Werk gemacht.

Keiner der Männer sagt etwas zu dem Zustand der Leiche oder rümpft die Nase wegen des Geruchs, wobei auch der Weihrauch hilft. Asha weiß nicht, woher all die Männer so schnell gekommen sind. Sie sind keine Gäste des Restaurants. Auf der Straße hat sie sie auch nie gesehen. Und doch sind sie hier. Sie weiß nicht mal, wie sie bei all dem Chaos draußen davon gehört haben.

Aber es ist genau wie zu Hause. Asha erinnert sich an den Todestag ihres älteren Bruders, als Männer aus vielen Kilometern Umkreis herbeiströmten, aus abgelegenen Dörfern, die mehrere Stunden Fußmarsch entfernt waren. In der Hitze zu Hause hält sich eine Leiche nicht, man beerdigt sie noch am Todestag selbst. Die Frage ist, wie die Leute davon erfahren.

Eigentlich sollen Frauen nicht den Körper eines toten Mannes waschen. Eigentlich sollen Frauen überhaupt nicht an der Bestattungszeremonie teilnehmen, aber Asha hat Khadija gesagt, dass sie es will, also hat Khadija dem Imam die Tür eingetreten, und zwei Minuten später hat der nun deutlich blassere Imam Asha hereingelassen.

Asha schließt Omar die Augen und den Mund. Sie zieht ihm Arme und Beine gerade. Sie reibt den Körper mit dem weißen *Karfan* ab und trägt dann das rote *Adar* auf, das Beerdigungsparfum. Zuletzt bindet sie seine Beine, den Hals und Kopf mit weißem Tuch, damit sie an Ort und Stelle bleiben, während die Männer die Leiche allmählich von den Füßen bis zum Kopf mit weißem Baumwollstoff einwickeln. Das Gesicht bleibt frei. Und als die Leiche schließlich zum Janaaso, zum Abschiedsgebet, mit dem goldbestickten grünen Tuch bedeckt wird, macht man einen Riss über dem Gesicht, damit es die Erde berühren kann. Omar wird nicht weit weg begraben, sobald sie ihn durch die Straßen bekommen, auf einem Friedhof, den die Gemeinde nutzt.

Der rhythmische Gesang des Imams und die antwortenden Du'as der Männer trösten und erden Asha, und allmählich fällt der Schrecken von ihr ab, und dann auch die Schuld und der Ekel, die sie gepackt hatten, als sie den Zustand seiner Leiche sah und sich der Realität seines Todes stellen musste. Wut und Traurigkeit und Abscheu schwinden. Nun ist sie dankbar, dass er hier ist und dass sie hier ist.

Sie atmet langsam und tief und sieht zu, wie der Baumwollstoff gewickelt wird. Der Imam beendet die Sure.

Fa subhana aladhi bi yadihi malakutu kulli schai'in wa ilayhi turdschauuna.

»Daher sei der gepriesen, in dessen Hand die Herrschaft über alle Dinge ist! Zu ihm werdet ihr zurückgebracht.«

OMAR

Omars Geist sieht Asha seinen Körper für die Beerdigung vorbereiten. Die Leiche ist jetzt ein seltsames, fernes, steifes Ding, ein aufgequollenes, nicht wiedererkennbares Objekt, das nichts mehr mit ihm zu tun hat. Sie ist nichts als ein Ding, die ehemalige Hülle des Menschen, und er staunt selbst über seinen verzweifelten Wunsch während dieser jüngsten Reise, von der Leichenhalle mit ihren Werkzeugen bis zu den seltsamen Autos, unbedingt wieder hineinzuschlüpfen in diesen leblosen Körper.

Ein Nebel scheint im Raum aufzuziehen. In dessen Mitte wirbelt etwas, ein zunächst blass zitronengelber Strudel, dann bronzefarben und nun trübgolden. Er weiß, dass es sein Portal ist, dass er bald hindurchgehen und es ihn fortführen wird, und er hat keine Angst, auch wenn er nicht weiß, was ihn erwartet. Aber es ist das letzte Mal, dass er Asha zusehen kann, und er will es auskosten.

Ihm ist das Herz gebrochen, als er sie die Straße entlang auf sich zurennen sah, und er trat ihr mit offenen Armen entgegen, sprang in die so lang und durch so viele Welten ersehnte Umarmung, doch nichts geschah. Wie Ebenen, die sich verschieben, wie eine Nadel, die nicht näht. Materie, die Nichts streift. Und er wusste, dass es passieren würde, denn er weiß, was er jetzt ist, aber deshalb tat es nicht weniger weh. Alles, was er wollte, bevor er geht, mehr als alles andere auf der Welt, war eine letzte Berührung.

Doch nun bekommt er sie. Er sieht Ashas fleißige Hände über seine zugrunde gerichtete Haut fahren, waschen, vorbereiten, trösten und anerkennen. So schöne Hände. Zart, und doch stark. Ashas Hände haben ihm schon immer gefallen. Er erinnert sich nicht, ob er es ihr jemals gesagt hat.

Er weiß, dass es Zeit ist. Er tritt zurück. Er hält den Blick auf ihren Händen.

Omar tritt durch das goldene Portal und findet Frieden.

CHERRY

Cherry steht auf dem Teerpappenflachdach des Restaurants und starrt über London. So weit das Auge reicht, sieht man in der Nacht das Orange und Magenta der Feuer, die allerorten erblühen und ihren Duft verströmen wie Blumen im Frühling. Sie weiß noch, wie sie atemlos vor dem Fernseher gesessen und die Unruhen in L. A. gesehen hatte, nachdem die Polizisten Rodney King verprügelt hatten. (»Können wir nicht alle miteinander auskommen?«, hatte er hinterher berühmterweise gefragt. Rodney King starb mit 47, also lautete die Antwort offensichtlich »Nein«.) Sie hatte sich gefragt, was das Ganze bedeutete und was danach passieren würde. Auch jetzt fragt sie sich, was das hier bedeuten wird, wie sich die Welt hiernach ändern wird. Denn sie *muss* es ja offensichtlich.

Cherry hat es geschafft. Gegen jede Wahrscheinlichkeit hat sie den Jungen nach Hause gebracht. Sie hat ihre Odyssee zu Ende gebracht, damit auch er das Ziel der seinen erreichen konnte. Sie hat seinen Namen erfahren: Omar. Asha, die auch ein echtes Mädchen in Fleisch und Blut ist, ein Mensch, dem Foto entsprungen, und die Cherry kurz in einer chaotischen Umarmung hielt, hat sie über die Identität ihres Schützlings aufgeklärt, des Jungen, den sie vor dem Vergessen gerettet hat. Deshalb gedenkt man seiner jetzt, man beweint ihn, anstatt ihn bloß in ein Massengrab zu werfen, wo er zu anonymen Knochen verrottet. Sie war ihr Leben lang noch nicht so stolz auf etwas, was sie getan hat.

Von unten steigen die Rezitationen der Zeremonie auf und vermischen sich mit dem steten Gemurmel der Straßen, den Gesängen und dem Jubel und dem Gebrüll und dem Klirren und dem gelegentlichen weichen Wumpf eines Autos, das in Flammen aufgeht. Es verschmilzt alles zu einem großen Trostlied, zu einer furchteinflößenden und aufregenden und mächtigen und notwendigen Zusprache. Zu einem Gedenken Omars und Matthews und aller unserer zahllosen Toten der letzten Zeit, viele bekannt und viele namenlos, aller Opfer des Coronavirus und der Austerität und des Rassismus und der Einwanderungspolitik und der tollwütigen Grausamkeit unserer feindseligen, verlogenen, zutiefst bösen Herrscherklasse. Und sie hat ein kleines bisschen dazu beigetragen. Sie hat ihre Rolle erfüllt. Mehr wollte sie nicht.

Und doch triumphiert sie nicht, jubelt nicht, wird nicht von Freude überwältigt. Hauptsächlich ist sie traurig. Es ist die Traurigkeit des Abschlusses einer großen Mission, das enttäuschende Gefühl, dass die Reise nicht weitergehen kann. Dass stattdessen der Alltag, dieser grobe, dumpfe Haustyrann, grölend und rülpsend wieder zur Tür reinpoltert, popelt, sich am Arsch kratzt und witzelt: »Ooh, hast du mich vermisst?«

Aber auch die unmissverständliche Angst vor dem Jetzt. Was jetzt? Das ist die Frage. Die Frage, die sie sich im Adrenalinrausch ihrer Aufgabe nie stellen musste. Aber jetzt ist die Aufgabe erledigt, und auf einmal hat sie das echte Leben und vor allem die echten *Leute* vor sich.

Die unwirkliche Konfrontation mit Robert auf der schmuddeligen Straße. Die Erkenntnis und die Dankbarkeit, dass er ihr den ganzen Weg gefolgt ist, um sie zu beschützen, doch jetzt, da er sie gefunden hat, fällt ihm nichts zu sagen ein. Und auch ihr fehlen die Worte. Schuldbewusst fiel ihr auf, dass sie seit ihrem letzten Telefonat überhaupt nicht mehr an ihn gedacht hat, und was hat das zu bedeuten? Dass sie ihn als Teil der Vergangenheit ansieht, der Vergangenheit, vor der sie davongelaufen ist? Hat ihre Wahnsinnsodyssee denn zwischen ihnen wirklich nichts geändert?

Mit Danielle war es auf verschrobene Art einfacher. Es überrascht Cherry überhaupt nicht, dass Danielle ihren Vater begleitet hat, eigentlich geht sie davon aus, dass er ohne sie nicht hier wäre, und Cherry erfüllt eine traute Wärme für ihre Tochter, ein gewisser Stolz, wie sie zu ihrer Freude feststellt. Und auch in Danielles Blick scheint sich etwas verändert zu haben. Vielleicht ein bisschen Verständnis? Oder Respekt vor den schieren Ausmaßen von Cherrys Wahnsinn? Es kommt eine Zeit, all das zu besprechen, wenn sich das Chaos um sie zurückzieht.

Oder nicht? Sitzt Cherry vielleicht bald in einer Zelle, und sie können nur während der Besuchszeiten miteinander reden?

Was kommt als Nächstes? Und was bleibt übrig?

Sie späht runter auf die volle Straße. So viele junge Leute mit vielfältigen Hintergründen, die sich treffen und durchmischen, es hat fast etwas von einem Festival, bacchantische Ausgelassenheit zwischen den Flammen. Sie findet Danielle in der Menge, die sich angeregt mit einem gutaussehenden hellhäutigen Jungen unterhält. Sie stehen offensichtlich beide sehr aufeinander.

Eine stechende Eifersucht durchfährt Cherry. Wieder die Sehnsucht nach dem jungen Leben, nach der ersten Aufregung, dem Rausch der ungehemmten, unverödeten Gefühle, den sie natürlich nie wieder erfahren kann, den sie aber niemals aufgeben will für die ganze banale Kotze, die ihr jetzt nur noch offensteht. Cherry Bristow weiß nicht, wie sie in die gewöhnliche Welt zurückkommt, sofern die gewöhnliche Welt sie denn überhaupt noch haben will.

DANIELLE

Der Junge mit den goldenen Augen heißt Damian. Danielle hat ihn vom oberen Fenster aus gesehen und ihn Khadija gezeigt, die sie daraufhin so lange mit dem Ellenbogen malträtiert hat, bis sie endlich nach ihm gerufen hat. Er ist stehen geblieben, hat hochgeschaut, verschmitzt gegrinst und sie beide runtergewinkt. Nach einem bisschen Hin und Her polterten die beiden die Treppe runter, wofür sie sich wütende Blicke von den Männern bei der Zeremonie einhandelten, und hofften inständig, dass die Jungs noch warteten, wenn sie nach draußen kamen. Und da standen sie wirklich. Jetzt redet Khadija mit einem von Damians

Freunden, einem großen weißen mit tollen Haaren. Der sprachlichen Schwierigkeiten zum Trotz verstehen sie sich anscheinend super. Danielle ist bei Damian.

Die Stimmung ist hier anders als vor der Polizeiwache. Weniger angespannt und rachedurstig und alttestamentarisch, dafür heiterer und partymäßiger. Sie feiern die Rückeroberung ihres Raumes, ihrer Stadt. »UNS GEHÖRT DIE STRASSE! UNS GEHÖRT DIE STRASSE!«, johlt die Menge und wedelt geplünderte Bierdosen und Joints durch die Luft. Ein würziger Duft umweht alles. Irgendwer hat Lautsprecher an einen Fahrradgenerator angeschlossen und lässt Old-School-Mucke wummern, bei der die Menge mitsingt.

Das ist ihr Leben. Hierhin gehört sie. Sie ist Londonerin. Viel zu früh raus in die Pampa gezerrt, sodass sie sich kaum noch an hier erinnern kann. Aber das ist ihre Welt, nicht bloß die Stadt, sondern *das hier*, all das, der Wahnsinn und die Stimmung und dass alles abgeht. Die Menschenmassen und die Wut und die Freude und die Leute, die endlich aufstehen. Die Typen hier wissen, was los ist. Die Jungs zu Hause sind ja okay, manche sehen sogar gut aus, aber sie wissen einen Scheiß, und es ist ihnen egal. Mehr als alles andere wollte Danielle immer Teil von etwas sein, das etwas bedeutet.

Aber *gerade* will sie vor allem Damian klarmachen. Sie sagt etwas Witziges, und er lacht, und ein Kribbeln schießt ihre Wirbelsäule hoch, ein Blitz purer, elektrischer Erregung. Sie kommen sich ein paar Zentimeter näher, berühren sich fast. Ihr Herz wummert, und ihre Augen sind weit aufgerissen. Hoffentlich schwitzt sie nicht. Sie schaut sich heimlich seine Hände an. Wunderschöne Hände. Sie stellt sie sich um ihre Taille vor, an ihrem Rücken, anderswo.

Irgendwer knallt ihm in den Rücken. Damian stolpert zur Seite und hebt die Hände, dass er nicht sauer ist. Dann macht der andere es wieder. Damian dreht sich mit halbgeballter Faust um (und Danielle würde lügen, wenn sie behauptete, dass das nicht auch ein bisschen aufregend ist), aber der andere legt Damian beide Hände flach auf die Brust und entschuldigt sich ausgiebig. Auch er wird geschubst. Und den hinter ihm schubst wieder ein anderer. Die ganze Menge wird herumgeschoben.

Sie stellen sich auf die Zehenspitzen und recken den Hals nach der Ursache.

Irgendein großer Wagen.

BARRATT

Nur noch ein paar Minuten.

Freddie Barratt sitzt im Führungsfahrzeug, während sich der Mannschaftswagenkonvoi durch die Massen von Pennern und Chaoten schiebt. Unter der Kampfmontur hat er aus Vorfreude einen Steifen. Mit gierigen Augen hat er im Wagen die Sicherheitskameraaufnahmen von den vielen Afrikanern gesehen, die in das Restaurant geströmt sind. Das Glücksgefühl des geschickten Investors, der seine Aktien steigen sieht und die Profite mitzählt.

Ja, kommt alle her, ihr kleinen Scheißer. Alle rein, alle rein. Das sind garantiert alles Illegale, bis zum letzten Mann, und er hat sie alle im Sack.

Es könnte gar nicht besser laufen. Je mehr Illegale er hopsnimmt, desto mehr sind ihm die Tussi vom Innenministerium und ihre Schreibtischtäter und Statistiksklaven schuldig. Das sollte ihm reichlich Argumente für seinen Chef und die regionalen Entscheider bezüglich etwaiger ungemütlicher Fragen in Sachen der letzten zweiundsiebzig Stunden geben. Die irre Schwester ist auch hier, und Jakubiak, der aus irgendeinem Grund wie eine Schwulette herumrennt. Damit wären die beiden schon mal als vertrauenswürdige Zeugen erledigt.

Selbst seine Prognosen für London werden rund um ihn wahr. Was er seit Ewigkeiten gepredigt hat, spielt sich jetzt gerade in Echtzeit ab: Die Woken und die Nigger und das ganze Gesocks stecken die Welt in Brand, denn mehr können sie nicht.

Es sieht verdammt gut aus für Freddie. Er wippt auf seinem Sitz vor und zurück und kann seine Begeisterung kaum verhehlen.

ROBERT

Cherry ruft ihre Tochter, aber Danielle hört sie nicht. Sie ruft lauter.

»Alles gut. Lass sie doch«, sagt Robert, der immer noch nicht weiß, ob es richtig war, seine Tochter mit auf die Jagd nach seiner Frau zu nehmen.

Cherry reagiert mit einem Blick, den er von den letzten Jahren zu gut kennt: unvernünftige Verärgerung über seine Vernunft. Sie hat die Nase voll. Ist enttäuscht von ihm. Diese Enttäuschung zeigt sie schon eine Weile ganz offen, lässt ihn spüren, dass er nicht mehr der Mann ist, der er mal war. Doch anders als sonst schwingt in ihm etwas mit wie eine Saite nah am Herzen, ein eigener Ärger, eigener Frust.

Er wusste gar nicht, was er sagen sollte, als sie plötzlich und unfassbar lebensgroß auf der Straße stand, die Hände an der entwendeten Leiche. Er hatte nicht darüber nachgedacht, was er tun, was er fühlen würde, wenn er sie wirklich hatte. Sein Ziel war nur gewesen, sie zu finden. Also standen sie belämmert da wie zwei schüchterne Teenager, während um sie herum das Chaos der Unruhen, die Beerdigung und alles andere abliefen. Dann war sie verschwunden, und er hatte eine Zeit lang gebraucht, bis er sie auf dem Dach fand.

Er schaut wieder runter zu Danielle und ihrem Auserwählten, und ein breites, warmes Grinsen spaltet sein Gesicht. Du machst das schon, Kleine. Cherry schüttelt den Kopf und grummelt irgendetwas. Schließlich wendet er sich ihr zu.

»Also, kommst du dann wieder nach Hause?«

Sie antwortet nicht gleich und macht lieber einen Witz draus.

»Vielleicht nach einem Abstecher ins Holloway Prison.«

»Holloway ist zu.«

»Zu?! Seit wann?«

»Seit ein paar Jahren.«

»So uncool bin ich heutzutage. Weiß nicht mal mehr über die Gefängnisse Bescheid.« Sie dreht sich halb zu ihm um. »Ich weiß noch nicht. Tut mir leid. Wann ich wiederkomme. Ob.«

Eine Pause.

»Okay.« Er nickt. »Alles klar.«

In etwa diese Reaktion hat sie wohl erwartet, wie es aussieht. Und dann bringt er den Hammer, und er würde lügen, wenn er sagte, dass er nicht auch ein bisschen Vergnügen daraus zöge, doch zugleich eine tiefe Traurigkeit.

»Ich weiß selbst nicht, ob ich dann noch da bin.«

Jetzt fährt sie herum und glotzt ihn an. Schock und Unglauben sprechen aus ihren Zügen. Sie will etwas sagen, aber auf einmal sieht Robert sie nicht mehr an, sondern die Straße unten.

Irgendetwas ist nicht richtig. Die Leute drängeln sich, wirken gestresst, werden viel enger zusammengeschoben. Der Druck kommt aus einer Richtung. Danielle wird geschubst und gequetscht.

Mehrere Mannschaftswagen schieben sich durch die Menge, stoßen Leute an, kümmern sich nicht um die wütenden Schreie, die Faustschläge ans Metall. Die Wagen sind weiß mit roten und gelben Diagonalsteifen unten an der Seite. Sie sehen nach Polizei aus, und ein paar Leute wollen lieber abhauen, bis sie die Aufschrift lesen. Über den getönten Scheiben steht hoch an den Seiten in schwarzen Großbuchstaben: HOME OFFICE: IMMIGRATION ENFORCEMENT.

Robert setzt sich in Bewegung, aber Cherry ist schneller.

»DANIELLE!«, schreit sie und rennt los.

CHERRY

Die begraben sie.

Jeder, oder wenigstens jeder, den es kümmert, weiß, was mit den Flüchtlingen passiert, die das Innenministerium verhaftet. Die werden begraben. Auch Asha wollen sie in einer Betonzelle versauern lassen. Sie mit Papierkram und Vorschriften einmauern. Sie einkerkern hinter Verwaltungsakten und Regeländerungen und abgelehnten Widersprüchen und ohne Zugriff auf eine Anwältin. Sie schaufeln ihr Grab in Yarl's Wood oder Brook House oder Harmondsworth oder irgendwo, wo es noch unbekannter, abgelegener, unerreichbarer ist. Und dann, irgendeines schönen Tages, Jahre später, buddeln sie sie wieder aus und schieben sie ab.

Sie werden Asha lebendig begraben. Und niemand wird sie je wiedersehen.

Das ist Cherrys einziger Gedanke, als sie die Feuertreppe runterstürmt.

Sie stürzt durch die Hintertür in die Küche und in den Gastraum zur Zeremonie, dicht von Robert gefolgt. Die Männer protestieren, der Imam tritt einen Schritt vor, aber sie ist schon bei Asha, bevor die anderen sie aufhalten können.

»Wir müssen weg hier.«

Und gerade als sie dem verdatterten Mädchen beide Hände auf die Schultern legt, kracht Danielle durch die Vordertür.

Sie ruft nur eins: »MUM!«

Cherry und Danielle tauschen einen Blick aus, der eine ganze Bibliothek enthält, einen Blick, den sie beide sofort in Gänze verstehen, während jeder andere eine Doktorarbeit bräuchte, um ihn aufzudröseln. Natürlich kommen die beiden nicht miteinander klar, denkt Robert in diesem erstarrten Augenblick. Sie sind ein und dieselbe Person.

Cherry zeigt auf die offene Vordertür.

DANIELLE

Danielle läuft zurück auf die Straße. Die Sturmtruppen vom Home Office stapfen durch die Menge, prügeln mit Schlagstöcken auf Menschen ein und wirken einschüchternd wuchtig in ihrer Panzerung, ihren schweren Helmen mit undurchsichtigem Visier. Mutanten, halb Mensch, halb Ungeheuer.

»Eine Razzia!«, brüllt Danielle, aber es ist schwer, sich in dem Aufruhr Gehör zu verschaffen, bei all dem Geschrei und Gesang und Geschepper. Nur Damian und seine Freunde achten auf Danielle, und selbst sie wissen nicht so recht, was los ist. Damian lächelt unsicher, als wäre das Ganze vielleicht irgendwie ein Witz. Die Mutanten sind schon fast an der Tür.

Danielle tut das Einzige, was sie kann, was sie aus den Geschichtsbüchern gelernt hat.

»EINE RAZZIA! EINE RAZZIA! EINE RAZZIA!«, schreit sie wieder so laut sie kann und wirft sich gegen die Knie des führenden Bullen, der stolpert und zu Boden stürzt.

CHERRY

Die Männer fliehen von der Beerdigungszeremonie durch die Küche und die Hintertür raus in einen schmuddeligen Lagerbereich voller leerer Öldosen, über einen wackligen Holzzaun und in die schmale Gasse, die zwischen den Häusern zur nächsten Straße führt. Die Geschwindigkeit ist beeindruckend, sie sind schon fast alle weg. Der Imam steht still da, das Gesicht gelassen, die Hände erhoben. Der arme Kerl hat das schon mal erlebt, denkt Cherry.

Sie packt die verwirrte Asha an den Schultern.

»Wir müssen los.«

»Wohin?«

Cherry zeigt auf die Küche, den fliehenden Männern hinterher. »Da lang.«

ROBERT

Danielle hat ein Lauffeuer entfacht. Die Menschenmenge ist wie trockener Zunder, und wie der Wind spricht es sich herum, dass noch eine Demütigung stattfindet, noch eine Grausamkeit gegen normale Menschen durch einen Staat, der sie hasst. Wenn man den Leuten bei jeder Gelegenheit sagt, wie sehr man sie verachtet, dass man sie für wertlosen Abschaum hält, der nichts als Leid verdient hat, und dass dieses Leid auch noch ihre eigene Schuld ist, weil sie nicht besser geboren wurden … Tja, dann nehmen sie einen irgendwann mal beim Wort. Und dann muss man aufpassen.

Die Leute ballen sich vor der Restauranttür. Sie verwehren den Vollstreckern des Home Office den Eingang. Sie lassen sich schubsen, stoßen, treten, mit Fäusten und Stöcken schlagen anstelle von Leuten, die sie noch nie gesehen haben, die sie überhaupt nicht kennen, und doch stehen sie tapfer da, erheben sich mit freudigem Kampfgeist gegen die schweren Stiefel und die Knüppel, weil das, wogegen sie sich auflehnen, falsch ist, dessen sind sie sich sicher, und das ist alles.

Was ja ziemlich toll ist und so, denkt Robert, aber das ist verdammt noch mal meine Tochter da drinnen. Robert ist tief ins Getümmel gewatet, schubst, stampft, tritt wie ein Rugbyspieler, der den Ball aus dem Gedränge reißen muss, als er plötzlich ihr Hemd sieht. Liams Lieblingshemd. Er bückt sich nach Danielle, streckt den Arm aus und wird plötzlich selbst am Hals gezerrt. Ein gepanzerter Polizist hat ihn so grob am Kragen gepackt, dass der Stoff ihm in den Hals schneidet und er kaum noch Luft kriegt.

Robert dreht sich mühsam um und schaut hoch in die grinsende Visage von Frederick John Barratt.

Ohne das Grinsen abzusetzen, reicht Barratt nach seinem Waffengürtel. Er zieht einen Taser und führt ihn trotz Roberts panischer Gegenwehr langsam und unabwendbar hoch auf das Auge seines Opfers zu.

Der Taser berührt Roberts Augapfel beinahe.

Barratt verschwindet.

JAKUBIAK

Der Aufruhr gefällt ihm, was Andy Jakubiak achtundvierzig Stunden vorher wohl nicht erwartet hätte. Sogar sehr. Immer wieder hat ihm irgendwer lauwarme Dosen Red Stripe und anderes geplündertes Zeug gereicht, das er anfangs eigentlich lieber nicht angenommen hätte. Aber dann hat er in seiner besten aufgeblasenen Bullenstimme gesagt: »Entschuldigung, Sir, sind diese Waren etwa *gestohlen*?«, und der andere hat sich kaputtgelacht und Andy ein paar Fingerspitzen E aus seinem kleinen Pergaminbeutel angeboten.

Manche von den Jungs auf der Wache bedienen sich gelegentlich an den beschlagnahmten Sachen in der Asservatenkammer, vor allem an den Drogen. »Nur für den Bericht, Alter! Muss ja die Qualität prüfen!«, hat mal ein koksäugiger Sergeant namens Marvin über den Flur gekichert und sich dabei wild auf der Lippe gekaut. Andy hat sich nie getraut. Aber es ist auch besser so, denn jetzt hat er unter den bestmöglichen Umständen erfahren, wie geil MDMA ist und wie wunderbar die Menschen sind.

Also ist Andy Jakubiak in einem angenehmen Nebel umherspaziert und hat darüber nachgedacht, was sich sonst noch in ihm verändert hat, was er noch alles auf seiner Reise entdeckt hat, als auf einmal die Mannschaftswagen vom Home Office durch die Menge pflügten und ein Greiftrupp daraus hervorsprang. Und geführt wurde der Greiftrupp von einem Mann, den er, ob nun gepanzert oder nicht, überall wiedererkennen würde. Der schöne Nebel verzog sich augenblicklich.

Er ist Barratt durch das Wogen der Menge gefolgt, hat ihn im Gedränge verschwinden und sich auf ein Opfer stürzen sehen. Auf den Schwarzen, der die Straße entlanggerannt kam, als sie gerade die Leiche aus dem rosa Cabrio hoben. Cherrys Mann, den Namen weiß er nicht mehr. Ihn ergreift eine schräge Loyalität Cherry gegenüber, seiner Entführerin und doch auch seiner wahren Mentorin.

Andy Jakubiak zerrt Freddie Barratt von Cherrys Mann und reißt ihm den Helm vom Kopf. Eine ausgedehnte Sekunde lang genießt er Barratts schockiertes Gesicht wie ein Weinkenner, der die subtile Tiefe eines ausgesprochen seltenen Jahrgangs ergründet, den er sich für einen besonderen Anlass aufgehoben hat.

Und dann verpasst er Barratt einen vierfachen Kieferbruch.

CHERRY

Cherry sitzt rittlings auf dem Holzzaun zur Gasse. Sie streckt Asha die Hand entgegen. Das Mädchen zögert.

»Komm schon.«

Natürlich zögert sie. Wie könnte es anders sein. Cherry hat keine Ahnung, wohin sie will, keinen Plan, keinen Gedanken, als dass sie Asha von dem Bösen wegbringen muss.

Bloß wenn Cherry jetzt zögert, wenn sie auch nur eine Sekunde nachdenkt, dann bleibt auch sie stehen. Und deshalb müssen sie los. Sofort.

»Komm jetzt, verdammt noch mal!«

Asha greift nach ihrer Hand.

»Mum.«

Sie sieht sich um. Sie beide. Es ist Danielle.

Ihr Hemd, Liams Hemd, ist gerissen und hängt von der einen Schulter. Ihr Gesicht ist schlimm zerschrammt, ihr linkes Auge schwillt an, und aus der aufgeplatzten Unterlippe läuft ein schmales Blutrinnsal.

»Ich komme mit.«

Cherry sieht ihre Tochter kurz an, dann nickt sie. Sie zieht Asha hoch und hilft ihr über den Zaun, dann macht sie es bei Danielle genauso. Schließlich lässt sie sich selbst in die Gasse fallen.

Die drei Frauen laufen los.

17

OMAR

Zu siebt schieben sie das Boot gegen die Wellen an vom steinigen Ufer knietief ins kalte Wasser, als Omars Handy klingelt.

»Ich muss kurz rangehen.«

»Die Flut kommt««

»Nur ganz schnell.«

Abdi Bile reißt die Arme in die Höhe. Omar geht ran und schützt das Handy vor dem rauschenden Wasser.

»Ich komme«, sagt er, noch bevor sie sich gemeldet hat.

»Omar, ich bin's«, sagt Asha.

»Ich weiß. Ich komme.«

»Ich liebe dich.«

»Ich dich auch. Ich muss los. Die Flut ist bald da, und wir müssen das Boot rauskriegen.«

»Ich hab Angst.«

»Musst du nicht.«

»Red doch noch ein bisschen mit mir.«

»Baby, alles gut. Es ist nur eine Pfütze. Ein kleiner Bach.

Je mehr wir über schlimme Sachen reden, desto eher werden sie wahr.«

»Ich will einfach, dass du bei mir bist.«

»Bin ich. Bald. Ich ruf dich in ein paar Stunden an.«

»Versprochen?«

»Na klar. Versprochen.«

»Wie kannst du das versprechen?«

»Weil ich dich liebe.«

»Ich dich auch«, sagt Asha, und er kann sie lächeln hören.

»Ich verspreche es dir, Asha. Es gib keinen Grund zur Sorge.«

»Okay«, sie lacht. »Okay. Ich vertraue dir. Ruf mich an, sobald du wieder an Land bist.« Und sie legt auf.

Omar lächelt sein Handy an.

Abdi Bile wirft ihm einen finsteren Blick zu. »Noch was? Willst du noch ein paar E-Mails schreiben? Vielleicht schickst du ihr noch einen verdammten Brief?«

Omar grinst. »Klappe und schieben, Dicker!«

Sie brauchen ein paar Anläufe, um das kleine Boot über die Wellen mit den weißen Schaumkronen zu kriegen, aber dann sind sie drinnen und drüber, weg von der Küste und auf dem Meer, und Abdi wedelt mit seinem Handy, auf dem ihr kleiner blauer Punkt von endlosem helleren Blau umgeben ist. Er gibt die richtige Richtung vor, und das Boot beginnt seine Reise.

Die Jungs fahren in die Zukunft.

Danksagung

Die Existenz dieses Buches könnt ihr (anders als dessen Inhalt, an dem offensichtlich ich schuld bin) zwei wunderbaren Frauen anlasten, nämlich meiner Agentin Eugenie Furniss und meiner ersten Lektorin Hannah Chukwu in Kombination mit meinem jetzigen Lektor Simon Prosser. Eugenie hatte die Idee, dass ich mich an Prosa versuche. Vor langer Zeit, noch bevor ich darauf kam, Theaterstücke für Gefangene und andere zu schreiben, hatte ich wie wohl jeder andere Mensch, der lesen und schreiben kann, mit einem eigenen Roman geliebäugelt. Bloß sind Romane ziemlich lang, und mir gefiel die Vorstellung nicht besonders, vierhundert Seiten zu Papier zu bringen, die sich womöglich hinterher als Mist herausstellen würden. Eugenie hat mein Stück *Lampedusa* gelesen (das aus zwei Prosamonologen besteht) und mich daraufhin zehntausend Worte schreiben lassen, um mir dann zu sagen, ob es sich lohnt, damit weiterzumachen. Urteilt selbst, ob sie richtiggelegen hat.

Hannah war der erste Mensch im Reich der Romane und vielleicht überhaupt, der meine Arbeit in Gänze gewürdigt hat. Es fehlt mir zwar nicht unbedingt an Selbstbewusstsein, aber es tat verdammt gut, als endlich mal jemand so an mich geglaubt hat, wie ich es selbst tue. Ich schreibe ungewöhnlich, und nicht jeder wäre bereit gewesen, für mich gegen den Strom des Althergebrachten anzuschwimmen.

Auch von Simon habe ich dieselbe hingebungsvolle Unterstützung erfahren, und überhaupt hat mir die ganze Crew bei Hamish Hamilton, darunter Ruby Fatimilehin und Rosie Safaty, mit großartigem Sachverstand und voller Professionalität beigestanden. Am Theater habe ich neben dem Schreiben notgedrungen auch vieles andere selbst erledigt (darunter die Regie meiner eigenen Stücke, die mir überhaupt nicht liegt), also war es eine Offenbarung, mit klugen Leuten zusammenzuarbeiten, die in kurzer Zeit Großes auf die Beine stellen. Das Coverdesign ist ein Meisterstück, das die vielen zusammenfließenden Strömungen des Buches aus einem einzigen Bild hervorscheinen lässt.

Ganz heißen Dank an Laurenz Bolliger von Hoffmann und Campe, der sich als Erster verbindlich zu dem Buch bekannt hat und der auch sonst einfach ein ziemlich cooler Typ ist. Außerdem vielen Dank an Greivin, Rafa und Marco von der Campanaria Biological Station auf der Península de Osa in Costa Rica. Die zweite und die letzte Fassung dieses Buches habe ich während meiner ehrenamtlichen Arbeit auf einer entlegenen Forschungsstation im Dschungel Costa Ricas geschrieben (ich arbeite extrem schnell, und beurteilt auch hier gerne selbst, ob das etwas Gutes ist), und zwar auf einem altersschwachen Laptop, der ausschließlich von den Solarzellen auf dem Dach aufgeladen wurde. Wir standen jeden Morgen um halb fünf auf, um der Hitze zuvorzukommen, putzten die Station, fegten die Wege und unterstützten die Gastwissenschaftler bei der Erforschung von Scharlacharas und Brüllaffen, bevor Greivin mir den Nachmittag freigab und mich an meinem Roman arbeiten ließ. Das Ganze ist sehr zu empfehlen als extremer Rückzugsort für alle Autoren, die nicht unbedingt auf Strom / Warmwasser / ein richtiges Bett angewiesen sind und auch keine besondere Abneigung gegen Tropische Riesenameisen / körperliche Arbeit / eine reiche Vielfalt hochgiftiger Schlangen hegen. Ich hoffe auf eine spanische Übersetzung, damit die Jungs das Buch lesen können.